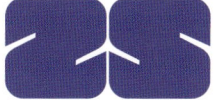

©   Verlag Zabert Sandmann
München
1. Auflage 2012
ISBN 978-3-89883-327-1

Redaktion	Karen Guckes-Kühl, Karin Kerber
Redaktionelle Mitarbeit	Heike Wörner, Michael Benn
Grafische Gestaltung	Georg Feigl
Foto Buchumschlag (vorne)	Gisela Schenker
Herstellung	Karin Mayer, Peter Karg-Cordes
Lithografie	Christine Rühmer
Druck & Bindung	Mohn Media Mohndruck GmbH, Gütersloh

 Beim Druck dieses Buchs wurde durch den innovativen Einsatz der Kraft-Wärme-Kopplung im Vergleich zum herkömmlichen Energieeinsatz bis zu 52 % weniger CO_2 emittiert. *Dr. Schorb, ifeu.Institut*

Dieses Buch entstand in Zusammenarbeit des Verlags Zabert Sandmann (www.zsverlag.de) mit Sat1.
© 2012 SAT.1, www.sat1.de.
Lizenz durch: SevenEntertainment GmbH, www.sevenentertainment.com

Dr. Christine Theiss

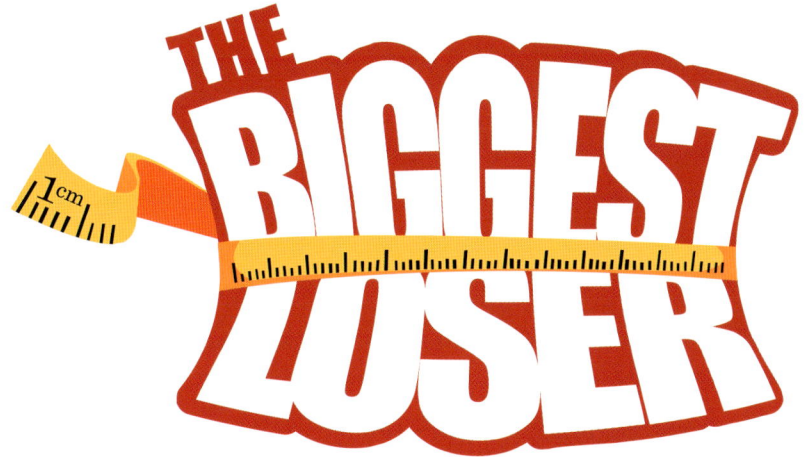

THE BIGGEST LOSER

Besser leben – gesund abnehmen

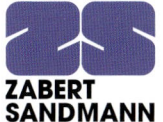

ZABERT
SANDMANN

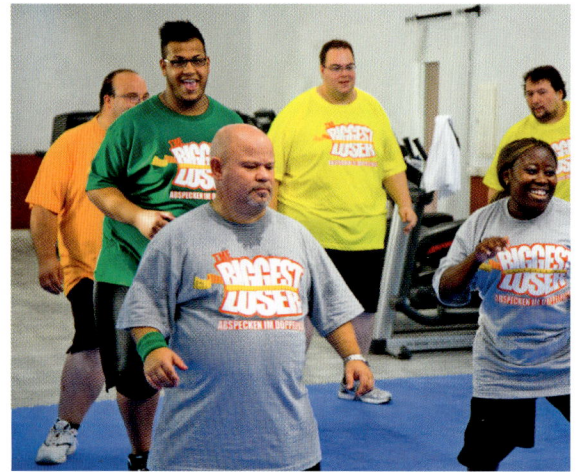

Inhalt

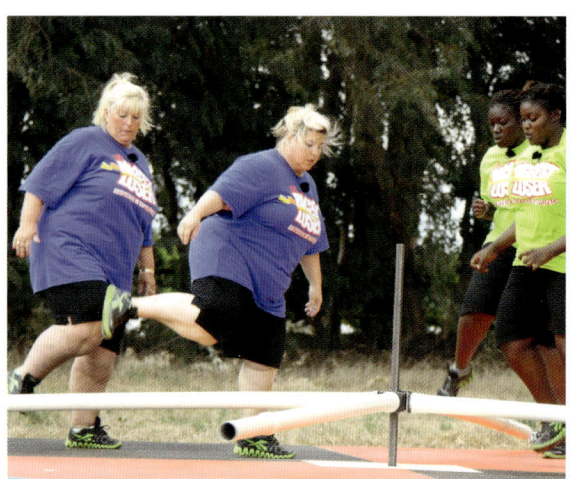

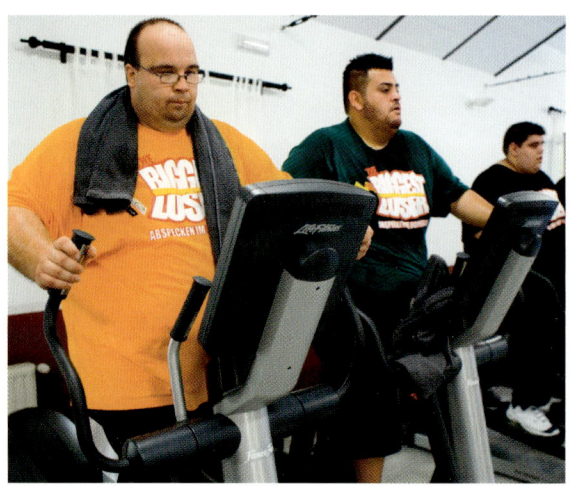

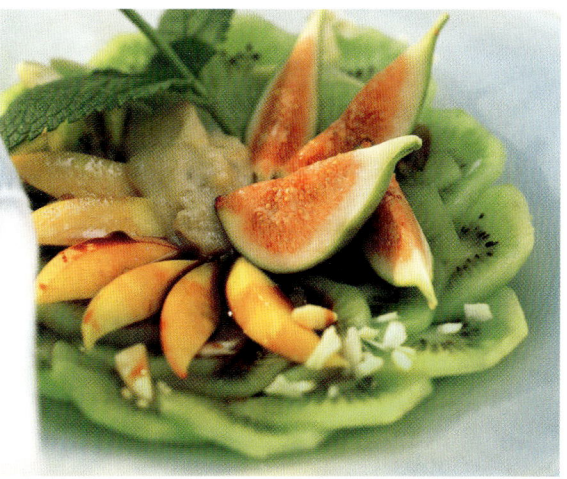

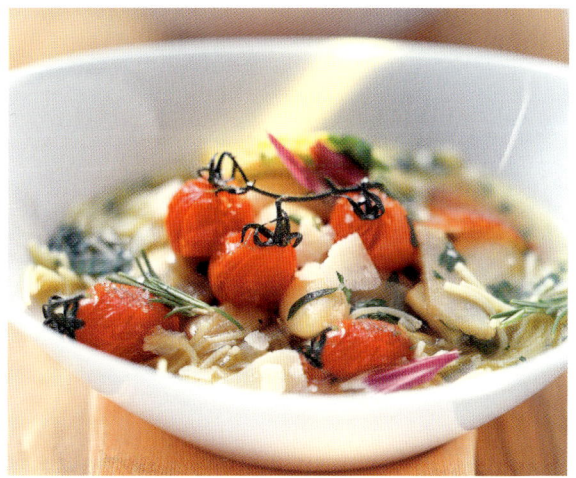

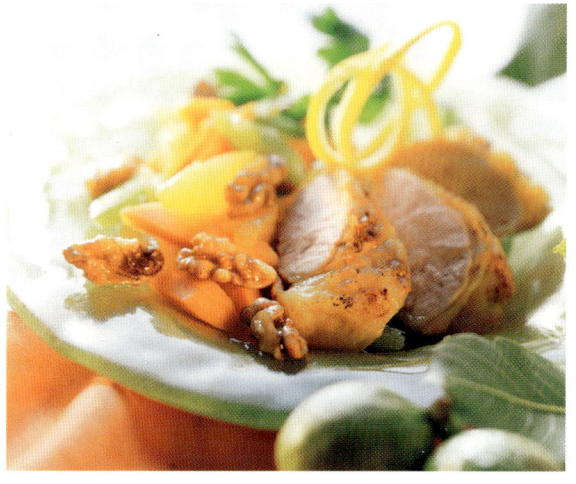

Liebe Leserinnen, liebe Leser,

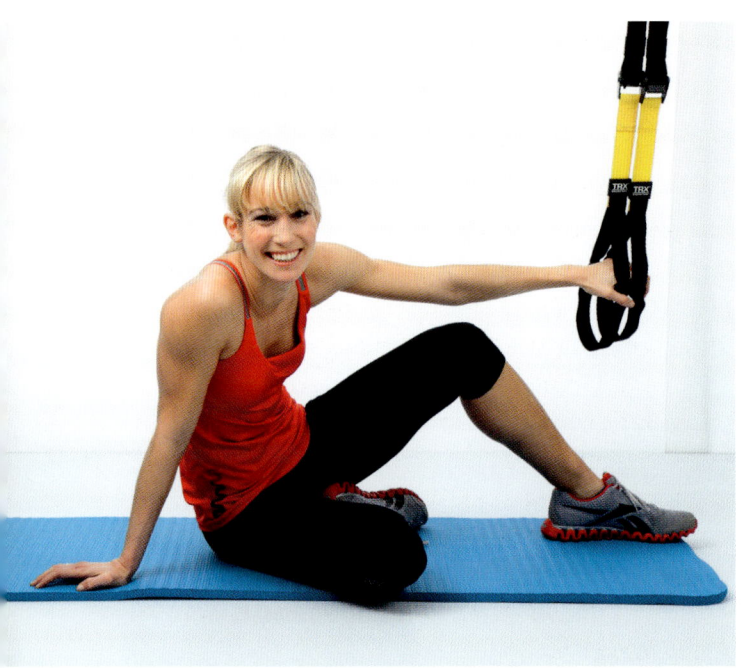

Brauchen wir noch einen weiteren Diät-Ratgeber? Nein. Brauchen wir ein weiteres Buch mit Tipps zur Lebensberatung? Nein. Aber warum bin ich dann so froh, dass dieses Buch erscheint? Ich möchte es Ihnen erklären.

Die meisten haben unzählige Diäten hinter sich

Im »Biggest-Loser-Camp« habe ich ich zehn Wochen hautnah erlebt, wie sehr die Kandidaten unter ihrem Übergewicht litten. Ich sah, wie wenig Körpergefühl sie hatten und wie stark sie in ihrem Alltag eingeschränkt waren. Teilweise wussten sie gar nichts mit sportlicher Betätigung anzufangen. Die meisten hatten bereits unzählige Diäten hinter sich und waren an dem Projekt »Normalgewicht« schon oft gescheitert. Über gesunde Ernährung wussten sie erschreckend wenig. Die Kandidaten waren Gefangene in ihrem Körper und sahen in der Teilnahme an unserer Abnehmshow die letzte Chance, diesem Gefängnis entfliehen zu können.

Viele Vorurteile gegenüber Übergewichtigen sah ich anfangs bestätigt, wurde in den darauffolgenden Wochen jedoch eines Besseren belehrt. Ich habe Menschen kennengelernt, die bereit waren, ihr komplettes Leben umzukrempeln: Anfänglich warfen die Kandidaten die Flinte viel zu früh ins Korn. Sie hatten nicht gelernt, sich durchzubeißen, und resignierten oft beim kleinsten Widerstand. Aber dann entwickelten sie einen unglaublichen Ehrgeiz, zeigten Durchsetzungsvermögen und nahmen den Kampf gegen ihre Fettleibigkeit mit allen Konsequenzen erfolgreich auf. Ich bin stolz auf jeden Einzelnen von ihnen, und ich hoffe, dass sie zu Vorbildern für viele Menschen werden.

Immer mehr werden immer dicker

Dieses Buch ist die perfekte Ergänzung zur Sendung »The Biggest Loser«. Denn der Hintergrund ist ein durchaus ernstes Thema: Schon 15 Prozent der Kinder und Jugendlichen bringen zu viele Pfunde auf die Waage. Mit dem Alter nimmt der Anteil der Übergewichtigen dramatisch zu. Beim Eintritt ins Rentenalter sind heute sieben von zehn Frauen und Männern zu dick. Und der Anteil der Fettleibigen wächst weiter. Die Kluft zwischen dicken und dünnen Deutschen wird immer größer.

Abnehmen wie die Kandidaten von »The Biggest Loser«

In der Sendung bekamen die Kandidaten viele Tipps zur Hand, wie sie den Weg zu ihrem Wohlfühlgewicht schaffen können. Mit Ernährungsumstellung, viel sportlicher Betätigung und eisernem Willen haben sie es geschafft, die überflüssigen Kilogramm loszuwerden und ihr Leben zur Normalität zu führen. Das vor Ihnen liegende Buch soll auch Ihnen dabei helfen, den Weg unserer Kandidaten einzuschlagen.

Denn jeder hat es zu einem großen Teil selbst in der Hand, etwas für sich, für sein Wohlergehen, für seine Gesundheit und sein Gewicht zu tun. Mit dem Kauf dieses Buches haben Sie schon einen ersten Schritt in die richtige Richtung getan.

Um Ihr Wohlgefühl zu erreichen, müssen Sie nicht hungern. Im Gegenteil, Sie müssen sich satt essen. Aber Sie lernen nun, womit Sie sich satt essen, um abzunehmen. Sie werden Ihre persönlichen Essschwächen kennenlernen und ihnen ins Auge blicken.

Es geht auch darum, umzudenken. Nicht alle anderen sind schuld daran, dass Sie Gewichtsprobleme haben. Sie selbst können mit ein wenig Selbsterkenntnis und Wissen motiviert den Weg zu Ihrem persönlichen Wohlgefühlgewicht beschreiten. Wer sich realistische Ziele setzt und sie unbeirrt auch dann verfolgt, wenn einmal nicht alles nach Plan läuft, wird seine Ziele eines Tages erreichen.

Schließlich geht es darum, mehr Bewegung in Ihr Leben zu bringen. Auch der unsportlichste Mensch kann lernen, sich mehr zu bewegen, selbst mit viel Übergewicht. Was sich dafür eignet und wie man es am besten anfängt, auch das zeigt Ihnen dieses Buch.

Es enthält Hintergrundwissen zur Ernährung, viele praktische Tipps zur Umsetzung im Alltag, sportliche Übungen und leckere Rezepte zum einfachen Nachmachen. Es soll Ihnen dabei helfen, Ihren Weg zum Wohlfühlgewicht zu finden und ihn schließlich in Ihrem Alltag umzusetzen. Keine kurzfristige Diät, sondern eine langfristige Änderung Ihres Lebensstils ist das Rezept zum Erfolg. Machen Sie es unseren Helden aus dem Camp nach!

Ich wünsche Ihnen viel Erfolg!

Herzlichst Ihre Christine Theiss

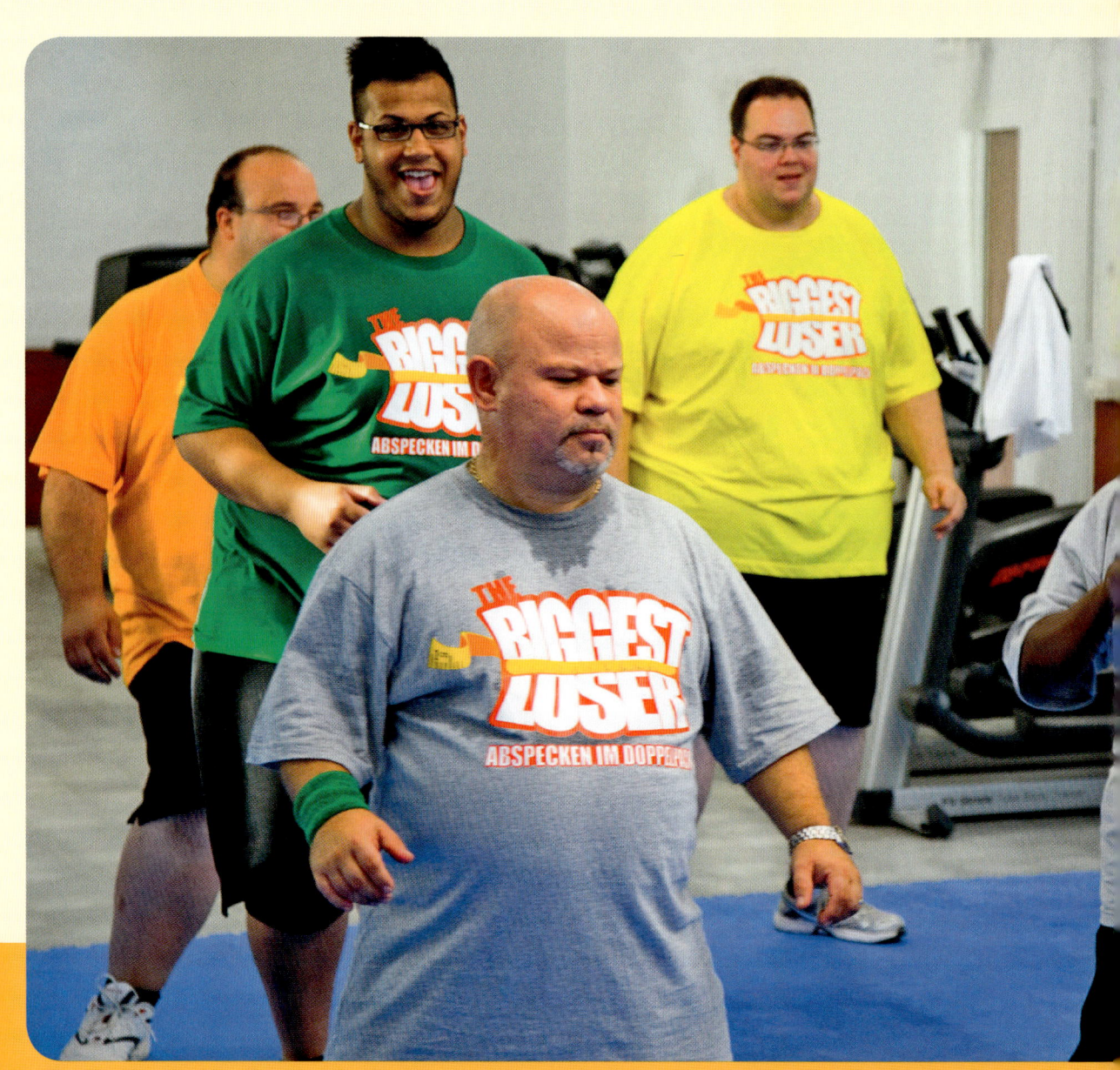

Der Weg zum Wohlfühlgewicht

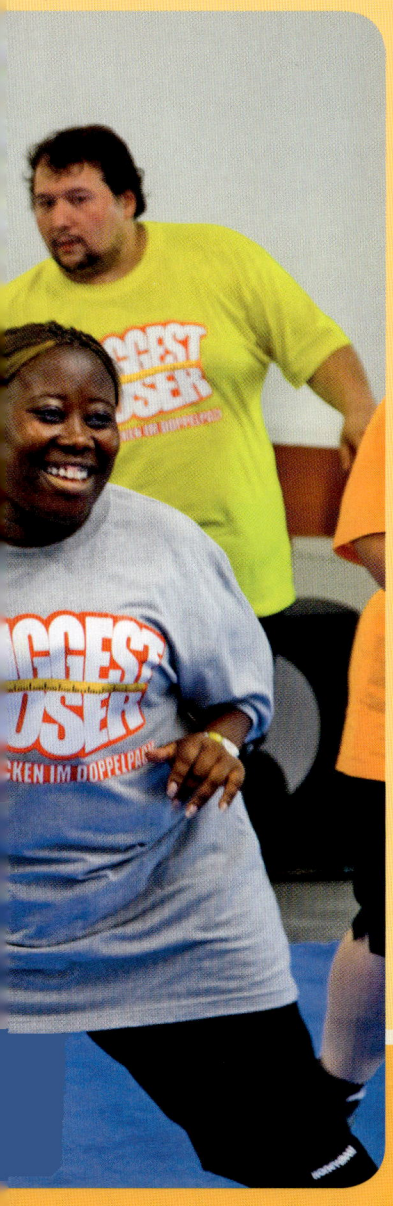

Erfolgreiches Abnehmen hat drei Säulen: Psyche, Ernährung und Bewegung. Im ersten Teil des Buches lernen Sie, wie Sie die richtige Einstellung finden und sich erfolgreich motivieren können, wie Sie mit gesunder Ernährung abnehmen, ohne zu hungern, und wie Sie mehr Bewegung in Ihren Alltag bringen können.

Abnehmen beginnt im Kopf

Starten Sie Ihr Projekt Wunschgewicht damit, dass Sie endlich nicht mehr nur von einem leichteren Leben träumen, sondern den Entschluss fassen, es wirklich anzugehen. Dazu müssen Sie ein paar Dinge wissen, ehrlich gegenüber sich selbst sein und sich realistische Ziele setzen. In diesem Kapitel erfahren Sie, wie Sie sich motivieren, Hindernisse überwinden und sich Unterstützung holen können.

Wäre es nicht wunderbar, eine Traumfigur zu haben? Schlank, durchtrainiert, fit und gesund? Das Leben wäre so viel leichter: Erfolg bei Frauen oder Männern haben, beruflich besser vorankommen und mehr Spaß am Leben haben. Wie schön wäre das!

Diesen Traum träumen Millionen von übergewichtigen Männern und Frauen, manche jeden Tag. Es macht schließlich keinen Spaß, andauernd übermäßig viele Kilo mit sich herumzuschleppen. Doch einfach ist es eben auch nicht, die Kilo wieder zu verlieren.

Was hat man nicht schon alles an Diäten versucht! Die meisten waren schrecklich mühsam und brachten ein paar Kilo Gewichtsverlust, aber die hatte man bald wieder drauf und ein paar mehr obendrein. Denn wer möchte schon ständig auf leckeres Essen verzichten und hungrig durchs Leben laufen? Und wer quält sich schon gerne jeden Tag in Fitnessstudios – bis auf die Sportfreaks, aber zu denen zählt man ja nicht.

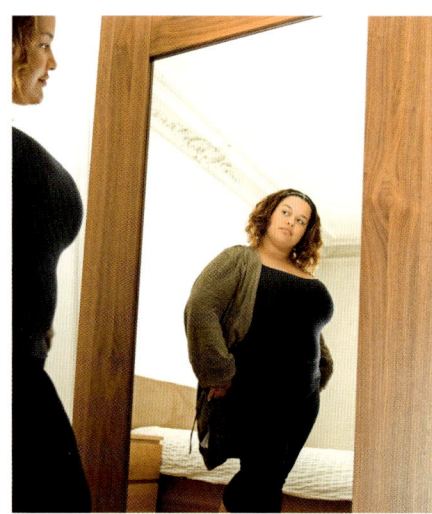

Wie würde sich ein Leben mit Wunschgewicht wohl anfühlen? Wie würden Sie sich dann beim Blick in den Spiegel fühlen?

So bleibt es bei vielen beim Träumen, schade! Denn manche schaffen es eben doch, dauerhaft abzunehmen – mit einer guten Mischung aus Motivation, Bewegung und gesundem Essen. Tatsächlich geht es um nichts Geringeres als darum: sein Leben zu ändern.

Die harte Wirklichkeit

Es gibt gute Gründe dafür. Allein die Last, die man seinem Körper mit zu viel Gewicht auflädt! Auf die Dauer hält das kein Organismus unbeschadet aus.

Es beginnt mit kleinen Beschwerden wie Schwitzen oder Kurzatmigkeit. Man kommt schnell aus der Puste und ist nicht mehr so beweglich. Irgendwann beginnen die Knie zu schmerzen, die Hüfte oder der Rücken. Jeder hat da seine besonderen Schwachstellen, an denen sich die Auswirkungen des Übergewichts zuerst bemerkbar machen. Viele schnarchen in der Nacht oder bekommen Sodbrennen. Auch das Hormonsystem wird beeinflusst. So sind stark übergewichtige Frauen weniger fruchtbar, Männer bekommen Potenzprobleme und Zeugungsstörungen. Eine Studie fand sogar heraus, dass es im Gehirn schleichend zum Abbau von Nervenzellen kommt, bei Frauen wahrscheinlich eher als bei Männern. Was das für die Hirnleistungen bedeutet, ist aber noch unklar.

Und schließlich steigt von Tag zu Tag das Risiko, wirklich krank zu werden. Die Gelenke verschleißen, Arthrose stellt sich ein. Der Stoffwechsel kommt aus dem Takt, und es folgen Diabetes, Leberkrankheiten oder Gicht. Die Blutgefäße machen schlapp, und Herzkrankheiten rücken näher oder gar ein Schlaganfall. Es steigt die Gefahr, dass sich Krebs entwickelt oder eine Depression. Wollen Sie das wirklich zulassen?

Die Vorteile von weniger Gewicht

1 Sich besser fühlen:

✔ Alles mit weniger Mühe machen können
✔ Sozial anerkannter sein
✔ Nicht ständig ein schlechtes Gewissen haben
✔ Nicht mehr so tun müssen, als hätte man ständig gute Laune
✔ Das Gerede der anderen nicht mehr ertragen müssen

2 Sich selbst lieben:

✔ Lieber in den Spiegel schauen
✔ Mit dem eigenen Körper zufrieden sein
✔ Sich sexy fühlen
✔ Stolz auf sich sein
✔ Schöne Sachen tragen
✔ Mehr Selbstwertgefühl entwickeln

3 Attraktiver werden:

✔ Leichter einen Partner finden
✔ Besseren Sex haben
✔ Erfolgreicher im Beruf werden
✔ Einfacher Freunde gewinnen

4 Im Alltag besser zurecht-kommen:

✔ In jeden Stuhl passen
✔ Alles schneller erledigen können
✔ Geschickter werden
✔ Unabhängiger werden
✔ Kleidung in normalen Läden einkaufen
✔ Keine Sondergrößen mehr benötigen

5 Sport machen können und Spaß daran haben:

✔ In eine Sportmannschaft eintreten
✔ Sich am Abend und am Wochenende mit Freunden zum Sport verabreden
✔ Spaß an der Bewegung finden
✔ Mehr Ausdauer bekommen
✔ Beweglicher und geschickter werden
✔ Spüren, was der Körper kann

6 Weniger Beschwerden:

✔ Weniger schwitzen
✔ Nicht so schnell aus der Puste kommen
✔ Gelenk- und Rückenschmerzen los-werden
✔ Nicht mehr schnarchen

7 Weniger Krankheiten:

✔ Diabetes
✔ Herzkrankheiten und Schlaganfall
✔ Hormonstörungen, Unfruchtbarkeit, Zeugungsunfähigkeit, Potenzprobleme
✔ Gicht, Leberkrankheiten
✔ Gelenkverschleiß (Arthrose)
✔ Depressionen
✔ Krebs

> Wer ist schuld?

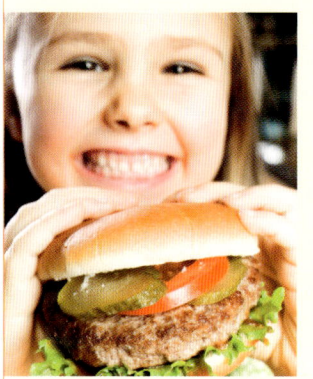

Bei niemandem gibt es nur einen einzigen Grund, warum er oder sie dick geworden ist. Es ist immer eine Mischung aus ganz verschiedenen Faktoren. Trotzdem geben viele Übergewichtige einer Ursache die Schuld, meistens einer, an der sie nichts ändern können. Das bewahrt sie davor, etwas ändern zu müssen. Es sind oft Ausreden vor sich selbst. Das ist Selbstbetrug und das verhindert, dass die Betroffenen aktiv werden. Am häufigsten sind folgende Schuldzuweisungen:

> Die Erbanlagen sind schuld

Das stimmt zum Teil. Es gibt eine gewisse Veranlagung zu einem schlanken oder einem beleibten Körper. Sie legt fest, wie gut Nahrung verwertet wird, wie hoch der individuelle Grundumsatz ist, wie rasch der Körper Fettspeicher anlegt, wo er sie anlegt und wie schnell er sie wieder leeren kann. Auch das Hungergefühl ist zu einem Teil von unseren Erbanlagen gesteuert. Dennoch sind diese erblichen Faktoren nie so stark, dass man mit den falschen Genen zwangsläufig dick wird.

> Eine Krankheit oder Medikamente sind schuld

Das kann vorkommen, ist aber bei Übergewichtigen sehr selten. Meistens sind die oft beschuldigten Hormonstörungen mehr die Folge als die Ursache von Übergewicht. Auch eine Unterfunktion der Schilddrüse kann zu mehr Pfunden führen, ist aber selten die Hauptursache. Tatsächlich gibt es Medikamente, die dick machen können. Das sind zum Beispiel Kortison oder einige Psychopharmaka wie Mittel gegen Depressionen oder gegen Schizophrenie. In aller Regel nehmen die Patienten aber wieder ab, wenn sie die Medikamente nicht mehr einnehmen. Wer einen solchen Verdacht hat, sollte seinen Arzt danach fragen.

> Der Job ist schuld

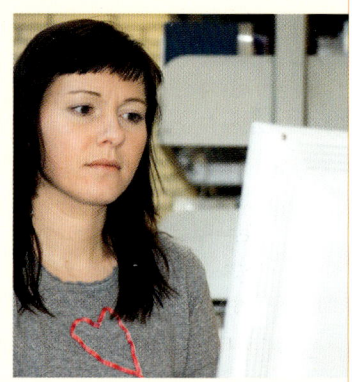

Man sitzt den ganzen Tag vor dem Computer und kommt kaum dazu, einmal aufzustehen. Das gibt es oft, denn immer mehr Tätigkeiten werden sitzend am Computer ausgeübt. Zudem verdichtet sich in vielen Branchen die Arbeit, sodass immer weniger Zeit für Pausen bleibt, oft länger gearbeitet werden muss und die Wochenarbeitszeit steigt. Aber sind deswegen alle Menschen mit einem Bürojob dick? Natürlich nicht.

> Die Lebensmittelindustrie und die Fast-Food-Ketten sind schuld

Fast Food, Mikrowellengerichte und Schokoriegel überall: Tatsächlich herrscht in den wohlhabenden Ländern ein ungeheures Überangebot an oft schlechter Nahrung. Doch niemand wird gezwungen, ständig darauf hereinzufallen. Die Kunst ist, die Spreu vom Weizen zu trennen. Auch schlanke Menschen essen unterwegs einmal ein Pizzastück. Aber bei ihnen ist es die Ausnahme.

> Ich bin schuld

Das stimmt fast immer, aber Schuldgefühle helfen auch nicht weiter. Besser ist es, die Mechanismen zu verstehen, die zum Übergewicht geführt haben. Noch besser ist es, sie dann konsequent zu ändern.

Was schlanke Menschen anders machen

Nicht alle schlanken Menschen sind Sportler. Aber die meisten haben Freude an Bewegung. Sie fahren gerne Fahrrad, gehen vielleicht gerne wandern, sind in ihrer Freizeit insgesamt aktiv und gehen auch einmal ein Stück zu Fuß. Bewegung gehört für sie im Alltag einfach dazu. Natürlich fällt es ihnen leichter, weil sie nicht zu viele Kilo mit sich herumtragen. Doch der größere Unterschied liegt im Kopf.

Schlanke Menschen essen, wenn sie Hunger haben oder wenn es Zeit für eine gemeinsame Mahlzeit ist. Wenn sie keinen Hunger haben, essen sie nicht oder nur ganz wenig. Sie hören auf zu essen, wenn der Hunger gestillt ist – nicht erst wenn der Teller leer ist oder nichts mehr in sie hineinpasst. Auf all you can eat oder überladene Buffets haben sie meistens keine Lust. Sie nehmen sich nur kleine Portionen. Sie essen oft langsamer und sind schneller satt – der Magen hatte genügend Zeit zu melden, dass er gefüllt ist.

Dicken Menschen ist es oft egal, was sie essen. Hauptsache, sie essen. Schlanke Menschen sind hingegen meistens viel wählerischer und machen weniger Kompromisse. Wenn sie unterwegs Hunger haben, es aber nur Dinge gibt, die ihnen nicht schmecken, dann warten sie, bis sie etwas Besseres finden. Wenn sie das Essen im Restaurant nicht mögen, lassen sie einen Großteil davon stehen. Wenn es zu Hause nicht schmeckt, überlegen sie, was sie besser machen können. **Schlanke Menschen gehen achtsamer mit sich und mit dem Essen um.** Sie haben oft ein gutes Gespür dafür, was ihnen guttut. Das kann auch einmal ein Stück Torte sein, aber meistens sind es die guten Nahrungsmittel.

Schlanke Menschen essen regelmäßig. Sie frühstücken fast immer und nehmen normalerweise drei Mahlzeiten am Tag zu sich. Wenn keine Zeit ist, kann auch einmal eine Mahlzeit ausfallen, aber sie essen nicht zwei Mahlzeiten kurz hintereinander. Sie machen lange Pausen zwischen einer Mahlzeit und der

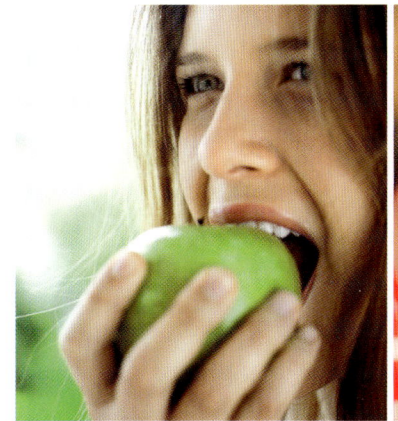
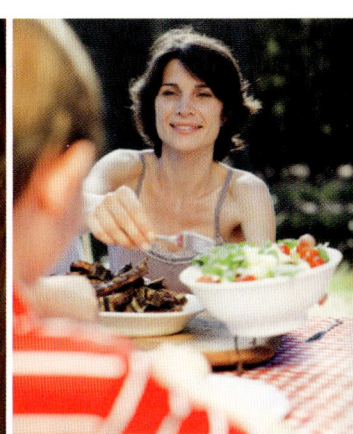

Schlanke Menschen nehmen regelmäßige Mahlzeiten zu sich. Als Snacks für zwischendurch greifen sie meist zu Obst.

nächsten. Sie nehmen sich Zeit und essen am Tisch, nicht im Stehen oder vor dem Fernseher. Sie essen auch seltener unterwegs. Wenn sie sich doch einmal ein süßes Stückchen am Straßenstand kaufen, betrachten sie es als eigenständige Mahlzeit und nicht als Zwischenmahlzeit.

Auch schlanke Menschen essen einmal zu viel. Doch sie gleichen es meist am nächsten Tag wieder aus, indem sie dann nur wenig und nur leichte Nahrung zu sich nehmen oder mehr Sport treiben.

Schlanke Menschen haben auch Frust und ihnen ist auch einmal langweilig. Aber sie essen dann nicht zwangsläufig. **Sie haben andere Strategien, um mit ihrem Ärger umzugehen,** zum Beispiel eine Freundin anrufen oder den Frust beim Sport abbauen.

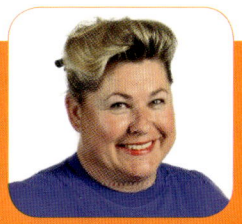

»Mein großer Traum wäre, ein richtig schönes enges Abendkleid zu tragen. Und dazu gehört natürlich auch ein flacher Bauch.« **(Silke)**

Ja, ich will abnehmen!

Manche Menschen, die abgenommen und ihren Lebensstil verändert haben, haben sich in einem ganz bestimmten Moment dazu entschlossen. Zum Beispiel nach einer Diagnose durch den Arzt, die ihnen Angst gemacht hat, nach einem Schicksalsschlag oder nach einem ganz besonderen Erlebnis. Doch so etwas kommt immer unverhofft und lässt sich glücklicherweise nicht planen. Andere haben ein bevorstehendes Ereignis vor Augen, etwa eine Hochzeit, zu der sie gerne in einem schöneren neuen Körper und einem schönen Kleid oder Anzug gehen möchten.

Viele kommen an den Punkt ihrer Entscheidung aber, ohne dass es einen speziellen äußeren Anlass dafür gibt. Irgendwann sagt ihnen eine innere Stimme, dass es jetzt so weit ist. Dass es Zeit ist, etwas im eigenen Leben zu verändern, und dass man jetzt auch die Kraft und die Überzeugung dafür aufbringen kann. Das ist der Tag, den man nicht ungenutzt verstreichen lassen sollte.

Der erste Schritt

Sie haben schon einen allerersten Schritt zu dieser Entscheidung getan und dieses Buch gekauft, um sich schlauzumachen. Jetzt geht es an den Start. Nehmen Sie sich Zeit und hören Sie in sich hinein: Will ich es wirklich? Bin ich bereit, alte Gewohnheiten über Bord zu werfen und ein neues Leben zu beginnen? Werde ich meinem inneren Schweinehund zeigen, wer der Herr oder die Frau ist?

Es wird ein großartiger Tag sein, einer, auf den Sie Ihr Leben lang stolz sein können. Zusammen mit die-

> Auf die Waage

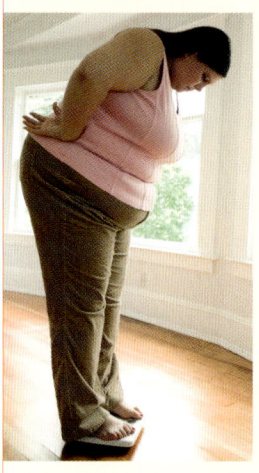

Die meisten übergewichtigen Menschen kennen ihr Gewicht nicht, und wenn man sie fragt, gibt die Hälfte von ihnen 25 Prozent zu wenig an. Doch der erste Schritt in diesem Programm ist: Geben Sie vor sich selbst zu, dass Sie ein Gewichtsproblem haben. Steigen Sie auf die Waage! Sie haben keine? Dann kaufen Sie eine, Sie werden sie noch brauchen. Sie sind noch unentschlossen? Dann leihen Sie sich eine Waage und schreiben Sie Ihr Gewicht auf. Das ist ein wichtiger Schritt bei Ihrem Entschluss zum Abnehmen. Lassen Sie keine Ausreden gelten. Tun Sie es.

sem Buch kann es Schritt für Schritt gelingen, mit einer neuen inneren Einstellung, mit einer besseren Ernährung und mit einem bewegteren Leben als bisher. Denn von nun an werden Sie nicht mehr alle anderen dafür verantwortlich machen, dass in Ihrem Leben einiges schiefläuft. Jetzt nehmen Sie Ihr Schicksal in die eigene Hand. Denn: »Nicht weil es schwer ist, wagen wir es nicht, sondern weil wir es nicht wagen, ist es schwer.« (Seneca)

»Wenn ich wieder schlank bin, wäre mein allergrößter Traum, wieder als Friseurin tätig zu werden. Ich habe diesen Beruf gelernt, weil ich ihn liebe.«

(Nadine)

Konkrete Ziele setzen

Motivation kommt immer von innen und sie setzt voraus, dass man sich darüber im Klaren ist, was man will und was nicht. Natürlich wollen Sie abnehmen, aber wollen Sie das wirklich selbst? Oder erwarten das Ihr Partner, Ihr Chef, Ihre Freunde? Wollen oder sollen Sie? Doch nur wer es wirklich in seinem Innersten will, bringt die Kraft für ein solches Projekt auf.

Ihr persönliches Ziel

Nehmen Sie sich etwas Zeit und schreiben Sie eine Liste der Dinge, die Ihnen an Ihrem dicken Leben missfallen. Was wollen Sie nicht mehr? Finden Sie Ihr eigenes Schwerpunktthema, warum Sie abnehmen wollen. Weil Sie Ihre Karriere nicht mehr behindern wollen? Weil Sie Ihren Partner nicht verlieren wollen? Oder einfach, weil Sie mehr Spaß im Leben haben wollen? Listen Sie dann die Gründe, warum Sie abnehmen wollen, so konkret wie möglich auf. Also nicht: »weil ich dann glücklicher sein werde«, sondern etwa: »weil ich mit meinem Sohn um die Wette laufen will«. Diese Liste bewahren Sie gut auf, damit sie Ihnen in schwachen Momenten eine Hilfe sein kann. Wir werden später noch darauf zurückkommen (siehe Seite 23).

Suchen Sie ein Foto von sich aus früheren, schlankeren Tagen. So könnten Sie wieder aussehen. Kleben Sie das Foto an den Kühlschrank, sodass es Sie jedes Mal, wenn es ans Essen geht, an Ihr Ziel erinnern kann. Das Foto soll Sie im Laufe Ihres Abnehmprojekts motivieren, auch bei Rückschlägen (siehe Seite 26 ff.).

Das Projekt »Wunschgewicht«

Dieses Programm ist keine Diät, die Sie nur ein paar Wochen durchhalten müssen. Es geht um eine dauerhafte Veränderung Ihres Verhaltens. Die Voraussetzung dafür ist aber eine Veränderung des Bewusstseins. Sind Sie bereit? Dann starten Sie jetzt Ihr Projekt »Wunschgewicht«. Sie wollen abnehmen!

Keine Angst vor Veränderung

Man wird Abschied nehmen müssen von lieb gewordenen Gewohnheiten, und was stattdessen kommt, ist die große Unbekannte. Versuchen Sie, dieser Unbekannten näher zu kommen: Wo will ich in einem Jahr sein? Wie will ich in einem Jahr aussehen? Schreiben Sie auch das auf. Denn je konkreter die Vorstellungen werden, desto weniger machen sie Angst.

> Frieden schließen mit dem eigenen Körper

Bis jetzt war Ihr Körper eher Ihr Feind als Ihr Freund, oder? Sie mögen ihn nicht, Ihren dicken Bauch und Ihren dicken Po. Sie wollen ihn loswerden, diesen Körper, und Platz in einem neuen finden. Aber den gibt es nicht.
Sie werden sich mit Ihrem Körper anfreunden müssen. Er ist es, der Sie bis hierhin durchs Leben getragen hat. Der alles mitgemacht hat, meistens klaglos. Dafür hätte er schon ein wenig Dankbarkeit verdient. Also stellen Sie sich vor den Spiegel. Aber sehen Sie nicht nur all den Speck, sondern schauen Sie hindurch und auf den Körper, der daruntersteckt. Das ist Ihr Freund!
Hören Sie auf Ihren Körper, gehen Sie achtsam mit ihm um, aber widersprechen Sie auch einmal, wenn es sein muss – so, wie bei guten Freunden. Sie beide schaffen das zusammen. Und vergleichen Sie Ihren Körper nicht ständig mit anderen. Weder ist er toll, weil andere noch dicker sind, noch sind Sie ein Versager, weil es schlankere Menschen gibt. Jeder ist einzigartig.

Bevor es losgeht: Body-Check

Bevor Sie Ihr Programm starten, müssen Sie ein paar Dinge über den Körper wissen und über sich herausfinden. Wie problematisch ist Ihr Übergewicht? Wie hoch ist Ihr Energieumsatz? Sind Sie gesund genug, das Projekt ohne Einschränkungen anzugehen?

Fettspeicher im Körper

Wenn der Körper mehr Nahrungsenergie bekommt, als er verbraucht, hat er zwei Möglichkeiten: Entweder er scheidet die überschüssige Energie über die Verdauung wieder aus oder er speichert sie. Da der Körper aber weiß, dass er Reserven braucht, legt er welche an. Ein Kurzzeitspeicher für ein paar Stunden ist die Leber, ein Langzeitspeicher sind die Fettzellen. Wo ein Organismus seine Fettreserven am liebsten anlegt, ist von Mensch zu Mensch unterschiedlich. Bei Männern ist das eher der Bauch, bei Frauen sind es eher die Hüften. Außerdem bildet sich fast überall unter der Haut eine Speckschicht und sorgt für eine gleichmäßige Verteilung der Reserven.

Dabei ist das Bauchfett am ungesündesten, weil es ein aktives Fettgewebe ist. Es umgibt die inneren Organe wie Leber oder Bauchspeicheldrüse, es setzt Fett-säuren frei, sondert Entzündungsstoffe ab und schüttet Hormone aus. Dadurch kann der Blutdruck steigen, die Blutfettwerte und der Blutzuckerspiegel werden verändert. Daher bedeutet viel Bauchspeck auch ein höheres Krankheitsrisiko als anderswo abgelagertes Fett. Das Gute daran ist: Bauchfett lässt sich auch leichter durch Bewegung und durch Ernährungsumstellung mobilisieren als Speck an Po oder Hüfte.

Wie viele Kalorien verbrauche ich?

Haben Sie eine Ahnung, wie viele Kalorien, also wie viel Energie, Sie täglich verbrauchen? Dieser Wert ist wichtig, um zu wissen, wie viele Kalorien man pro Tag höchstens zu sich nehmen sollte. Mehr als der Körper verbraucht, sollten es nicht sein, sonst nimmt man zu und nicht ab.

In jeder Minute verbraucht der Körper Energie, auch wenn wir faul im Sessel sitzen oder schlafen. Eine bestimmte Menge an Kalorien wird nur dafür benötigt, den Körper am Leben zu halten. **Diese Energiemenge nennt man den Grundumsatz.** Ältere Menschen brauchen weniger Energie als junge, Frauen weniger als Männer, Dünne weniger als Dicke. Wer viel wiegt,

> Was ist ein BMI?

Der BMI ist eine Zahl, die angibt, ob und wie stark übergewichtig man ist. Ausgeschrieben, heißt er Body-Mass-Index. Bevor man ihn ausrechnen kann, muss man sich wiegen und wissen, wie groß man genau ist.

$$BMI = \frac{Gewicht}{(Körpergröße \ in \ Meter)^2}$$

Es gibt auch BMI-Rechner im Internet, die nach Angabe von Größe und Gewicht den BMI sofort anzeigen.

Was der BMI sagt

BMI ...	bedeutet ...	erhöht das Risiko für Folgekrankheiten
über 40	Adipositas* Grad III	sehr stark
35–40	Adipositas Grad II	stark
30–35	Adipositas Grad I	deutlich
25–30	Übergewicht	etwas
20–25	Normalgewicht	nicht

(*Adipositas = Fettleibigkeit)

hat einen höheren Grundumsatz, damit der schwere Körper in Betrieb gehalten werden kann. Daher nehmen dicke Menschen bei gleicher Nahrung und Bewegung mehr ab als Dünne – wenigstens ein Vorteil!

Zum Grundumsatz kommt der Leistungsumsatz, also der Energieverbrauch durch alle Tätigkeiten – auch Büroarbeit, Hausarbeit und Fernsehen (siehe auch Seite 80). Die Formel dafür ist kompliziert, aber man muss kein Rechengenie sein. Im Internet gibt es einige Seiten, auf denen man solche Rechner findet. Sie heißen zum Beispiel Kalorienrechner oder Kalorienverbrauchstabelle. Man gibt seine Werte ein und wählt aus, welche Tätigkeiten man ausführt, und am Ende steht die Menge an Kalorien, die man jeden Tag verbraucht. Notieren Sie sich diesen Wert, damit Sie ihn nachher (siehe Seite 20) mit der Kalorienzahl vergleichen können, die Sie im Durchschnitt pro Tag essen und trinken.

Das Ziel beim Abnehmen ist nun, mit einer veränderten Ernährung nicht mehr Kalorien aufzunehmen, als der Körper umsetzt. Außerdem wollen wir durch mehr Bewegung den Verbrauch erhöhen, sodass jeden Tag Kalorien fehlen, die der Körper aus den eigenen Fettreserven ergänzen muss. So einfach ist Abnehmen – in der Theorie.

Brauche ich medizinische Hilfe?

Sobald Sie sich zum Abnehmen entschlossen haben, sollten Sie einen Check beim Hausarzt machen lassen. Fragen Sie nach, ob Sie eine Erkrankung haben, die mit Ihrem Übergewicht zu tun hat und die eine bestimmte Ernährung nötig macht oder ausschließt. Erzählen Sie ihm von Ihrem Vorhaben und lassen Sie sich sein Okay geben. Mehr medizinische Hilfe brauchen Sie zunächst nicht. Wenn Sie abgenommen haben oder wenn der Arzt es empfiehlt, sollten Sie alle paar Wochen zur Kontrolle gehen. Denn durch den Gewichtsverlust ändert sich einiges in Ihrem Körper. Im ungünstigen Fall können durch eine starke Gewichtsabnahme auch neue Probleme auftreten, etwa das Risiko für Knochenbrüche. Medikamente zum Abnehmen sind mit

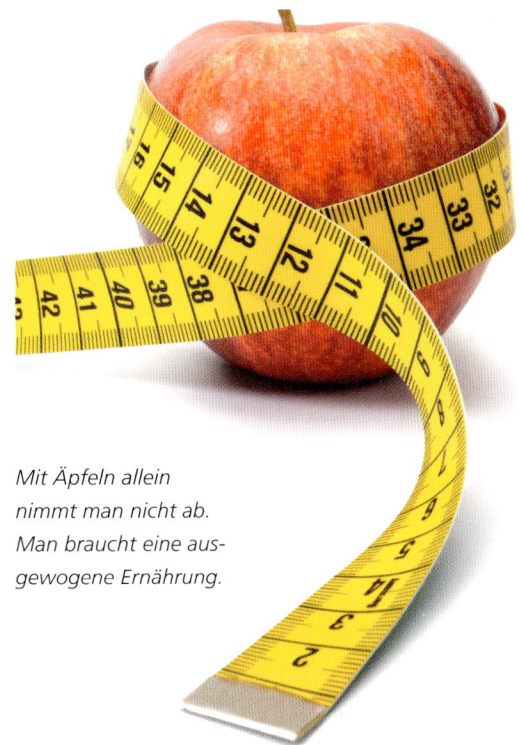

Mit Äpfeln allein nimmt man nicht ab. Man braucht eine ausgewogene Ernährung.

Vorsicht zu genießen und auf gar keinen Fall auf eigene Faust einzunehmen.

Wenn Sie es zu Hause nicht schaffen, abzunehmen, kann eine Behandlung in einer Adipositas-Klinik helfen. Dort stellen Sie unter professioneller Anleitung Ihre Ernährung und Ihre Bewegung um.

Bei schwerer Adipositas oder wenn sich schon Folgekrankheiten ausgeprägt haben, kann auch eine spezielle Magenoperation helfen. Abgesehen von den Risiken eines solchen Eingriffs, setzt er voraus, dass Sie bereit sind, Ihr Ess- und Bewegungsverhalten grundlegend zu ändern. Sich operieren lassen und ansonsten weitermachen wie bisher, das funktioniert nicht.

Von einer Fettabsaugung raten Ärzte dringend ab. Die Methode ist nicht geeignet, um abzunehmen.

Wenn Sie stark abnehmen, bilden sich manchmal hässliche Hautlappen. Nicht immer bildet sich die Haut genauso zurück wie das Fettgewebe. Diese überschüssige Haut kann später von einem Facharzt für plastische Chirurgie entfernt werden, wenn es nötig ist.

Essen hat viele Funktionen

Jeder Mensch tickt anders, deshalb gibt es auch kein Patentrezept gegen Übergewicht, das jedem gleichermaßen hilft. Verschaffen Sie sich Klarheit darüber, warum Sie essen. Dafür gibt es nämlich weit mehr Gründe als Hunger. Das ist der erste Schritt, um schlechte Gewohnheiten durch bessere zu ersetzen.

Die Macht der Gewohnheiten

Die meisten dicken Menschen haben sich über die Jahre »dicke« Gewohnheiten zugelegt. Viele davon haben einfach nur mit der eigenen Bequemlichkeit zu tun: Keine Lust zu kochen? Warum auch, es gibt doch Fertiggerichte und die Mikrowelle! Schnell noch Brötchen holen oder das Altglas wegbringen? Natürlich mit dem Auto. Die Kinder wollen mit Ihnen spielen? Ach, lasst uns doch einen schönen Film sehen. Den Kollegen ein Stockwerk höher besuchen? Lieber eine E-Mail schreiben.

Schreiben Sie einmal auf, wann Sie in Ihrem Alltag solche bequemen Entscheidungen treffen. Das sind Punkte, an denen Sie etwas ändern können. Die besseren Alternativen finden Sie in den Kapiteln Ernährung (ab Seite 30) und Bewegung (ab Seite 76).

Bei vielen Übergewichtigen haben sich auch **zwanghafte Kombinationen** eingeschlichen, wie etwa:
- ✔ Zum Kinobesuch gehört ein Eimer Popcorn.
- ✔ Vor dem Fernseher gibt es Chips.
- ✔ Im Freizeitpark muss man ein Eis essen.
- ✔ Sie haben sich mit den Jahren falsch programmiert und in Ihrem Kopf bestimmte Tätigkeiten so

sehr mit Essen verbunden, dass sie ohne Essen kaum mehr möglich scheinen. Aber man kann auch einen Film genießen, ohne dabei zu essen!

Alle schlechten Gewohnheiten ersatzlos zu streichen ist nicht möglich. Dazu ist ihre Macht auf die Psyche zu groß. Aber man kann schlechte Gewohnheiten durch bessere ersetzen. Zum Beispiel könnte der Höhepunkt des Sonntagsausflugs ein Erlebnis in der Natur sein, anstelle eines Restaurantbesuchs. Man kann es sich angewöhnen, einmal in der Woche einen Markt zu besuchen, um leckere und gesündere Lebensmittel einzukaufen. Es geht darum, konstruktiv neue Verhaltensweisen einzuüben, bis sie zur Gewohnheit werden.

Essen als Ersatzbefriedigung

Bei vielen Übergewichtigen hat Essen im Lauf der Jahre weit mehr Funktionen bekommen als reine Nahrungsaufnahme, Genuss oder Gesellkeit bei Tisch. Prüfen Sie, ob Sie dazugehören und ob Sie essen,
- ✔ wenn Sie eine schlechte Nachricht bekommen,
- ✔ wenn Sie sich über Ihren Chef ärgern,
- ✔ wenn Sie Streit hatten,
- ✔ wenn Sie frustriert sind,
- ✔ wenn Sie schlecht gelaunt oder gelangweilt sind.

Dann hat Essen bei Ihnen die Aufgabe bekommen, Stress zu bewältigen und es Ihnen besser gehen zu lassen. Sie benutzen Essen als Frustbremse oder um sich abzureagieren. Doch dafür gibt es weit geeignetere Mittel. Wie wäre es, wenn Sie einmal um den

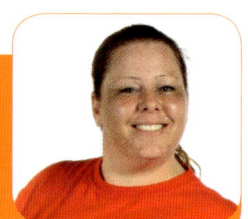

»Ich habe mir wohl eine Schutzwand angefressen. Wenn ich so weitermachen würde mit dem Essen und wenig Bewegung, würde ich seelisch daran zugrundegehen.«

(Nadine)

Block gehen, wenn Sie sich geärgert haben? Wie wäre es, wenn Sie einen Freund anrufen und gemeinsam eine Unternehmung planen, wenn Ihnen langweilig ist? Überlegen Sie sich Ersatzstrategien, sodass Sie beim nächsten Mal die Wahl haben.

Essen als Belohnung

Umgekehrt belohnen sich dicke Menschen auch gerne mit Essen. Es gibt etwas zu feiern? Dann her mit dem Kasten Bier und einer Fuhre Leberkäse-Brötchen! Sie haben eine schwierige Arbeit abgeschlossen? Dann erst einmal an den Kühlschrank und schauen, was sich da Feines findet.

Dabei gibt es so viel schönere Arten, sich zu belohnen: die Lieblings-CD auflegen, Freunde anrufen und ihnen vom Erfolg erzählen, sich etwas Ersehntes kaufen, was man schon lange haben wollte, sich einen freien Tag nehmen. Überlegen Sie, womit Sie sich gerne bei nächster Gelegenheit belohnen würden, und schreiben Sie es auf.

Die eigenen Stärken einsetzen

Sicher haben Sie schon zuvor versucht abzunehmen. Gut, es hat nicht funktioniert, Sie haben wieder zugenommen. Aber etwas haben Sie vielleicht aus dem Versuch gelernt. Und Sie müssen ja nicht denselben Fehler zweimal machen.

Ziehen Sie also kurz Bilanz: Was ist bei Ihren bisherigen Diätversuchen gut gelaufen und was schlecht? Konnten Sie gut verzichten, oder ist es Ihnen leichter gefallen, Rezepte nachzukochen? Konnten Sie Ihre Mahlzeiten gut organisieren? Hatten Sie besondere Probleme mit einseitiger Kost? Welche Umstellungen sind Ihnen leichtgefallen und welche eher schwer?

Überlegen Sie auch, was Ihnen in Ihrem Leben besonders gut gelungen ist. Woran lag das? Welche Stärken haben zum Erfolg geführt? Wenn Sie zum Beispiel ein Mensch sind, der andere von seinen Ideen überzeugen kann, dann motivieren Sie einen Freund zum Mitmachen bei Ihrem Wunschgewichtprojekt. Wenn Sie eine reiche Fantasie haben, nutzen Sie sie zum

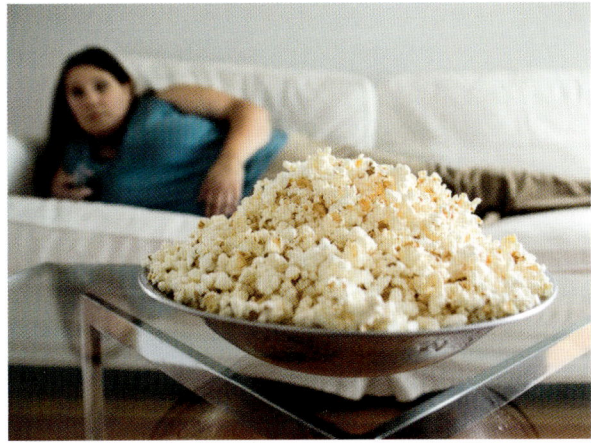

Vor dem Fernseher gibt es immer Naschereien? Dann wird es Zeit, solche Gewohnheiten abzulegen.

Kochen und um sich neue Kombinationen von Gerichten auszudenken. Sie können fast jede Ihrer psychischen Stärken für Ihr Abnehmprojekt einsetzen.

Brauche ich psychologische Hilfe?

Es gibt jede Menge Hilfsangebote für Menschen, die abnehmen wollen: Onlineplattformen, Apps fürs Smartphone, Abnehmkurse und private Coaches. Die meisten analysieren Essgewohnheiten, stellen Ernährungspläne auf und bieten ein Sportprogramm. Sie sollten jedoch vorher prüfen, wie viel Zeit und Geld Sie investieren wollen. Die Angebote der Krankenkassen zum Beispiel sind preiswert oder kostenlos. Man muss aber regelmäßig hingehen.

Überlegenswert ist auch eine individuelle psychologische Verhaltenstherapie. Das sind meist wöchentliche Sitzungen über etwa 18 Wochen bei einem speziell ausgebildeten Verhaltenstherapeuten. Unter professioneller Anleitung beobachtet man das eigene Ess- und Bewegungsverhalten, übt, kontrolliert zu essen, und lernt Kontrolltechniken, um die Essreize zu reduzieren. Solche Verhaltenstherapien sind meistens im Angebot von Adipositas-Kliniken, es gibt sie aber auch ambulant. Bevor Sie jedoch einen Therapeuten suchen, klären Sie mit Ihrer Krankenkasse, ob sie eine solche Therapie bezahlt.

Ihr persönlicher Plan

Sie haben sich gewogen und Ihr Gewicht notiert. Sie sind entschlossen, ein schlankeres Leben zu beginnen. Sie haben Ihre persönlichen Stärken und Schwächen herausgefunden. Sie haben Ihren BMI und Ihren täglichen Kalorienverbrauch ausgerechnet. Als Nächstes finden Sie heraus, wie viele Kalorien Sie bisher üblicherweise am Tag zu sich nehmen. Denn die Differenz zwischen der Energiemenge, die Sie zu sich nehmen, und der, die Sie verbrauchen, ist Ihr täglicher Fettzuwachs. Und den wollen Sie ja aufhalten und abbauen. Sie benötigen also Ihren täglichen Kalorienverzehr und dazu erst einmal ein ehrliches Essprotokoll.

Das führen Sie ab jetzt 14 Tage lang. So lange leben Sie weiter, wie gewohnt. Im Kasten unten sehen Sie, wie ein Essprotokoll aussieht. Wichtig dabei ist, dass Sie auch alle Getränke genau aufschreiben!

So ermitteln Sie die Kalorien

Wenn Sie ein verpacktes Lebensmittel gegessen haben, steht die Kalorienzahl auf der Verpackung. Die Kalorien sind manchmal pro 100 Gramm oder pro Portion angegeben. Nehmen Sie dann den Wert, der Ihrer verzehrten Menge entspricht.

Wenn Sie unterwegs essen, schreiben Sie auf, was Sie zu sich genommen haben, woraus es bestand und wie viel es ungefähr war, und schlagen Sie dann zu Hause die Kalorienzahl nach. Einige Fast-Food-Ketten geben inzwischen auch die Kalorienzahl ihrer Angebote an. Suchen Sie diese Angaben und notieren Sie ihren Wert.

Bei allem anderen nutzen Sie die Kalorientabelle auf Seite 34 oder eine der zahlreichen ausführlichen Kalorientabellen im Internet.

> Essprotokoll

Name _____   Datum _____

Das habe ich heute gegessen und getrunken:

		Menge	Kalorien
Zum Frühstück:			
Am Vormittag:			
Zum Mittagessen:			
Am Nachmittag:			
Zum Abendessen:			
Am Abend:			
		Summe Kalorien:	_____

Ziele setzen

Das langfristige Ziel bei jedem Abnehmprojekt ist eine dauerhafte Umstellung der Ernährung und der Bewegung, ohne ständigen Verzicht. Wenn Sie nur Ihr Wunschgewicht im Blick haben und nicht an das Danach denken, lassen Sie automatisch zu, dass Sie nach Ende Ihres Projekts wieder in Ihr altes Leben zurückfallen. Sie werden also anders leben. Und wie soll das neue Leben aussehen? Schreiben Sie sich ein paar Punkte auf, die Sie dauerhaft verändern möchten.

Für viele ist es wichtig, als mittelfristiges Ziel ein Wunschgewicht festzuschreiben. Überlegen Sie daher, wo Ihr **Wohlfühlgewicht** liegen könnte. Was sind Ihre Wünsche an das Leben, und mit welchem Körper könnten Sie sich das erfüllen?

Darüber hinaus brauchen Sie **kurzfristige Ziele,** die Sie schnell erreichen können, damit Sie **motivierende Erfolgserlebnisse** haben. Diese schnell erreichbaren Ziele sollten keine Kilozahlen sein, sondern Schritte auf dem Weg zu Ihrem Wunschgewicht.

Diese kurzfristigen Ziele betreffen die nächste Woche oder den nächsten Monat. Ein solches Ziel könnte sein, eine Sportart zu finden und sich zu einem Kurs anzumelden. Zu Fuß zum Einkaufen zu gehen, am Sonntag mit den Kindern Drachen steigen zu lassen oder einfach auch nur, am nächsten Tag zwei Portionen Gemüse zu essen statt einer. Seien Sie erfinderisch und schreiben Sie sich so viele Ziele wie möglich auf. Sie müssen sie nicht alle auf einmal anstreben, aber jede Woche, jeden Monat eines zu erreichen macht Mut, den Weg weiterzugehen.

Realistisch bleiben

Vorsicht jedoch vor allzu viel Ehrgeiz bei der Formulierung der Ziele. Denn wenn Sie sich selbst überfordern, erreichen Sie das Ziel nicht und frustrieren sich nur. Nehmen Sie sich also nicht vor, nie wieder Schokolade zu essen. Das ist nicht nötig. Irgendwann haben Sie ein Verlangen nach Schokolade und dann verschwenden Sie eine Unmenge Zeit und Energie, sich danach zu sehnen und sich den Genuss zu verweigern.

> Mein Kalorienplus

| Täglicher Kalorienverzehr | − | Täglicher Kalorienverbrauch | = | Überschüssige Kalorien pro Tag |

Dieses Kalorienplus haben Sie nun über Jahre hinweg jeden Tag angehäuft. Kein Wunder, dass Ihr Körper seine Fettreserven gebildet hat. Mit Ihrer neuen Ernährung (ab Seite 30) senken Sie Ihr Plus auf null. Und mit mehr Bewegung (ab Seite 76) drehen Sie Ihr Plus ins Minus und nehmen ab.

Überlegen Sie, welche Ziele für Sie in den nächsten Monaten umsetzbar sind. Sie sind berufstätig und haben kleine Kinder? Dann werden Sie kaum Zeit finden, jeden Tag ins Fitnessstudio zu gehen. Aber vielleicht schaffen Sie es zweimal pro Woche, und an den anderen Tagen planen Sie Aktivitäten mit den Kindern. Sie sind in der Ausbildung und haben wenig Geld? Dann legen Sie sich keine teuren Hobbys zu. Es gibt genügend Aktivitäten, die wenig oder gar nichts kosten.

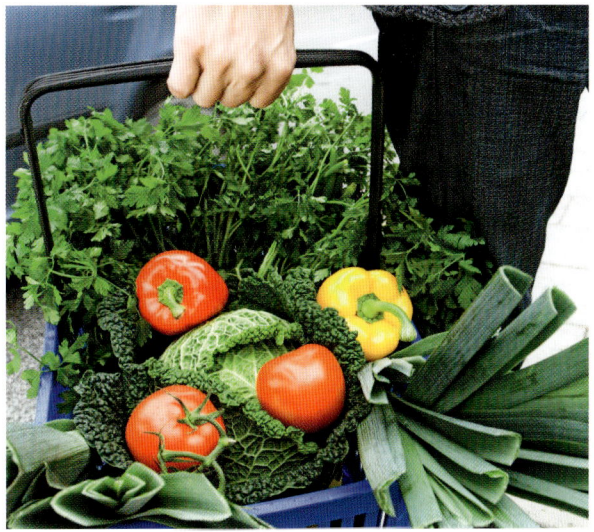

Setzen Sie sich kleine Ziele auf dem Weg zum Wunschgewicht: Das kann schon das Einkaufen zu Fuß anstatt mit dem Auto sein.

Andererseits sollten Sie den Mut aufbringen, auch Ziele anzusteuern, die ein klein wenig über den Grenzen liegen, die Sie für sich selbst festgelegt haben. **Betreten Sie Neuland,** wenigstens versuchsweise. Sie werden feststellen, dass es auch jenseits Ihres bisherigen Lebens viel zu erleben und zu gewinnen gibt. Und nebenbei verlieren Sie Pfunde.

Und denken Sie daran, wie lange es gedauert hat, sich all die Kilo anzuessen. Der Weg zurück ist auch nicht von heute auf morgen zu schaffen.

Planung muss sein

Damit die Umstellung gelingen kann, braucht es einen konkreten Plan mit vielen einzelnen Schritten: für den nächsten Tag, für die nächste Woche, für den nächsten Monat. Diesen Plan stellen Sie selbst auf, nach Ihren Zielen und Bedürfnissen. Es sollte ein Plan sein, den Sie Tag für Tag abarbeiten können. So müssen Sie nicht permanent Entscheidungen treffen und laufen auch nicht allzu sehr Gefahr, in schwachen Momenten die falschen Entscheidungen zu treffen.

In Ihren Plan tragen Sie zunächst die Zeiten ein, die fest belegt sind, etwa Ihre Arbeitszeit. **Achten Sie dabei auf ausreichend Pausen,** denn Stress macht hungrig und unzufrieden, und das führt bei vielen übergewichtigen Menschen dazu, dass sie sich einen kalorienreichen Snack gönnen, um sich wieder besser zu fühlen. Sorgen Sie für ausreichend Entspannung.

> So könnte Ihr Tag aussehen

Arbeitstag Single
(voll berufstätig)

6:30	aufstehen
6:45	30 Minuten Bewegung, Sport
7:15	Duschen, Morgentoilette
7:45	Frühstück
8:05	Weg zur Arbeit
8:30	Arbeitsbeginn
10:30	15 Minuten Pause
12:30	Mittagspause
13:00	Fortsetzung Arbeit
15:00	Kaffeepause
17:00	Weg nach Hause
17:30	einkaufen
18:30	kochen
19:00	Abendessen
19:30	Hausarbeit
20:30	30 Minuten Bewegung
21:00	Tagesprotokoll, den nächsten Tag planen
21:30	lesen, fernsehen, Computer
23:00	zu Bett gehen

Arbeitstag mit Familie
(Teilzeitarbeit)

6:30	aufstehen, Morgentoilette
7:00	Frühstück
7:30	Kinder wegbringen, Weg zur Arbeit
8:00	Arbeitsbeginn
10:00	15 Minuten Pause
12:00	Mittagspause
14:00	Arbeitsende, einkaufen
15:00	Kinder abholen
15:30	Hausarbeit, Kinderbetreuung
17:00	Bewegung, Sport, Hobby
18:30	kochen
19:00	Abendessen
19:30	mit den Kindern spielen, Bettzeit
20:30	Küche/Wohnung aufräumen
21:00	Tagesprotokoll, den nächsten Tag planen
21:30	lesen, fernsehen, Computer
23:00	zu Bett gehen

Schlafen Sie genug! Denn wer schläft, isst nicht und hat auch keinen Hunger. Darüber hinaus haben Studien ergeben, dass ausgeschlafene Menschen weniger essen. Müdigkeit dagegen bewirkt, dass man ein Bedürfnis nach Energie hat und es mit Essen zu befriedigen versucht. Empfohlen werden mindestens sieben Stunden Nachtruhe. Ältere Menschen brauchen etwas weniger Schlaf.

Planen Sie drei Mahlzeiten am Tag ein, die Sie an einem Tisch sitzend einnehmen. Für eine Mahlzeit nehmen Sie sich bitte 20 Minuten Zeit, um nicht zu hastig zu essen und die Speisen genießen zu können. Auch für das Frühstück.

Schaffen Sie Zeit für Bewegung. Versuchen Sie, jeden Tag eine Stunde dafür einzuplanen oder zweimal eine halbe Stunde. Dass muss nicht immer Sport sein. Es kann auch ein strammer Spaziergang oder eine Stunde aktiven Spiels mit den Kindern sein. Sorgen Sie für Abwechslung, nach Ihren Möglichkeiten.

Im Team geht's besser

Niemand schafft es, sich immer anders zu verhalten als die Familie, Freunde und Kollegen. Denn dann wird man schnell zum Außenseiter, und das tut nicht gut.

Wenn Sie also Ihr Verhalten ändern wollen, brauchen Sie auch **Verständnis und Unterstützung,** sonst werden Sie womöglich scheitern. Die moralische Rückendeckung Ihrer Familie und Ihres Freundeskreises ist sehr wichtig. Erzählen Sie deshalb möglichst vielen Menschen, denen Sie vertrauen, von Ihrem Plan.

Hilfreich ist es, wenn Sie einen besonderen Menschen finden, der Sie bestärkt und den Weg mit Ihnen geht – ideal wäre der Partner, es kann aber auch ein guter Freund sein oder jemand aus der Familie. Über-

legen Sie, wer dafür infrage kommen könnte, und besprechen Sie Ihre Idee mit demjenigen.

Wenn Sie zu Hause keine Unterstützung bekommen, dann suchen Sie sie außerhalb. Vielleicht finden Sie Gleichgesinnte in **Selbsthilfegruppen,** in speziellen Sportgruppen für Dicke oder in Onlineforen. Es tut gut, dort seine Erfahrungen auszutauschen und sich gegenseitig Mut zu machen.

Je größer Ihr Unterstützerteam ist, desto besser. **Bauen Sie sich Ihr eigenes Team auf:** jemanden, der Sie im Alltag an Ihre Ziele erinnert; jemanden, mit dem Sie Ihre Erlebnisse teilen können; jemanden, mit dem Sie spazieren gehen, Rad fahren oder Sport treiben; und Freunde oder Familienmitglieder, die Sie zum Essen einladen können, denn schließlich wollen Sie ja nicht für sich alleine kochen.

Der Start ins Abnehmprojekt

Sie haben schon viele Vorbereitungen getroffen. Zwei Schritte fehlen noch, bevor Sie starten: ein Ordner oder ein großes Tagebuch für Ihre Aufzeichnungen, und ein Startdatum.

Legen Sie einen Ordner an, in dem Sie alles dokumentieren, was Sie planen und was Sie tun. Dort hinein heften Sie alles, was Sie bisher aufgeschrieben haben: Ihre Ziele, Ihre Unterstützer, Ihren Kalorienverbrauch und Ihren bisherigen Verzehr, Ihr Gewicht, Ihren BMI und Ihr Zielgewicht. Und – ganz wichtig – ein Vorher-Foto. Hier hinein schreiben Sie fortan Ihre Pläne und Ihre Tagesprotokolle, die Sie ab dem Start führen.

Dieser Ordner wird Ihr Tagebuch, dem Sie ganz Persönliches anvertrauen, und deswegen geht er auch niemanden etwas an außer Sie selbst und vielleicht Ihren engsten Vertrauten.

»Seit ich denken kann, möchte ich Pilot werden. Um diesen Traum umzusetzen, muss ich mehr als 100 Kilo abnehmen. Das muss ich schaffen. Ich möchte fliegen lernen.«

(Marc)

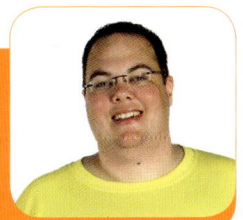

Zum Schluss legen Sie ein **Startdatum** fest. Es sollte nicht allzu weit voraus liegen, aber so viel Zeit lassen, dass Sie sich bis dahin darauf vorbereiten können. Am besten liegt der Start ein paar Tage von jetzt an entfernt. Dieses Datum schreiben Sie in Ihren Kalender und auf einen Zettel, den Sie an den Kühlschrank kleben. Stellen Sie den Alarm auf Ihrem Handy ein, der Sie am ersten Morgen daran erinnert: Jetzt geht es los.

Das Tagesprotokoll

Vom Start an dokumentieren Sie jeden Tag auf einer Seite dreierlei Informationen: Was Sie gegessen und getrunken haben, wie viel Bewegung Sie hatten und wie es Ihnen geht (siehe Kasten unten).

Indem Sie genau aufschreiben, was Sie essen, werden Sie herausfinden, wie viele Kalorien Sie zu sich nehmen. Notieren Sie außerdem, wie es Ihnen geschmeckt hat, wie gut Sie mit der Zubereitung zurechtkommen und wann Sie wieder hungrig werden. Auch Ihre möglichen Heißhungerattacken gehören hier dokumentiert. Sie bekommen dadurch nach und nach heraus, wie Ihre zukünftige Ernährung aussehen könnte: Was Ihnen schmeckt, wie oft Sie kochen wollen und wo Ihre größten Fallen lauern. Sie lernen Ihre

---

> Mein Tag

Name _____   Datum _____

Was ich heute gegessen habe:

Frühstück (__ Uhr): _____

Mittagessen (__ Uhr): _____

Abendessen (__ Uhr): _____

Zwischendurch: _____

Getränke: _____

Wie viel ich mich bewegt habe:

Zu Fuß gegangen: _____ Minuten

Rad gefahren: _____ Minuten

Sport: _____ Minuten

Aktives Spiel mit Kindern oder andere Bewegung:
_____ Minuten

In der Summe sollten Sie auf mindestens eine Stunde kommen, besser 1,5 Stunden.

So geht es mir heute:

Besonders gefallen/geschmeckt hat mir heute
_____

Heißhungerattacken ja/nein?
Wenn ja, wann? _____
Was habe ich dann getan? _____

Habe ich mich genug bewegt? Ja/nein
Wenn nein, was war der Grund? _____

Gefreut habe ich mich heute über _____
Falls Sie sich daraufhin belohnt haben: womit?
_____

Frustriert/enttäuscht war ich über _____

Was habe ich dann getan? _____

Gelangweilt habe ich mich bei _____
Was habe ich dann getan? _____

**Fazit: Heute war ein guter __ , normaler __
__ schlechter Abnehmtag.**

eigenen Vorlieben und Ihren Geschmack neu kennen. In das Tagesprotokoll notieren Sie auch Ihre Bewegungseinheiten, Ihre sportlichen Aktivitäten, Ihre Wege zu Fuß oder mit dem Rad, Ihre aktiven Freizeitbeschäftigungen. Dazu schreiben Sie kurze Kommentare, wie es Ihnen damit ergangen ist. Was macht Spaß und was fällt Ihnen noch schwer?

Und schließlich schreiben Sie hinein, wie es Ihnen heute geht. Ihre Gefühle, Ängste, Hoffnungen und Träume, so wie in ein richtiges Tagebuch. Finden Sie so nach und nach heraus, womit Sie gut und womit Sie eher schlecht zurechtkommen. Besser, Sie leben Ihre Gefühle hier aus als vor dem Kühlschrank!

Fortschritte

In den ersten Tagen werden Sie keine Fortschritte feststellen. Große Projekte brauchen ihre Zeit. Ziehen Sie Ihr Programm daher in der ersten Woche durch, ohne darüber nachzudenken, ohne es zu hinterfragen und ohne gleich Erfolge zu erwarten. Nach einer Woche steigen Sie wieder auf die Waage und notieren Ihr Gewicht. Je nachdem, wie ehrgeizig Ihr persönliches Programm ist, wie hoch Ihr Kalorienziel und wie intensiv und umfangreich Ihre Bewegungseinheiten, nehmen Sie pro Woche ein Pfund ab oder vier Kilo wie die

Biggest-Loser-Kandidaten im Trainingscamp. Da Sie in Ihrem Alltag bleiben und weiter Ihren Aufgaben nachgehen müssen, werden die Kilo nicht ganz so schnell purzeln wie bei den Kandidaten im Camp. Das macht aber nichts, denn Sie müssen ja nicht binnen zehn Wochen Ihr Ziel erreicht haben. Sie haben alle Zeit der Welt. Besser, Sie nehmen langsam, aber stetig ab, als schnell und dann wieder zu.

Abgesehen davon, dass Sie Gewicht verlieren, werden Sie mit der Zeit viele weitere Fortschritte machen. Indem Sie sich mehr bewegen, bekommen Sie wieder ein Gefühl für Ihren Körper. Sie werden merken, was er leisten kann und was ihm guttut. Er wird sich ganz neu anfühlen. Durch die neuen Essgewohnheiten und den achtsameren Umgang mit der Ernährung werden Sie auch Ihren Sinn für Geschmack wieder neu entdecken. Sie werden wieder spüren, was Ihnen schmeckt und was nicht. Sie werden Ihr Hunger- und Ihr Sättigungsgefühl neu kennenlernen und zu deuten wissen.

Und Sie werden ein neues Selbstwertgefühl erfahren. Auf Ihre ersten Erfolge dürfen Sie stolz sein, und das wird sich auch auf Ihre Familie und Freunde übertragen. Sie werden sich wieder selbst achten und mehr mögen – und erfahren so auch wieder mehr Achtung durch Ihre Mitmenschen.

> So wiegen Sie sich richtig

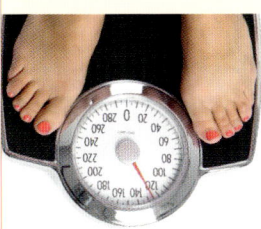

✔ **Immer am gleichen Wochentag:**
Wiegen Sie sich nicht öfter als einmal pro Woche. So vermeiden Sie Frust durch zu kleine Veränderungen oder durch normale Schwankungen.

✔ **Immer zur gleichen Zeit:**
Wiegen Sie sich am besten am Morgen vor dem Frühstück. So sind die Werte unabhängig davon, wie viel Sie am Tag gegessen, getrunken oder geschwitzt haben.

✔ **Immer auf der gleichen Waage:**
Sie benötigen eine handelsübliche Personenwaage. Der Nullpunkt sollte richtig eingestellt sein. Weitere Funktionen wie Fettanteil oder Ähnliches braucht die Waage nicht zu haben. Da die Werte von Waage zu Waage leicht schwanken können, nehmen Sie am besten immer Ihre eigene. Zusätzliche Wiegungen etwa im Schwimmbad sind nicht nötig.

✔ **Immer mit gleicher Bekleidung:**
Damit die Werte vergleichbar sind, wiegen Sie sich am besten immer nackt oder in Unterwäsche.

Hindernisse sind überwindbar

Die Welt ist voller Versuchungen. Und nicht jeder ist ein Held und kann allen widerstehen, selbst wenn er noch so tapfer ist. Deswegen ist es klug, Ihren persönlichen Hauptversuchungen in nächster Zeit aus dem Weg zu gehen. Dann machen Sie sich das Leben nicht unnötig schwer. Viele meinen, die Hauptversuchungen für Übergewichtige liegen in Geburtstagsfesten und Einladungen, bei denen viel Essen aufgefahren wird. So oft kommen solche Einladungen aber nicht vor. Nehmen Sie sie also ruhig an, Sie möchten sich ja nicht sozial isolieren, im Gegenteil. Sie tun sich dort aber leichter, wenn Sie das Hauptvergnügen nicht in den angebotenen Speisen und Getränken sehen, sondern darin, Freunde und Bekannte zu treffen und mit ihnen zu plaudern.

Die viel größere, weil häufigere Gefahr verbirgt sich im Alltag, an jeder Straßenecke.

Versuchungen widerstehen

Viele Menschen können nur schwer Nein sagen. Ein Nein ist anstrengender als ein Ja und erfordert Mut und eine Begründung.

Man bittet Sie um einen Gefallen? Sie sagen Ja, obwohl Sie eigentlich gar keine Zeit haben, und denken, jemand anders könnte das genauso gut erledigen. Man bietet Ihnen ein Stück Torte an? Sie stimmen zu und schon haben Sie ein paar Hundert Kalorien mehr verzehrt.

Das Kind möchte fernsehen? Wie viel bequemer ist ein Okay als die Diskussion nach einem Nein und die Mühe, einen Alternativvorschlag zu machen, an dem man womöglich auch noch beteiligt ist.

Die meisten Leute sagen öfter Ja, als ihnen lieb ist und als ihnen guttut. Vor allem Frauen sind häufig Jasager – und oft zu ihrem Nachteil.

Üben Sie also, Nein zu sagen. Auch gegenüber sich selbst. Jedes Mal, wenn Sie vor einer kalorienreichen Versuchung stehen, die sich nicht eingeplant haben: NEIN. Es geht auch anders. Sie werden sich gut damit fühlen und Sie werden stolz auf sich sein.

Wenn Sie schwach werden

Ab und zu werden Sie den Versuchungen erliegen, denn niemand ist perfekt. Machen Sie kein Drama daraus. Jetzt gilt es, nicht alles hinzuwerfen und sich in sein Schicksal zu ergeben, sondern erst einmal innezuhalten. Sie haben drei Schokoriegel auf einmal gegessen? Kein Grund zur Panik. Das kann passieren und ist Teil des Veränderungsprozesses, in den Sie sich begeben haben. Schreiben Sie es in Ihr Protokoll und

> Machen Sie einen Bogen um ...

Manchmal lässt es sich nicht umgehen, aber doch öfter, als Sie denken. Hier sind Orte, die Sie in nächster Zeit meiden sollten.

→ Bäcker mit Stehimbiss
→ Eisdielen
→ Fast-Food-Restaurants
→ Würstl- und Imbissbuden
→ Volksfeste und Weihnachtsmärkte

→ Buffets und All-you-can-eat-Veranstaltungen
→ Die Desserttheke in der Kantine
→ Die Popcorntheke im Kino
→ Im Supermarkt die Tiefkühltruhe mit den Fertiggerichten
→ Im Supermarkt das Regal mit den Tütensuppen und Fertigsaucen
→ Das Regal mit den Chips und Knabbersachen

auch, wie es dazu kam. Grämen Sie sich nicht, sondern machen Sie als Ausgleich drei anstrengende Sportübungen mehr und ansonsten weiter in Ihrem Plan.

Durch die veränderte Ernährung, die Sie in diesem Buch kennenlernen werden (siehe Seite 30 ff. und 96 ff.), sollten Sie eigentlich keine Heißhungerattacken mehr bekommen. Trotzdem kann es vorkommen, vor allem in der Anfangszeit, solange Ihr Körper noch in der Umstellungsphase ist.

Fragen Sie sich dann, wie es dazu kam. Sind Sie ohne Frühstück aus dem Haus gegangen? Haben Sie genug getrunken? Gab es Stress? Vielleicht lässt sich das Problem anders lösen als durch Essen.

Ihre Sporteinheiten werden Ihnen viel Überwindung abverlangen, vor allem zu Beginn. Es macht keinen Spaß, morgens in der Dunkelheit und im Regen zum Joggen zu gehen. Aber bevor Sie schwach werden und die Trainingseinheit streichen, überlegen Sie, wie viel Spaß es macht, Komplimente zu bekommen, Hosen und Kleider lockerer sitzen zu fühlen, besser und jünger auszusehen!

Erzählen Sie Ihren Vertrauten von Ihren schwachen Momenten im Abnehmprojekt und bitten Sie sie, möglichst einzugreifen, wenn Sie zu sündigen drohen. So nutzen Sie die Kontrolle Ihrer Umgebung für sich und können das nächste Hindernis dann vielleicht schon gemeinsam umgehen.

Mit Rückschlägen umgehen

Es werden auch Rückschläge kommen. Dann ist es wichtig, nicht aufzugeben, sondern der Krise ins Auge zu sehen und sie zu managen. Versuchen Sie, einen klaren Kopf zu bewahren, und finden Sie heraus, was die Schwächephase bedeutet.

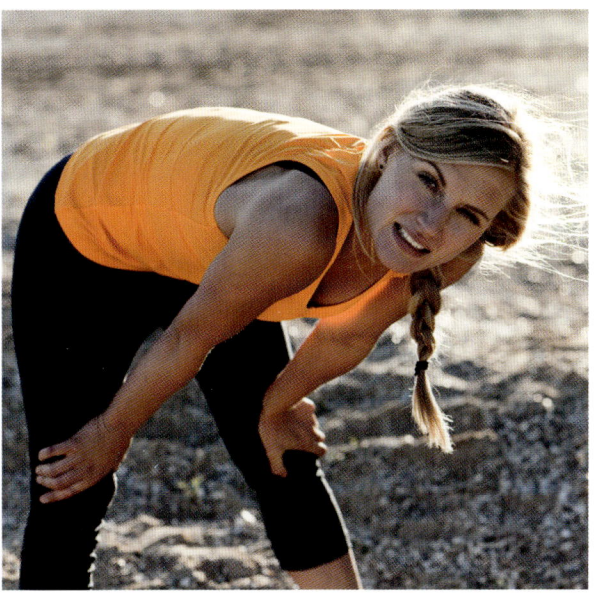

Ihnen tut alles weh, und Sie können nicht mehr? Kein Grund, den Mut zu verlieren. Trainieren Sie erst mal ein paar Tage langsamer. Und dann gehen Sie es wieder neu an.

✔ **Sie sind in Ihre alten Essgewohnheiten zurückgefallen** und haben zu viel wertloses Zeug gegessen? Finden Sie anhand Ihres Tagesprotokolls heraus, was der Grund dafür war. In welcher Situation haben Sie die Entscheidung für das Junkfood getroffen? Wie ging es Ihnen zu diesem Zeitpunkt? Überlegen Sie, was Sie das nächste Mal machen wollen, wenn Sie wieder in die gleiche Situation kommen.

✔ **Sie fühlen sich schwach und niedergeschlagen, und alle Muskeln tun weh?** Vielleicht haben Sie sich gestern sportlich übernommen. Aber Sie sind auf dem richtigen Weg. Betrachten Sie die Schmerzen als Zeichen Ihrer Heilung. Lockern Sie Ihr Bewegungspro-

»Mich nervt, dass ich im Alltag nicht alles machen kann: Dass ich beim Treppensteigen immer außer Atem komme, dass ich Probleme beim Schuhe zubinden habe und dass ich mir nicht die Klamotten kaufen kann, die ich möchte. Deswegen möchte ich abnehmen.« **(René)**

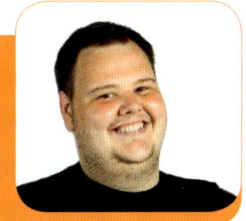

gramm ein paar Tage lang, bis es Ihnen wieder besser geht, und machen Sie dann weiter – so wie ein Sportler, der sich nach Niederlagen wieder aufrappelt, weitertrainiert und die nächsten Erfolge fest im Blick hat.

✔ **Der Gewichtsverlust stagniert?** Fast alle Menschen nehmen am Anfang gut ab, aber irgendwann merkt der Körper, dass er weniger Energie bekommt, und beginnt, die Nährstoffe besser zu verwerten. Nehmen Sie auch das als ein gutes Zeichen. Überlegen Sie jetzt, ob Sie den Fortschritt nutzen und Ihr Bewegungsprogramm vielleicht ein wenig aufstocken könnten. Und denken Sie nicht so oft an gestern und an morgen. Versuchen Sie jeden Tag, das Bestmögliche auf dem Weg zum Ziel zu tun.

Saboteure und Verbündete

Es wird Menschen in Ihrer Umgebung geben, die Ihren Plan sabotieren. Die meisten tun das in bester Absicht. Sie wollen Ihnen nicht schaden, sondern etwas Gutes tun. Aber sie erreichen das Gegenteil. Man bietet Ihnen einen Nachschlag an, oder Sie sollen den selbst gemachten Kuchen probieren? Wenn Sie den anderen nicht kränken wollen, probieren Sie eine Gabel von dem Kuchen. Loben Sie den Kuchenbäcker und stellen Sie den Teller dann auf die Seite. Niemand zwingt Sie, das ganze Stück zu essen. Vielleicht können Sie den Saboteur in einer stillen Minute in Ihren Plan einweihen, sodass er sich beim nächsten Mal zurückhält.

Es gibt aber auch absichtliche Saboteure. Leute, die Ihnen den Erfolg nicht gönnen oder die Sie aus egoistischen Gründen von Ihrem Plan abhalten wollen. Das kann sogar der Partner sein. Vielleicht ist er auch übergewichtig, aber noch nicht so weit, sein Leben ändern zu wollen. Vielleicht will er Sie so behalten, wie Sie ihm vertraut sind. Ihre Veränderung macht dem Partner womöglich Angst, weil er die neuen Seiten an Ihnen noch nicht kennt und nicht damit umgehen kann. So etwas kann durchaus zu Beziehungskonflikten führen. Versuchen Sie, darüber zu sprechen, und machen Sie sich klar: Der andere hat ein Problem, nicht Sie.

Haben Sie einen erkannt? Dann halten Sie sich in nächster Zeit am besten von ihm fern, wenn das möglich ist. Wenn nicht, sprechen Sie ihn darauf an. Sie können auch versuchen, aus einem Saboteur einen Verbündeten zu machen. Dazu sollten Sie möglichst konkrete Wünsche äußern. Also nicht sagen: »Ich möchte, dass du mich besser unterstützt«, denn der Angesprochene weiß vielleicht nicht, wie er das tun soll. Helfen Sie ihm. Bitten Sie ihn, nicht in Ihrer Gegenwart zu essen. Lassen Sie sich nicht den Teller füllen, sondern nehmen Sie sich selbst die Portionen, die Sie möchten. Lassen Sie sich beim Kochen helfen. Wünschen Sie sich zum Geburtstag statt eines Kuchens eine gemeinsame Unternehmung oder Zubehör für Ihren neuen Sport. Und haben Sie Geduld mit den anderen, die müssen sich auch erst an die neue Situation gewöhnen.

> So erkennen Sie Saboteure

Ein Saboteur ...
→ sagt mir, dass ich das Abnehmen nicht nötig hätte, weil meine Figur doch genau so gut sei.
→ macht Witze oder abfällige Bemerkungen über mein Projekt.
→ beschwert sich darüber, dass ich jetzt mehr Zeit für Sport und Bewegung und fürs Kochen verwende.

→ macht mir ein schlechtes Gewissen, wenn ich ein Essensangebot ablehne.
→ weigert sich, mit mir in Restaurants zu gehen, wo es gesünderes Essen gibt.
→ besteht auf Fast-Food-Restaurants oder Buffets.
→ bringt Junkfood mit nach Hause oder ins Büro.
→ isst ständig in meiner Gegenwart.

Für immer

Sie machen hier keine Bikinidiät, die Sie nur sechs Wochen durchhalten müssen. Sie wissen ja selbst aus eigener Erfahrung, dass das langfristig mehr schadet als nützt. Sie tun nichts Geringeres, als ein neues, leichtes Leben zu beginnen.

Denn wenn Sie später zu Ihrem alten Lebensstil zurückkehren, war die ganze Mühe umsonst, und Sie nehmen die ganzen Kilo, die Sie abgenommen haben, wieder zu.

Ihr neues Leben

Ihr Gewicht wird immer wieder leicht schwanken, aber Sie werden nicht wieder gedankenlos essen, sondern vor jeder Mahlzeit Ihr Hirn einschalten. Sie werden Ihre Mahlzeiten planen und sorgfältig auf Ihre körperlichen und psychischen Bedürfnisse achten.

Sie werden lernen, anders mit Frustsituationen umzugehen, und schönere Belohnungen kennenlernen als essen. Sie werden neue Freunde kennenlernen, mit denen Sie gemeinsam Aktivitäten nachgehen können.

Sie werden Spaß an der Bewegung finden und durch Ihre sportlichen Aktivitäten Fett abbauen und Muskeln aufbauen. Muskeln verbrauchen auch in Ruhe mehr Energie als Fettgewebe. Das hilft Ihnen, Ihr Gewicht zu halten.

Gewichtskontrolle

Sie werden weiterhin jede Woche einmal Ihr Gewicht kontrollieren. Es wird immer wieder leicht schwanken, aber wenn es sich deutlich nach oben bewegt, schreiten Sie ein. Sie wissen ja jetzt, wie es geht.

Vorbild für andere

Sie können für andere ein Vorbild werden. Nicht nur durch Ihr neues, attraktiveres Erscheinungsbild und Ihr gewachsenes Selbstbewusstsein. Vielleicht geben Sie selbst Abnehmkurse und helfen anderen mit Ihren Erfahrungen, den gleichen Weg zu gehen.

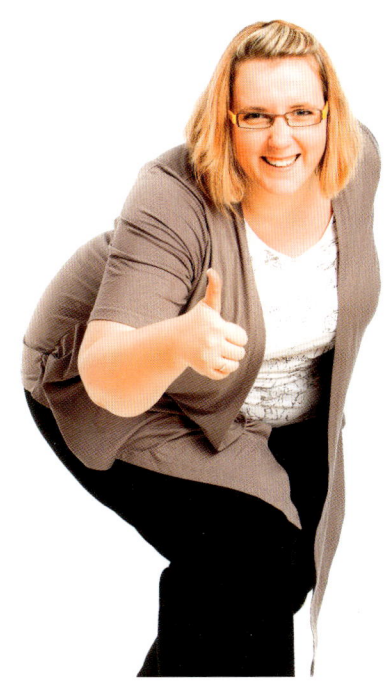

Nehmen Sie es jetzt in Angriff! Es liegt ganz bei Ihnen, Ihr Leben zu ändern. Das neue Körpergefühl ist es wert.

Seien Sie stolz auf sich

Erinnern Sie sich immer wieder an Ihre ungeheure Leistung, es geschafft zu haben, Ihr Leben zu ändern.

Bewahren Sie Ihr Vorher-Foto gut auf. So können Sie sich immer wieder vor Augen führen, was Sie hinter sich gelassen haben.

Und später, wenn Sie ganz mutig sind, zeigen Sie es einmal Ihren Enkelkindern.

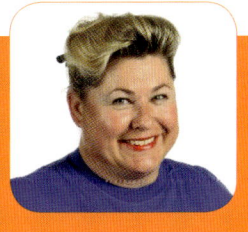

»Ich habe mir gesagt, mit fast 50 will ich noch mal etwas ändern. Ich will jetzt etwas dafür tun, dass ich schlank werde.«
(Silke)

Gesünder essen, schlanker werden

Für Ihre neue, gesunde Ernährung werden Sie nicht hungern müssen, im Gegenteil. Sie erfahren in diesem Kapitel, warum regelmäßige Mahlzeiten wichtig sind und worauf es dabei ankommt, wie Sie Heißhungerattacken vermeiden, warum selber kochen nicht nur besser, sondern auch billiger ist, und wie Sie schon beim Einkaufen anfangen können abzunehmen.

Was ist Hunger?

Wenn der Körper Energie braucht, wenn der Magen leer und der Blutzuckerspiegel allzu niedrig ist, entstehen die bekannten Warnsignale: Der Magen zieht sich zusammen und gibt knurrende Geräusche von sich. Manche Menschen bekommen dann Kreislaufprobleme, anderen wird es schlecht oder bei ihnen stellt sich schlechte Laune ein.

Hungergefühle sind in der überernährten westlichen Gesellschaft eigentlich vollkommen überflüssig, denn wir essen schon aus kulturellen Gründen mehr, als vielen lieb sein kann. Der biologische Mechanismus ist uns trotzdem geblieben.

Wir sind darauf getrimmt, möglichst schnell an Energie zu kommen, wenn wir nicht mehr satt sind, und unser Körper weiß genau, wie das geht: mit Zucker und schnell verdaulichen Kohlenhydraten.

Ist dann der Magen gut gefüllt und der Blutzuckerspiegel steigt, dann meldet das Gehirn ein Sättigungsgefühl. Es macht zufrieden und hält umso länger an, je länger die Verdauung braucht, um die Nährstoffe in Zucker umzuwandeln (siehe Seite 32). Umgekehrt haben wir umso schneller wieder Hunger, je schneller die Mahlzeit verdaut ist. Langsam Verdauliches sorgt also dafür, dass wir längere Esspausen machen können, ohne hungrig zu werden. Manche Lebensmittel machen nur für kurze Zeit satt, andere für Stunden. Vollkorn und eiweißhaltige Speisen wie Fleisch, Fisch, Käse oder Quark sind solche Lange-Sattmacher. Süßes und Weißbrot dagegen die Schnell-wieder-Hunger-Macher (siehe Seite 39).

Hungrig im Schlaf

Im Schlaf sind gesunde Menschen nicht hungrig. Das liegt jedoch nicht am üppigen Abendessen, sondern am Hormon Leptin, das im Schlaf durch den Körper zirkuliert und den Hunger ausbremst. Wer also lange schläft, hat später Hunger. Wer nur wenig schläft, dagegen mehr.

Bei vielen Übergewichtigen ist der Leptin-Stoffwechsel jedoch gestört. Sie haben zwar relativ viel Leptin im Körper, es dämpft aber ihren Hunger nicht, weil die Andockstellen des Hormons an den Nervenzellen defekt sind, die erst die hungerstillende Wirkung möglich machen. Deswegen sind dicke Menschen auch häufig hungrig, wenn sie nachts aufwachen.

Was ist Appetit?

Appetit ist etwas anderes als Hunger. Appetit macht sich ganz unabhängig vom Energiebedürfnis des Körpers bemerkbar und hat meistens eine von zwei Ursachen: Langeweile oder verführerische Reize.

● **Langeweile:** Wer sich tagsüber im Büro oder abends vor dem Fernseher langweilt, bekommt schnell

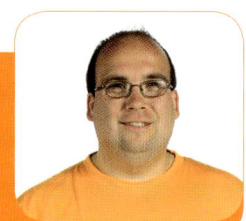

»Meine falsche Ernährung war der Auslöser für mein Übergewicht: viel Fast Food. Man sagt immer: ›Ich fang morgen mit der Diät an.‹ (...) Jetzt hat es Klick gemacht.«

(Dennis)

Appetit. Denn Langeweile ist ein unangenehmes Gefühl, doch das menschliche Hirn ist darauf ausgerichtet, den Menschen dazu zu bringen, positive Gefühle zu erzeugen. Essen ist normalerweise eine lustvolle Angelegenheit und es beschäftigt den Menschen für eine gewisse Zeit. Also bekommt, wer sich langweilt, öfter Appetit. Bei vielen Übergewichtigen hat sich deshalb über die Jahre die schlechte Gewohnheit eingeschlichen, Langeweile mit Essen zu bekämpfen.

Das beste Mittel dagegen: andere Beschäftigungen gegen die Langeweile finden.

● **Sinnesverführer:** Ein anderer mächtiger Appetitmacher auch bei schlanken Menschen ist der Geruch oder der Anblick von leckerem Essen. Die geschäftsfördernde Wirkung von Düften haben inzwischen viele Bäcker, Imbissbuden und Fast-Food-Anbieter erkannt und beduften den Verkaufsraum aus der Dose oder über die Klimaanlage. Eine ganze Duftindustrie stellt Lebensmitteldüfte her, die nur dazu dienen, die Laufkundschaft zu verführen. Wer das weiß, geht vielleicht das eine oder andere Mal schnell an dem Geschäft vorbei und dem Verkäufer nicht auf den Leim.

Das Auge isst mit, heißt es aus gutem Grund, denn dem Anblick von üppigen Speisen auf langen Buffets kann sich kaum jemand entziehen. Je größer das Angebot, desto mehr wird gegessen, zumal wenn es nichts kostet oder man schon im Voraus einen Pauschalpreis bezahlt hat. Wer dieser Verführung widerstehen möchte, sollte Buffets und All-you-can-eat-Veranstaltungen dringend meiden. Wenn es nicht zu vermeiden ist, dann ist es ein guter Tipp, sich vorher zu überlegen, worauf man Lust hat, und dann genau das zu essen und nichts anderes. Außerdem nimmt man sich besser kleine Portionen. Wer danach noch Hunger hat, kann sich eine zweite Portion holen.

Fast alle Arbeitgeber haben Kantinen mit einer Selbstbedienungstheke. Wer sich dem Angebot mittags hungrig aussetzt, ohne vorher nachzudenken, packt häufig mehr auf sein Tablett, als nötig wäre. Studieren Sie also am besten das Angebot des Tages, noch bevor Sie vor der Theke stehen, und wählen Sie das aus, was nicht zu viele Kalorien liefert, aber lange satt macht, und vielleicht auch, was Sie schon länger nicht mehr gegessen haben.

> Wenn der Heißhunger kommt

Die lästigen Heißhungerattacken, mit denen viele Übergewichtige zu kämpfen haben, kommen oft daher, dass der Blutzuckerspiegel durch schlechte Ernährung zu stark schwankt. Auch das hat mit der letzten Mahlzeit zu tun. Ist sie schon länger her und enthielt sie viel Zucker und Weißmehl, dann steigt der Blutzuckerwert rasch an, sinkt jedoch auch bald wieder ab und löst die nächste Hungerattacke aus (siehe Seite 39).

Am besten kann man vorbeugen, wenn man genügend trinkt, keine Mahlzeit auslässt und langsam verdauliche Speisen isst. Wichtig ist ein nahrhaftes Frühstück, die Grundlage gegen unnötige süße Snacks am Vormittag. Auch Stress und Frust können bei Übergewichtigen Heißhunger auslösen. Dieser Mechanismus kann langsam ab-

trainiert werden, indem man andere Strategien zur Stressverarbeitung entwickelt (siehe Seite 19).

Ist der Heißhunger trotzdem einmal da, überlegen Sie bitte kurz, ob Sie länger nichts mehr gegessen haben. Wenn ja, essen Sie etwas – möglichst einen richtigen Sattmacher. Meistens hat man dann Appetit auf etwas Süßes, doch wenn es irgendwie möglich ist, sollten Sie dem nicht nachgeben. Denn Zucker enthält nur leere Kalorien, reine Energie ohne nachhaltigen Nährwert. Zu Beginn der Heißhungerattacke trinken Sie am besten erst einmal ein Glas Wasser und lenken sich ab. Meistens ist der Anfall nach einer Viertelstunde vorbei. Danach ist der Hunger nicht mehr so groß, und man kann kontrollierter damit umgehen.

Regelmäßig essen

Einige Jahre lang galt die Regel: besser mehrere kleine Mahlzeiten am Tag als wenige große. Das sieht man heute etwas anders. Inzwischen sind viele Ernährungsfachleute zu der Erkenntnis gelangt, dass der Magen und die Verdauung längere Pausen brauchen. Das gilt besonders bei Übergewicht. Zwischen zwei Mahlzeiten sollten idealerweise drei bis vier Stunden liegen. Dauert die Pause länger, hilft ein kleiner Snack zur Überbrückung.

Die Verdauung unterliegt nämlich wie alle Funktionen im Körper einem Rhythmus. Wir essen eine Mahlzeit, die wird in Mund und Magen zu Brei, und der Brei wird im Darm in seine Bestandteile zerlegt. Die Verdauung arbeitet so lange, bis sie einzelne Nährstoffe aus der Nahrung herausgeholt hat und diese zu Zuckern abgebaut oder umgebaut hat. Zucker oder besser Traubenzucker ist die Form, in der der Körper Energie über die Blutbahnen dorthin transportieren kann, wo er sie gerade benötigt. Sobald nun die ersten Nährstoffe zu Zucker umgebaut sind, steigt der Blutzuckerspiegel. Die Energie, die nicht sofort gebraucht wird, wird als Vielfachzucker (Glykogen) in der Leber und in der Muskulatur zwischengespeichert. Von dort holt sich der Körper in den nächsten Stunden nach und nach so viel Zucker, wie zum Betrieb nötig ist.

Die Fettspeicher leeren

Wird dieser Speicher durch häufige Zwischenmahlzeiten neu befüllt, bevor er die Chance hatte, sich zu leeren, gewöhnt sich der Körper an ständig volle Speicher und verlangt auch danach. Werden die Zwischenspeicher überfüllt, baut der Körper die überschüssige Nahrungsenergie zu Fett um und lagert sie in Fettzellen ab – für schlechte Zeiten. Umgekehrt holt sich der Körper erst dann Energie aus den Fettspeichern, wenn die Zwischenspeicher weitgehend leer sind.

Deswegen sind mehrstündige Esspausen wichtig, besonders für alle, die abnehmen wollen. Das heißt aber nicht, dass man während dieser Zeit Hunger leiden soll. Mit einer guten Ernährung treten diese Hungergefühle zwischendrin erst gar nicht auf.

Heute raten Ernährungsfachleute eher wieder zu drei Hauptmahlzeiten und nur wenn nötig zu ein bis zwei kleinen Überbrückern.

Die verflixten Kalorien

Sie haben nun schon zwei Wochen lang Ihr Essprotokoll geführt und wissen, wie viele Kalorien oder genauer gesagt Kilokalorien Sie an einem normalen Tag zu sich nehmen. Außerdem kennen Sie Ihren täglichen

> Wie viel trinken?

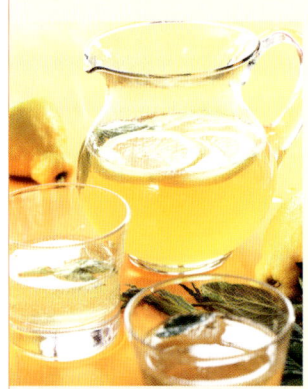

Sie brauchen ungefähr zwei bis drei Liter Flüssigkeit an einem normalen Tag. Einen Liter davon holt sich der Körper durch Wasser, das im Essen gebunden ist. Den Rest sollten Sie trinken, mindestens 1,5 Liter pro Tag. Je weniger Kalorien die Getränke enthalten, umso besser. Trinken Sie mindestens einen Liter Wasser oder ungesüßten Tee. Den Rest können Sie mit geschmacksintensiveren Getränken ergänzen, aber bitte möglichst keine süßen Limonaden und nur ganz wenig Alkohol (siehe Seite 44).

Deutlich mehr Wasser braucht, wer viel schwitzt, wer salzreich isst und wer sich in trockener Luft aufhält, zum Beispiel wenn im Winter die Heizung läuft. Der zusätzliche Wasserbedarf kann leicht auf mehrere Liter ansteigen. Bitte ergänzen Sie ihn nur mit Wasser.

Energieverbrauch. Wahrscheinlich essen und trinken Sie mehr, als Sie verbrauchen, sonst wären Sie nicht übergewichtig. Das gilt es nun, umzukehren: Sie werden durch gesunde Ernährung eine Menge Kalorien sparen, ohne zu hungern und ohne komplett auf kleine Sünden zu verzichten. Sie werden außerdem durch mehr Bewegung Ihren Kalorienverbrauch erhöhen, so lange, bis Sie weniger essen, als Sie verbrauchen. Ideal wäre, wenn Sie jeden Tag 500 bis 800 Kilokalorien mehr verbrauchen, als Sie zu sich nehmen.

An dieser Stelle haben wir eine wirklich gute Nachricht: Sie müssen nicht mehr jeden Tag Ihre Kalorien zählen. Sie kennen ja durch Ihre Vorher-Protokolle Ihre Schwächen und was Sie an Kalorienbomben zu sich nehmen. Prägen Sie sich auch die Lebensmittel mit vielen Kalorien aus der Tabelle auf Seite 35 ein. Die gilt es, zu umschiffen und nach und nach durch gesünderes und besseres Essen zu ersetzen. Sie werden aus den Protokollen, die Sie ab jetzt führen (siehe Seite 20), auch ohne Kalorienzählerei schlau werden und sehen, ob Sie gesund genug essen und sich genug bewegen.

> Was ist eine Kalorie?

Die Kalorie ist eine Maßeinheit für Energie, die eigentlich als veraltet gilt, aber im Hausgebrauch immer noch das Maß aller Dinge ist. Die andere Einheit Joule ist zwar die eigentlich gültige, hat sich aber im Alltag bisher nicht durchgesetzt. Wer Kalorien zählt, meint meistens Kilokalorien, und diese sind auch auf den Lebensmitteln angegeben: meistens pro 100 Gramm, manchmal auch pro Portion.
Ein Blick auf die Verpackung lohnt sich, denn vor allem bei fertig zubereiteten Lebensmitteln verliert man leicht den Überblick.

Nur zur Kontrolle

Wenn Sie trotzdem zwischendurch das Bedürfnis haben, Ihre Energiebilanz auszurechnen, nur zu. Manchen Menschen helfen Zahlen besser, die Dinge zu verstehen. Sie wissen ja nun, wie es geht, und können jederzeit wieder eine Kontrollzählung machen.

> Diäten und der Jo-Jo-Effekt

In jedem Frühjahr prangen sie auf den Titelblättern von Frauen- und inzwischen auch von Männerzeitschriften: die Frühjahrsdiät, die Bikinidiät, die Kräuterdiät und viele andere mehr. Meistens setzen sie darauf, dass ein paar Wochen lang stark kalorienreduziert gegessen wird. Bestimmt haben Sie das auch schon probiert. Sie essen die ganze Zeit Gerichte, auf die Sie keine Lust haben. Sie müssen einen enormen Willen aufbringen, um diese Wochen durchzuhalten. Sie bekommen schlechte Laune, weil es überhaupt keinen Spaß macht. Wenn es gelingt, nehmen Sie einige Kilo ab.
Das liegt daran, dass Ihr Körper plötzlich merkt, dass er viel weniger Energie erhält als sonst. Da sind wohl schlechte Zeiten angebrochen, denkt er. Er mobilisiert Fettreserven – das ist die Absicht der Diät –, aber er stellt auch seinen Stoffwechsel um. Er versucht nun, aus der wenigen Nahrung, die er bekommt, möglichst viel Energie herauszuholen, und verwertet alles bis auf das letzte Zuckerstückchen.

Dann ist die Diät endlich geschafft, und Sie essen wieder normal. Es kommen wieder mehr Kalorien in der Verdauung an, und sie werden nun, nachdem sich der Stoffwechsel auf »Alles verwerten« umgestellt hat, auch alle gespeichert. Da wird nichts mehr unverdaut gelassen und alle überschüssige Energie in den Fettzellen eingelagert. Wer weiß, wann wieder Diätzeiten kommen.
Sie nehmen wieder zu, oftmals über Ihr altes Gewicht hinaus – der Jo-Jo-Effekt tritt ein. Und dann sagen Sie sich: Es hat doch keinen Sinn. Ich schaffe es nicht. Das liegt aber an den Diäten und nicht an Ihnen.

Den Magen füllen mit wenigen Kalorien

Nicht nur die aufgenommenen Kalorien und Nährstoffe machen satt, sondern auch die Menge an Nahrung. In der Magenwand sitzen nämlich winzige Sensoren, die melden, wenn sich der Magen füllt, und die mit zum Sättigungsgefühl beitragen.

Lebensmittel mit vielen Kalorien pro 100 Gramm liefern viel Energie, füllen aber den Magen meist nicht sehr. Man fühlt sich erst einmal nicht satt. Erst wenn man so viel davon gegessen hat, dass die Kalorienzahl schon weit über dem Nötigen liegt, wird man langsam satt. Versuchen Sie daher, möglichst große Mengen mit möglichst wenigen Kalorien zu essen und zu trinken. Wasser und unverdauliche Nahrungsbestandteile,

sogenannte Ballaststoffe (siehe Seite 37), füllen den Magen auch, haben aber null Kalorien.

Essen Sie also möglichst oft solche Lebensmittel, die viel Wasser und viele Ballaststoffe enthalten. Strecken Sie zum Beispiel das Müsli mit Obst. Wählen Sie große Gemüseportionen, aber kleine Beilagenportionen. Essen Sie vor dem Nudel- oder Fleischgericht eine klare Suppe (Wasser!) oder einen Salat (Ballaststoffe!). Oder trinken Sie ein Glas Wasser vor dem Essen. An den in der Tabelle grün gekennzeichneten Lebensmitteln können Sie sich ohne Bedenken satt essen. Wenn Sie etwas essen, das hier mit Gelb oder Rot gekennzeichnet ist, sollten Sie es mit etwas Grünem kombinieren.

> Kalorienarm

Suppen

	(kcal/100 g)
Gemüsesuppe	53*
Kartoffelsuppe	59
Tomatencremesuppe	67

Fleisch, Wurst und Fisch

Schweineschnitzel, mager	106
Putenbrust	107
Rindersteak	126
Kochschinken	130
Forelle	100
Rotbarsch	110
Thunfisch in Saft	116
Lachs, geräuchert	117

Beilagen

Tomatensauce	42
Kartoffeln, gekocht	87
Kartoffelsalat (ohne Mayonnaise)	123
Nudeln (Hartweizen), gegart	126
Reis, gegart	130

Milchprodukte

Joghurt natur (3,5 % Fett)	66
Joghurtdressing	97
Quark (20 % Fett i. Tr.)	110

Obst und Gemüse

Blattsalat (ohne Sauce)	14
Champignons	16
Tomaten, roh	18
Zucchini	20
Brokkoli	26
Möhren	26
Tomaten, Dose	32
Erbsen	80
Erdbeeren	32
Pfirsiche	39
Äpfel	52

Getränke

Wasser	0
Tee (ohne Zucker)	0
Kaffee (ohne Milch und Zucker)	0

durchschnittliche Werte in kcal/100 g; die Angaben können je nach Produkt auch schwanken

> Mittlere Kalorienwerte

Brot, Kuchen und Getreideprodukte

Milchreis	121
Käsekuchen	195
Brezel	225
Fladenbrot	235

Fleisch und Wurst

Geflügelwurst	170
Hähnchenschenkel	173
Rinderhack	202

Milchprodukte, Eier

Eier	154
Quark (40 % Fett i. Tr.)	160
Ricotta	174
Feta (45 % Fett)	240

Obst und Gemüse

Bananen	89
Aprikosen, getrocknet	113
Avocado	160
Pflaumenmus	200

Fertiggerichte

Döner	160
Frühlingsrolle	160
Nudelsalat	220
Pizza, Spinat	230

Beilagen

Pommes (Ofen)	160
Gnocchi	168
Kartoffelsalat (mit leichter Mayonnaise)	200

Getränke

Apfelschorle	30
Alkoholfreies Bier	26
Kaffee mit Milch und Zucker	12

> Kalorienreich

Getreideprodukte und Süßes

Baguette/Brötchen	250
Erdbeerkonfitüre	260
Früchtemüsli	340
Knäckebrot	366
Croissant	406
Brownie	410
Nuss-Nougat-Creme	520

Fleisch und Wurst

Frikadelle	250
Leberwurst	326
Salami (Rind & Schwein)	336

Fertiggerichte

Pizza, Salami	260
Tintenfischringe, frittiert	260
Kartoffelecken, frittiert	283
Fleischsalat	319

Milchprodukte

Schlagsahne	293
Gouda	370
Camembert	410

Snacks

Eis am Stiel mit Schokohülle	300
Salzstangen	350
Chips, leicht	410
Müsliriegel	454
Erdnussflips	530

Getränke

Eistee	36
Cola	42
Orangensaft	49
Apfelsaft	50
Latte macchiato	65

Vielfältig essen mit gesunden Nährstoffen

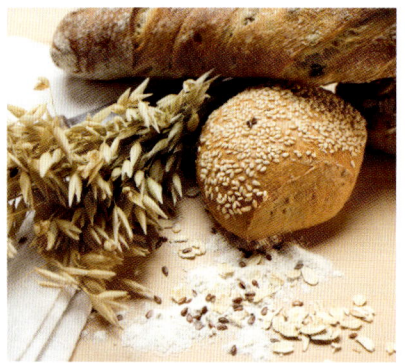
Wertvolle Kohlenhydrate aus Vollkorn.

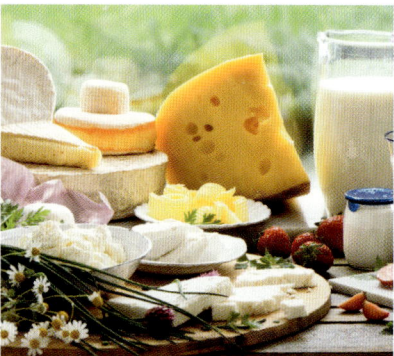
Milchprodukte liefern Eiweißstoffe.

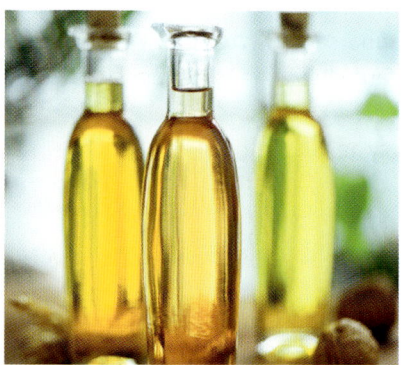
Pflanzenöle enthalten hochwertige Fette.

Die Grundnährstoffe

● **Kohlenhydrate:** Dazu gehören vor allem Zucker und Stärke, wie sie zum Beispiel im Mehl vorhanden ist. In 100 Gramm Kohlenhydraten stecken rund 410 Kilokalorien. Stärke besteht aus langen Zuckerketten, die bei der Verdauung in einfache Zuckereinheiten aufgespalten werden. Einfache Zucker sind auch Industriezucker und Fruchtzucker. Im Getreide enthalten sind aber auch komplexe Kohlenhydrate, an denen der Körper länger zu kauen hat, bevor er aus ihnen Energie gewinnen kann. Sie sitzen in den Randschichten des Korns und im Keimling, sind besonders wertvoll und machen lange satt. Deswegen sind Vollkornprodukte besser als solche aus Weißmehl, für das nur das Innere des Korns verwendet wird. Die Kohlenhydrate im Weißmehl sind sehr schnell verdaulich und machen daher schnell wieder Hunger (siehe Seite 39).

● **Eiweißstoffe:** Diese Nährstoffe heißen auch Proteine. Fleisch und Fisch, Milchprodukte und Hülsenfrüchte enthalten viel Eiweiß. Hülsenfrüchte wie Erbsen, Bohnen und Linsen sind besonders gesunde Eiweißlieferanten, da sie sehr fettarm sind. Proteine sind nicht aus Zucker, sondern müssen zur Energiegewinnung erst in Zucker umgewandelt werden. Sie liefern aber auch wichtige Bausteine für Organe und Muskulatur, die der Körper nicht alle selbst herstellen kann. Eiweißstoffe haben genauso viele Kalorien wie Kohlenhydrate, machen aber besonders lange satt.

● **Fette:** Sie haben einen schlechten Ruf. Fette enthalten mehr als doppelt so viele Kalorien wie Kohlenhydrate und Eiweiß, nämlich rund 930 Kilokalorien pro 100 Gramm. Sie gelten deswegen als die Dickmacher Nummer eins, obwohl übermäßiger Verzehr von Kohlenhydraten genauso dazu beiträgt. Es stimmt aber, dass übergewichtige Menschen auch zu fett essen und dabei leider meistens die ungesunden Fette zu sich nehmen. Eher ungesund sind industriell hoch verarbeitete Fette und solche mit einem hohen Anteil an gesättigten Fettsäuren, wie sie in fast allen Fetten aus Tieren (außer Fisch) vorkommen. Pflanzliche Öle und Fisch enthalten dagegen viele ungesättigte Fettsäuren, und die sind sehr gesund. Besonders wertvoll sind Omega-3-Fettsäuren, die vor allem in Fisch, aber auch in bestimmten Pflanzenölen wie Rapsöl enthalten sind. Sie braucht der Körper sogar dringend in der Nahrung, weil es Bausteine im Zellstoffwechsel sind und er sie nicht selbst herstellen kann.

Gesunde Inhaltsstoffe ohne Kalorien

Für den Energiegehalt der Nahrung sind sie unwichtig, aber umso wichtiger für einen gesunden Körper: Ballaststoffe, Vitamine, Mineralstoffe, Spurenelemente und sekundäre Pflanzenstoffe. Sie helfen dem Körper auf vielfältige Weise, gesund zu bleiben. Manche haben Aufgaben im Immunsystem, andere im Nervensystem oder in anderen Organen. Manche sind wichtige Zellbaustoffe, andere wiederum spielen eine Rolle im Hormonsystem.

Es gibt mehrere Dutzend von ihnen, sodass man unmöglich jeden Tag darauf achten kann, von jedem Einzelnen auch genug zu essen. Man muss sie auch nicht alle kennen.

Es ist nur wichtig, zu wissen, dass natürliche Lebensmittel, egal, ob aus Pflanzen oder Tieren, immer einen Teil des großen Angebots an diesen wertvollen Stoffen enthalten. Kein Lebensmittel beinhaltet sie alle. Deswegen ist es wichtig, möglichst viele verschiedene Nahrungsmittel zu sich zu nehmen. Wer sich vielfältig ernährt und dabei auf natürliche Produkte achtet, wird kaum einen Mangel an irgendeinem Vitamin oder einem anderen wichtigen Nährstoff leiden.

> ### > Nicht mehr!

So viele Kalorien reichen für Männer und Frauen pro Tag:

	Männer (kcal pro Tag)	Frauen (kcal pro Tag)
19–25 Jahre	3000	2400
25–51 Jahre	2900	2300
älter	2500	2000

Das sind grobe Durchschnittswerte. Sie dienen als Orientierung für alle, die ihren persönlichen Verbrauchswert noch nicht ermittelt haben.

- **Ballaststoffe:** Alles, was der Körper nicht verdauen kann und weitgehend unverändert wieder ausscheidet, zählt zu den Ballaststoffen. Dazu gehört vor allem die pflanzliche Zellulose, für die der Mensch kein Verdauungsenzym hat, um sie zu verwerten. Deswegen können wir uns auch nicht von Gras ernähren. Zellulose ist der Hauptbestandteil in allen pflanzlichen Zellwänden und kommt daher in großen Mengen in Obst, Salat und Gemüse vor. Sie hat für den Menschen null Kalorien. Aber sie füllt Magen und Darm. Dadurch macht sie auch satt und hilft der Verdauung. Denn nur wenn der Darm gefüllt ist, kann die Muskulatur die Nahrung weitertransportieren.

- **Vitamine:** Sie sind die bekanntesten unter den wertvollen kleinen Inhaltsstoffen. Es gibt ein gutes Dutzend von ihnen. Der Körper benötigt sie für zahlreiche Stoffwechselfunktionen, kann sie aber nicht selbst herstellen – mit wenigen Ausnahmen, wie zum Beispiel das Vitamin D, das in der Haut gebildet wird, wenn die Sonne darauf scheint. Fast alle Vitamine oder eine Vorstufe davon müssen wir mit der Nahrung aufnehmen. Natürliche Lebensmittel enthalten fast immer mehrere Vitamine in unterschiedlicher Zusammensetzung.

Die meisten Vitamine sind wasserlöslich und werden von körpereigenen Enzymen benötigt, um Stoffwechselreaktionen zu ermöglichen. Das Vitamin B_2 wird beispielsweise im Nervensystem gebraucht, damit man sich Dinge merken und sich konzentrieren kann. Es steckt in grünem Blattgemüse, Fleisch und Vollkorn.

Einige Vitamine sind fettlöslich wie die Vitamine A und E. Vitamin A, das die Augenfunktion unterstützt, ist zum Beispiel in Karotten enthalten. Um es optimal aufnehmen zu können, ist es hilfreich, wenn man die Karotten zusammen mit etwas Fetthaltigem isst, also besser im Salat mit etwas Öl als pur. Das für das Immunsystem wichtige Vitamin E ist ebenfalls fettlöslich und vor allem in Pflanzenölen enthalten.

- **Mineralstoffe und Spurenelemente:** Einige chemische Elemente aus der Natur benötigt der Körper ebenso wie Vitamine für bestimmte Stoffwechselprozesse. Dazu gehören etwa Eisen und Jod, Selen und

> Gesunde Vitalstoffe

Phytin im Getreide reguliert den Blutzuckerspiegel.

Das Resveratrol in blauen Trauben schützt vor Herz-Kreislauf-Erkrankungen.

Sulfide im Knoblauch verbessern die Durchblutung.

Glucosinolate in Kohl beugen bestimmten Krebsarten vor.

Lycopin in Tomaten schützt Körperzellen vor schädlichen Einflüssen.

Phenolsäuren in Beeren helfen, Bakterien und Krebs zu bekämpfen.

Zink. Eisen wird für die Blutbildung benötigt, Jod für die Funktion der Schilddrüse. Selen und Zink sind Elemente, die viele Zellfunktionen fördern und die Zellen vor ungünstigen Einflüssen schützen können.

- **Sekundäre Pflanzenstoffe:** Hierzu gehören zum Beispiel die Farbstoffe in Früchten und Gemüse und viele andere Bestandteile, die man lange Zeit wenig beachtete. Ständig werden neue entdeckt. Es sind chemische Verbindungen, die in Pflanzen hergestellt werden und dort bestimmte Aufgaben erfüllen. So schützen sie zum Beispiel vor Schädlingen. Sie sind aber für die Pflanze nicht lebensnotwendig. In der Ernährung können sie aber überaus nützlich sein, denn sie können auf vielfältige Weise die Gesundheit fördern (siehe Abbildungen oben).

Möglichst naturbelassen

Leider gehen viele von diesen Stoffen bei der Verarbeitung von Lebensmitteln verloren – vor allem beim industriellen Verarbeitungsprozess. Je höher verarbeitet ein Lebensmittel ist, desto eher wird es nur noch winzige Mengen an Vitaminen und Mineralstoffen enthalten. Da aber viele Menschen auch an ihre Gesundheit denken, werben Lebensmittelhersteller oft auf den Verpackungen mit dem Zusatz von Vitaminen, Mineralstoffen oder anderen gesunden Begleitstoffen. Es nützt aber wenig, wenn ein Lebensmittel besonders viel Vitamin E enthält, aber ein Dutzend andere ebenso wichtige Stoffe eben nicht. Ein Apfel enthält vielleicht 100 gesunde Stoffe, Apfelsaft aber nur noch wenige. Hier ist die Natur absolut unschlagbar.

Schädliche Blutzuckerschaukel

Wie oft und wie heftig Sie hungrig werden, hängt entscheidend davon ab, was Sie als Letztes gegessen haben. Je schneller eine Mahlzeit verdaut wird, umso schneller kommt der Hunger wieder. Der Grund dafür liegt vor allem im Blutzuckerspiegel. Wer das Prinzip verstanden hat, kann Heißhungeranfällen und Fettpölsterchen leichter vorbeugen.

Zucker im Blut

Sobald wir etwas essen, beginnt der Körper, die Nahrung zu zerlegen und in Zucker umzubauen. Die zentrale Energieeinheit im Körper ist der Traubenzucker. Er zirkuliert im Blut und bringt die Energie dorthin, wo sie gebraucht wird. Je nachdem, wie viel Traubenzucker gerade im Blut zirkuliert, spricht man von einem hohen oder einem niedrigen Blutzuckerspiegel.

Damit nun der Traubenzucker zum Beispiel in die Muskelzellen aufgenommen und dort in Kraft umgesetzt werden kann, braucht der Stoffwechsel das Blutzuckerhormon Insulin. Er stellt so viel davon her, wie er gerade braucht. Ist der Blutzuckerspiegel hoch, benötigt er schnell viel Insulin, um den Zucker zu verwerten. Das Insulin sorgt dann auch dafür, dass überschüssiger Zucker zu Fett umgebaut und in den Fettzellen gelagert wird. Eine rasche Absenkung des Blutzuckerspiegels signalisiert dem Körper jedoch: »Achtung, es besteht die Gefahr einer Unterzuckerung.« Dann bekommen wir rasch wieder Hunger, und zwar meist auf Süßes – und ehe Sie sich versehen, stecken Sie in einem tückischen Kreislauf!

Der Blutzuckermechanismus funktioniert also so: viel Zucker im Blut – viel Insulin – schneller Abbau des Zuckers – viel Hunger.

Gute und schlechte Kohlenhydrate

Wie sorgt man nun dafür, dass der Blutzucker nach dem Essen nicht zu rasch in die Höhe schnellt? Eiweißstoffe und Fett werden nur ganz langsam verdaut. Sie lassen den Blutzuckerspiegel nur langsam ansteigen. Deswegen ist es günstig, bei jeder Mahlzeit auf genügend Eiweißstoffe zu achten. Fett ist eher ungünstig, weil es sehr viele Kalorien liefert und direkt gespeichert werden kann. Besonders wichtig für den Blutzuckerspiegel sind hingegen Zucker und die übrigen Kohlenhydrate: Zucker und einfache Stärke aus Weißmehl werden am schnellsten in Traubenzucker umgewandelt. Sobald Sie etwas Süßes essen oder Brötchen aus Weißmehl, steigt der Blutzuckerspiegel schnell an, fällt ebenso schnell wieder ab, und Sie bekommen bald wieder Hunger. Komplexe Kohlenhydrate, wie sie im dunkleren Roggenmehl und im Vollkorn enthalten sind, brauchen länger, bis sie in Traubenzucker zerlegt sind. Deswegen steigt der Blutzuckerspiegel nur langsam an. Der Körper braucht weniger Blutzuckerhormone, um den Spiegel stabil zu halten. Die Folge ist, dass man lange satt bleibt.

> Der glykämische Index

Dieser Index (GI) gibt an, wie hoch der Blutzuckerspiegel nach dem Verzehr eines Lebensmittels ansteigt, verglichen mit der Wirkung von reinem Traubenzucker. Der GI ist eine Prozentzahl. Er dient dazu, kohlenhydratreiche Lebensmittel zu vergleichen. Je niedriger er ist, desto langsamer steigt der Blutzucker. Zwar hat Obst wegen seines Zuckergehalts einen hohen GI, ist aber durch seine vielen Ballaststoffe und gesunde Vitalstoffe absolut gesund. Reis hat zum Beispiel einen GI von 79, führt also zu einem Blutzuckeranstieg von 79 Prozent dessen, was nach dem Verzehr der gleichen Menge Traubenzucker geschehen würde. Wer seltener Hunger bekommen will, sollte viel Vollwertkost (niedriger GI) essen und vor allem auf süßes Gebäck und süße Getränke (hoher GI) verzichten.

Was steckt wo drin?

Eine gesunde Ernährung besteht aus möglichst vielen Lebensmitteln mit gesunden Inhaltsstoffen.

Aus dieser Tabelle können Sie schnell die wichtigsten Lebensmittel und ihre Hauptnährstoffe ablesen. Die Tabelle zeigt auch, ob ein Lebensmittel besonders gut (grüner Punkt) oder eher schlecht (roter Punkt) abschneidet. Dazu ein Beispiel: Toastbrot enthält viele einfache Kohlenhydrate und bekommt bei den Kohlenhydraten daher einen roten Punkt. Vollkornbrot hingegen bietet viele langsam verdauliche Kohlenhydrate und bekommt daher bei den Kohlenhydraten einen grünen Punkt. Da es zudem noch bei Ballaststoffen, Vitaminen und Mineralstoffen punkten kann, erhält es hier ebenfalls einen grünen Punkt.

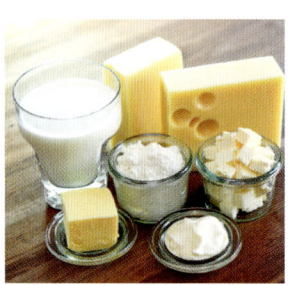

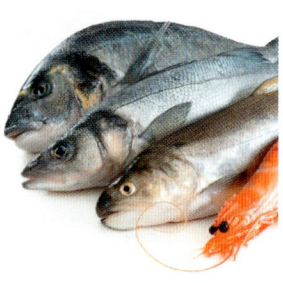

Lebensmittel	Kohlen-hydrate	Eiweiß	Fett	Ballaststoffe, gesunde Vitalstoffe
Brot, Kuchen und Getreideprodukte				
Weißbrot, Brötchen	🔴			
Nudeln, Reis (parboiled)	🔴			
Marmor- / Obstkuchen	🔴			
Käsekuchen	🔴	🟢		
Vollkornbrot / -nudeln	🟢			🟢
Müsli (ohne Zucker)	🟢			🟢
Milch und Milchprodukte, Eier				
Schlagsahne		🔴		
Milch (3,5 % Fett)		🟢	🔴	
Schmand / Crème fraîche		🟢	🔴	
Käse (z. B. Gouda, Brie)		🟢	🔴	
Fruchtjoghurt	🔴	🟢		
Joghurt natur (1,5 % Fett)		🟢		
Saure Sahne, Magerquark		🟢		
Ei		🟢		
Fleisch, Wurst und Fisch				
Salami, Lyoner, Leberwurst		🔴		
Schweineschnitzel		🟢	🔴	
Rindersteak		🟢	🔴	
Schinken		🟢		
Lachs (natur), Forelle		🟢	🟢	
Fischfilet (z. B. Seelachs)		🟢	🟢	
Shrimps natur		🟢	🟢	

Lebensmittel	Kohlen-hydrate	Eiweiß	Fett	Ballaststoffe, gesunde Vitalstoffe
Gemüse und Salat				
Tomaten, Paprika				●
Kopfsalat, Gurken				●
Kartoffeln				●
Zwiebeln, Mais				●
Sauerkraut				●
Esskastanie (Maroni)				●
Erbsen, Linsen		●		●
Obst, Nüsse, Kerne				
Erdbeermarmelade	●			
Rosinen	●			
Bananen	●			●
Äpfel, Orangen				●
Nüsse (z. B. Walnüsse)			●	●
Samen (z. B. Kürbiskerne, Sonnenblumenkerne)			●	●
Fertigprodukte				
Tiefkühlpizza	●		●	
Kartoffelsalat (mit Mayonnaise)	●		●	
Fleischsalat			●	
Knödel / Klöße (aus der Packung)	●			
Tortellini, Fleischfüllung	●			
Cremige Tütensuppe	●			
Toasties	●		●	
Müsli (Crunch)	●			
Fischstäbchen		●	●	
Frikadellen / Hamburger		●	●	
Sushi		●	●	
Snacks				
Müsli- / Schokoriegel	●		●	
Kekse, Schokokekse	●		●	
Kartoffelchips			●	
Tortillachips mit Sauce			●	

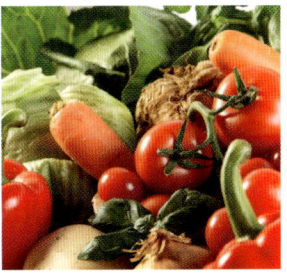

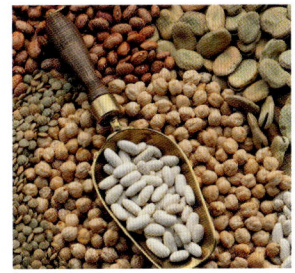

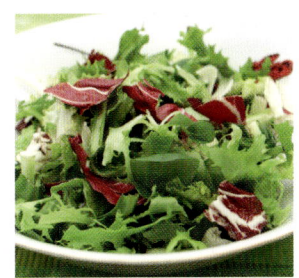

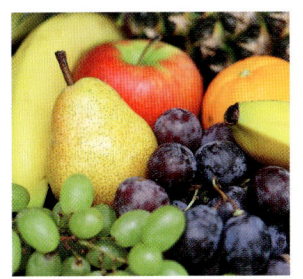

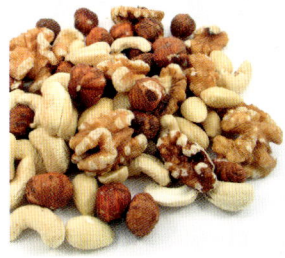

Die Menge macht's

Bei Ihrer neuen, gesunden Ernährung gibt es keine Tabus. Sie dürfen alles essen. Wichtig ist nur, dass Sie von manchem viel, von anderem nur wenig zu sich nehmen. Das Mengenverhältnis zueinander ist entscheidend, wie im Ernährungskreis dargestellt. Rund drei Viertel der festen Nahrung sollten aus pflanzlichen Lebensmitteln bestehen, also aus Brot und Getreide, Obst, Salat und Gemüse, und ein Viertel aus Lebensmitteln tierischen Ursprungs.

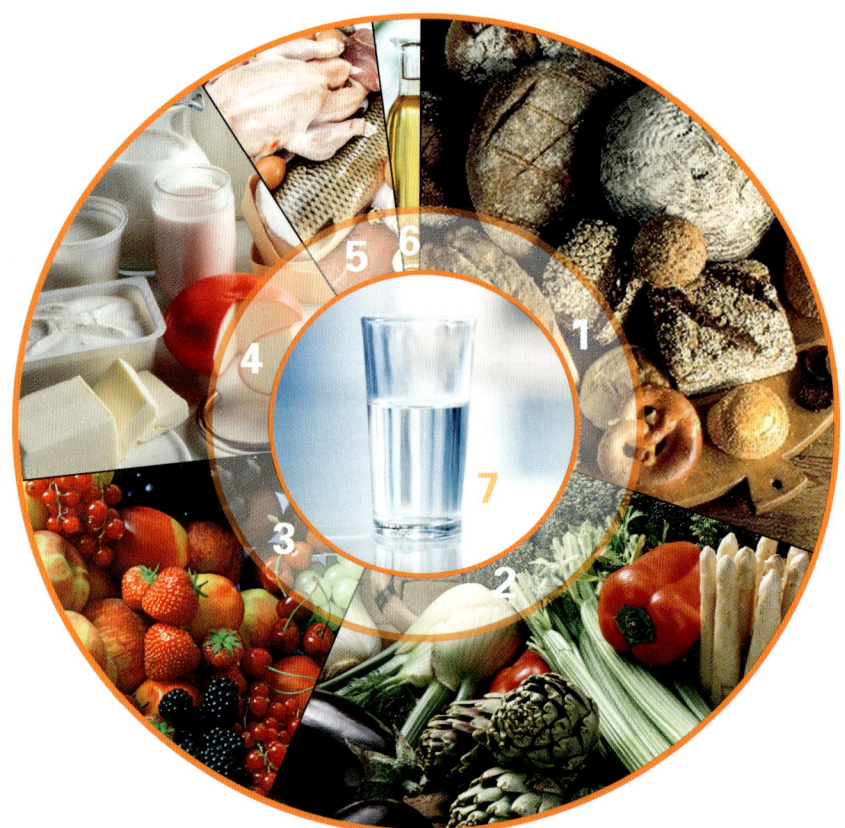

Dieser Ernährungskreis macht deutlich, welchen Anteil die einzelnen Lebensmittelgruppen an einer gesunden Ernährung haben (nach den Empfehlungen der Deutschen Gesellschaft für Ernährung, DGE).

Die sieben Nahrungsgruppen

Der Ernährungskreis teilt alles, was essbar ist, in sieben Gruppen ein. Die Deutsche Gesellschaft für Ernährung hat konkrete Empfehlungen erarbeitet, welche Mengen aus den sieben Gruppen jeden Tag verzehrt werden sollten, um sich vollwertig und gesund zu ernähren. Diese Empfehlungen sind für gesunde, nicht übergewichtige Personen gemacht. Wer abnehmen will, reduziert die einzelnen Mengen, aber möglichst nicht das Mengenverhältnis.

1. Getreide und Kartoffeln

Zum Getreide gehören Brot und Brötchen, Haferflocken, Nudeln, Reis und einige andere seltenere Getreidesorten (siehe Seite 54). Zusammen mit den Kartoffeln sind sie unsere wichtigsten Grundnahrungsmittel und versorgen den Körper hauptsächlich mit Kohlenhydraten, aber auch mit vielen Ballaststoffen, Vitaminen und vor allem bei Vollkornprodukten auch mit etwas Eiweiß. Empfohlen werden je nach Energieverbrauch vier bis sechs Scheiben Brot pro Tag oder drei bis fünf Scheiben plus eine Portion Getreideflocken. Wenn man zudem Kartoffeln, Reis oder Nudeln isst, sollte man entsprechend Brot und Getreide einsparen.

2. Gemüse und Salat

Sie liefern wertvolle Vitamine, Mineralstoffe, gesunde Pflanzenstoffe und Ballaststoffe. Pro Tag sollte man 400 Gramm davon zu sich nehmen, davon mindestens 100 Gramm roh, als Salat oder Rohkost.

Eiweißstoffe sind nur in einigen pflanzlichen Lebensmitteln in größeren Mengen enthalten. Vegetarier müssen daher viel von ihnen essen. Die wichtigsten pflanzlichen Eiweißquellen sind Vollkorngetreide, Hülsenfrüchte wie Erbsen, Bohnen und Linsen sowie Soja.

3. Obst

Süße Früchte enthalten außer den gesunden Stoffen des Gemüses zusätzlich Zucker. Empfohlen werden insgesamt mindestens 250 Gramm pro Tag. Also zum Beispiel ein Apfel und ein Pfirsich oder eine Mandarine.

4. Milch und Milchprodukte

Zu den Milchprodukten zählen Joghurt, Quark, Käse, Rahm und Sahne. Sie versorgen den Körper mit Eiweiß, B-Vitaminen und vielen wichtigen Mineralstoffen wie Kalzium, Eisen und Jod. Probieren Sie auch Milchgetränke wie Buttermilch oder Kefir und nehmen Sie besser fettarme Milch als Vollmilch. Empfohlen werden 250 bis 300 Gramm am Tag, davon höchstens 50 Gramm Käse.

5. Fleisch, Wurst, Fisch und Ei

Dies sind ebenfalls wichtige Eiweißlieferanten. Manche Fleisch- und vor allem Wurstsorten sind sehr fettreich. Bevorzugen Sie magere Fleischsorten und Geflügel. Fleisch und Wurst enthalten meist die ungesünderen gesättigten Fettsäuren. Das Fett oder Öl in Fischen ist dagegen sehr gesund. In ihm stecken die wertvollen, mehrfach ungesättigten Omega-3-Fettsäuren. Die Mengenempfehlungen sind, weil man diese Lebensmittel nicht jeden Tag essen soll, auf eine ganze Woche bezogen. In sieben Tagen gehören 150 bis 200 Gramm Fisch auf den Tisch, 300 bis 600 Gramm Fleisch und Wurst und bis zu drei Eier.

6. Fette und Öle

Sie bilden eine eigene Gruppe, obwohl sie alle nur in geringen Maßen verzehrt werden sollten. Manche von ihnen versorgen den Körper mit wichtigen Stoffen wie Vitamin E, Omega-3- und Omega-6-Fettsäuren. Öle sind grundsätzlich gesünder als feste Fette, weil sie mehr ungesättigte Fettsäuren enthalten. Sehr hochwertige pflanzliche Öle darf man jedoch nicht zum Braten verwenden, sondern nur kalt an Salaten oder zur nachträglichen Geschmacksverfeinerung von Suppen, Saucen oder Eintöpfen hinzugeben. Wenn man sie nämlich zu stark erhitzt, gehen die wertvollen Fettsäuren kaputt, und sie sind genauso wertlos wie Fette mit gesättigten Fettsäuren.

Butter ist als Streichfett gesünder als Margarine, denn sie ist ein Naturprodukt und enthält verschiedene Vitamine. Für Margarine werden zwar Pflanzenfette verwendet, aber es ist ein reines Industrieprodukt.

Die tägliche Portion Fett, einschließlich der versteckten Fette in der Wurst oder im Käse, sollte 25 bis 45 Gramm nicht überschreiten.

7. Wasser

Von allen Stoffen benötigt der Körper am meisten Wasser. Schließlich besteht er auch zu einem großen Prozentsatz daraus. Je nach Alter und Konstitution können das durchaus 70 Prozent des Körpergewichts sein. Deswegen sollte auch der größte Mengenanteil der Nahrung aus Wasser bestehen (siehe Seite 44), am Tag etwa ein bis zwei Liter.

Viel trinken mit wenigen Kalorien

Eigentlich sollten Sie Ihre Kalorien essen, nicht trinken. Sie haben aber eventuell bei Ihrem Vorher-Essprotokoll festgestellt, wie viele Kalorien Sie jeden Tag durch süße oder alkoholische Getränke zu sich nehmen. Diese Kalorien lassen sich viel leichter einsparen als Kalorien beim Essen. Da es aber keinen Spaß macht, jeden Tag nur Wasser und ungesüßten Tee zu trinken, sind auch hier kluge Kompromisse gefragt.

Hauptsache: Wasser

Trinken Sie so oft wie möglich Wasser, wenn Sie Durst verspüren, und möglichst selten kalorienhaltige Getränke. Stellen Sie sich immer ein Glas Leitungswasser oder Mineralwasser in Ihre Nähe. Das erinnert Sie daran, zu trinken, auch wenn Sie gerade keinen Durst haben. Außerdem füllt Wasser auch den Magen und beugt eine Zeit lang dem Hunger vor. Noch besser ist es, sich zweimal am Tag einen großen Krug zu füllen und den bis zum Abend auszutrinken. So haben Sie die beste Kontrolle über das, was Sie trinken. Stecken Sie sich für unterwegs eine kleine Flasche Wasser ein, damit Sie keine kalorienhaltigen Getränke kaufen müssen, um Ihren Durst zu löschen.

Vor allem bei sommerlicher Hitze oder wenn Sie beim oder nach dem Sport schwitzen: nur Wasser trinken. Wenn Ihnen das zu fad ist, geben Sie einen Spritzer Zitronensaft hinein, eine Scheibe Ingwerwurzel oder ein paar Minzeblätter. Sofort bekommt das Wasser Geschmack.

Einfach mal probieren: Kaffee, Tee und Aufgussgetränke

Diese Getränke haben keine Kalorien, wenn Sie sie nicht mit Milch oder Zucker anreichern. Zu viel anregendes Koffein oder Tein ist allerdings nicht gesund. Doch in den letzten Jahren sind die Teemischer immer kreativer geworden. Es gibt jede Menge verschiedener Aufgussbeutel, in denen oft gar kein klassischer

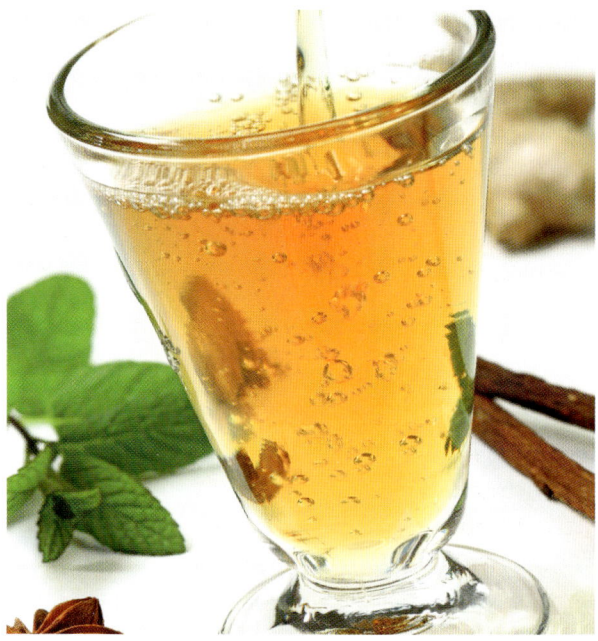

Kalorienfreie Getränke: Inzwischen gibt es immer mehr Kräuter- und Früchteteemischungen, die wirklich gut schmecken.

Schwarztee mehr ist, sondern die verschiedensten Kräuter- und Früchtemischungen. Sie enthalten nur selten und nur wenige anregende Stoffe (außer Matetee und Guarana). Sehen Sie auf den Verpackungen nach, was Ihnen zusagen könnte, und probieren Sie das doch einfach mal aus.

Im Sommer ist auch ein kalter Tee ein idealer Durstlöscher, aromatisiert mit etwas Minze oder anderen Gewürzen.

No go: Limonaden und Erfrischungsgetränke

Verbannen Sie Colas, Limos und Eistees aus Ihrem Leben! Das sind keine Durstlöscher, das ist flüssiger Zucker mit Aromastoffen – für die Ernährung vollkommen wertlos und schädlich für die Figur. Ein Liter Pfirsich-Eistee enthält zum Beispiel 76 Gramm Zucker, so viel wie 25 Zuckerwürfel.

Kaufen Sie diese Getränke nicht mehr für zu Hause. Nehmen Sie im Kino keine Cola mit hinein. Trinken Sie im Fast-Food-Restaurant ausschließlich Mineralwasser. Die Mahlzeiten sind kalorienreich genug. Auch Biolimonaden haben nicht weniger Kalorien. Sie sind lediglich nach Biomaßstäben hergestellt.

Wenig empfehlenswert sind auch Lightgetränke mit kalorienfreien Süßungsmitteln. Sie sollen appetitanregend sein. Warum, ist noch nicht geklärt. Also lieber bei gesünderen Alternativen wie Wasser, Früchte- oder Kräutertees bleiben.

Vorsicht: Saft und Saftgetränke

Fruchtsäfte gelten als gesund, beinhalten aber jede Menge Zucker. Zwar ist die Qualität bei Saft, Nektar und Fruchtsaftgetränken unterschiedlich, für den Kaloriengehalt macht das aber kaum einen Unterschied. Dennoch ist es wegen der übrigen Inhaltsstoffe gesünder, den reinen Saft zu trinken als verdünnten und gezuckerten Nektar. Am besten ist dann Direktsaft, der nicht aus Konzentrat hergestellt wird. Um dabei Kalorien zu sparen, mischen Sie eine Schorle mit Mineralwasser: möglichst viel Wasser, möglichst wenig Saft. Noch besser ist es allerdings, das Obst zu essen, als seinen Saft zu trinken, denn in der Frucht sind alle gesunden Inhaltsstoffe, im Saft aber nur ein paar.

Gemüsesäfte sind zwar weniger süß und daher kalorienärmer, aber nicht jedermanns Geschmack. Probieren Sie aber ruhig einmal einen Karottensaft, vielleicht schmeckt er Ihnen ja.

Nur zu besonderen Gelegenheiten: alkoholische Getränke

Alkohol an sich hat jede Menge Kalorien. Entsprechend haben alkoholische Getränke umso mehr Kalorien, je höher der Alkoholgehalt ist: Schnaps enthält mehr Alkohol als Wein, Wein mehr als Bier. Grob über den Daumen gepeilt, können Sie einen Schnaps, ein Glas Wein und ein Bier gleichsetzen, was Alkohol und Kalorien angeht.

Nun müssen Sie kein Abstinenzler werden, wenn Sie abnehmen wollen, aber täglich Alkohol – das geht nicht mehr. Beschränken Sie Ihren Alkoholkonsum auf wirklich besondere Gelegenheiten: Beim Ausgehen mit Freunden oder zu Festen darf es schon einmal ein Glas Wein oder Bier sein.

Wenn der Abend länger wird, strecken Sie Weißwein mit Mineralwasser als Schorle. Trinken Sie nach jedem Glas Wein ein Glas Wasser, besser zwei. Dann trinken Sie automatisch weniger Wein und halten Ihren Wasserhaushalt im Gleichgewicht, denn Alkohol wirkt im Körper auch entwässernd. Beim Bier nehmen Sie lieber ein leichtes, wenn es Ihnen schmeckt, und verzichten Sie auf jeden Fall auf alles Hochprozentige. Der angebliche Verdauungsschnaps ist nämlich eher ein zweites Dessert.

✗ Getränke, die eine Zwischenmahlzeit sind

Diese Getränke enthalten einige Kalorien und sollten deshalb in der Tagesbilanz wie eine Zwischenmahlzeit bewertet werden (siehe Seite 60). Zum Durststillen sind sie nicht geeignet, wenn man abnehmen möchte.

- ✔ Milch und Milchgetränke, auch mit Kaffee
- ✔ Tomatensaft
- ✔ Smoothies
- ✔ Bier

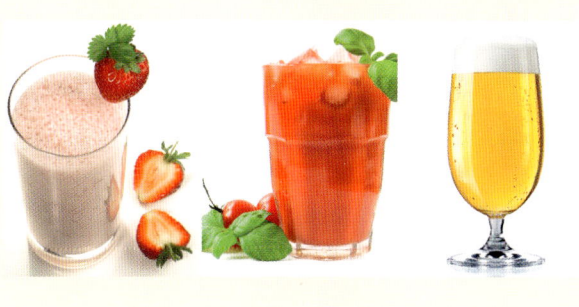

Gute Kohlenhydrate zum Frühstück

Viele Menschen haben morgens keinen Hunger und auch keinen Appetit. Sie schlafen lieber eine Viertelstunde länger, als die wertvolle Zeit mit einem Frühstück zu verbringen, das sie ohnehin nicht mögen. Mit leerem Magen geht es dann aus dem Haus.

Doch die Kohlenhydratspeicher im Körper sind nach der Nacht geleert, und es dauert dann nicht lange, bis sich der Hunger am Vormittag einstellt. Dann muss schnell etwas gegessen werden. So laufen Sie Gefahr, schnell ein Plunderstückchen zu kaufen oder eine Käsestange, und schon landen Hunderte von wertlosen Kalorien im Magen.

Wenn Sie dagegen morgens rechtzeitig und gesund frühstücken, füllen Sie die Speicher wieder auf, starten gestärkt in den Tag und vermeiden Heißhungerattacken am Vormittag.

Zu Hause frühstücken!

Es muss kein großes Frühstück sein, aber zumindest eine Kleinigkeit sollten Sie am Morgen essen, und zwar am besten zu Hause. Nur hier können Sie entscheiden, was auf den Teller kommt und wie viel.

Das Angebot der Backstuben unterwegs beschränkt sich meistens auf Gebäck, das im Wesentlichen Zucker und andere schnell verdauliche Kohlenhydrate enthält. Die machen aber nicht lange satt, und Sie werden wahrscheinlich nach zwei Stunden schon wieder etwas essen wollen.

Bietet die Kantine am Arbeitsplatz ein Frühstück an, ist wenigstens häufig ein Obstsalat dabei oder auch ein Joghurt. Der Nachteil hier: Die Portionsgröße bestimmt der Anbieter und nicht Sie. Die meisten Menschen lassen aber nicht gerne einen halben Milchreis stehen, sondern essen die Portion auch auf. Schon haben sie mehr Kalorien zu sich genommen, als vielleicht nötig gewesen wäre.

Was frühstücken?

Schlau ist es, am Morgen ein Frühstück zu sich zu nehmen, das schon einen Teil des Tagesbedarfs an gesunden Lebensmitteln abdeckt und möglichst lange satt macht. Einfach gesagt: Achten Sie auf Eiweißstoffe, Ballaststoffe und Vitamine.

Klassische Eiweißlieferanten zum Frühstück sind Joghurt, Quark oder Käse. Frisches Obst oder ein paar Stückchen Gurke oder Tomate liefern Ballaststoffe, Vitamine und all die kleinen Gesundmacher im Obst und Gemüse (siehe Seite 43).

Egal, ob Sie lieber süß oder herzhaft frühstücken, ob Sie lieber Brötchen essen oder Müsli löffeln, es lässt sich für jeden Geschmack etwas finden, das Sie über den Vormittag bringt, gesund ist und schmeckt.

Frühstück mit Brot

Wenn Sie morgens am liebsten ein Brötchen oder eine Scheibe Brot essen, **achten Sie auf hochwertiges Mehl** und auf einen kalorienarmen, eiweißhaltigen Aufschnitt oder Aufstriche. Besonders wertlos sind alle Brote und Brötchen aus weißem Weizenmehl. Sie enthalten nicht viel mehr als Stärke, die schnell abgebaut werden kann und bald wieder hungrig macht. Ein paar Körner auf dem Brötchen machen es kaum besser

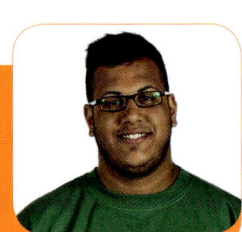

»Ich kannte kein Frühstück, bei mir gab's direkt Braten oder Cevapcici. Jetzt habe ich mein Frühstück total verändert.«

(Ugur)

(siehe Kasten unten). Gesünder und nachhaltiger sind dunklere Brote mit einem Roggenanteil, denn Roggenmehl enthält mehr komplexe Kohlenhydrate als weißes Weizenmehl. Noch besser ist Vollkornbrot. Vollkorn heißt, dass das ganze Getreidekorn ungeschält mit all seinen Bestandteilen zu Mehl verarbeitet wurde. Vollkornmehl enthält viele Ballaststoffe, Vitamine, Mineralstoffe und ungesättigte Fettsäuren aus den äußeren Schichten des Korns, die beim weißen Mehl, das keine Schalenteile mehr besitzt, weitgehend fehlen.

Die früher als Schlankmacher vielfach beworbenen Knäckebrote sind übrigens mittlerweile oft keine mehr. Die neueren üppigen Knäckebrotsorten enthalten oft viel mehr Fett, vor allem wenn sie mit Käse überbacken sind. Lassen Sie lieber die Finger davon. Das traditionelle einfache Knäckebrot mit Vollkorn können Sie hingegen ohne Bedenken essen, wenn es Ihnen schmeckt. Es ist aber nicht gesünder als ein anderes Vollkornbrot.

Soll etwas Süßes aufs Brot? **Dann wählen Sie möglichst zuckerarmen Fruchtaufstrich** anstelle von Marmelade, Honig oder gar Nusscremes. Darunter können Sie statt Butter besser Quark oder leichten Frischkäse streichen. So sparen Sie Kalorien und bekommen außerdem eine kleine Eiweißportion dazu. Reichern Sie Ihr Frühstück für mehr Ballaststoffe und gesunde Pflanzenstoffe noch mit etwas Obst an: je nach Saison ein paar Erdbeeren, eine Aprikose oder einen halben Apfel.

Wenn Sie gerne ein süßes Frühstück essen, dann achten Sie darauf, im weiteren Tagesverlauf nicht mehr viel Süßes zu sich zu nehmen.

Sie gehören zu den »Herzhaft-Frühstückern«? Dann wählen Sie eine Scheibe Schinken oder Putenbrust als Auflage, beide sind magere Eiweißlieferanten. **Salami oder Mettwurst bestehen dagegen aus einer Menge Fett.** Auch Käse ist eine gute Wahl, wenn er nicht zu fett ist. Ideal ist weiterhin eine herzhafte Quarkmischung, mit Kräutern, Gurke oder Chilis. Dazu ein paar Stückchen rohes Gemüse, das füllt den Magen und liefert Vitamine und Mineralstoffe.

Ein Frühstücksei dazu? Gerne! **Eier sind hervorragende Sattmacher.** Kochen Sie es weich oder hart, wie Sie es lieber mögen. Wenn Sie Rührei bevorzugen, strecken Sie die Eimasse mit etwas Milch, um das Volumen kalorienarm zu vergrößern. Geben Sie statt kalorienhaltigem Speck ein paar Kräuter dazu und braten Sie es mit wenig Öl.

Statt Mehrkornbrötchen ...

Jeder Bäcker bietet zahlreiche Produkte mit gesund klingenden Namen an: Mehrkornbrötchen, Müslibrötchen oder Sechskornbrot. Sie sind in der Regel jedoch aus hellem Weizenmehl gebacken und keine Vollkornprodukte. Die dunkle Farbe bekommen sie durch Malz oder andere Zusatzstoffe. Die Körner sind oft ölhaltige Saaten, die zwar gesund sind, aber die Kalorienzahl nach oben treiben. Solche Brötchen und Brote tun gesünder, als sie sind.

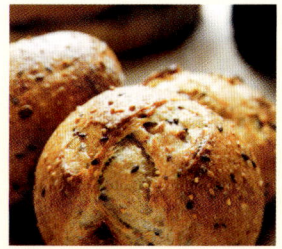

... lieber Vollkornbrot

Besser sind wirkliche Vollkornprodukte, die viele Ballaststoffe aus dem ganzen Getreidekorn enthalten und dadurch lange satt, aber nicht dick machen. Es gibt sie als Brot und als Brötchen. Fragen Sie beim Bäcker danach oder achten Sie auf die Verpackungsaufschrift, denn Vollkorn darf nur heißen, was auch Vollkorn ist. Noch eine gute Nachricht für alle Körnerverächter: Vollkornbrot gibt es auch ganz glatt, ohne ein einziges ganzes Korn darin.

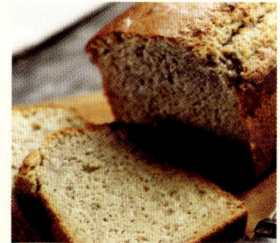

Müslifrühstück

Sie löffeln morgens lieber ein Müsli? Kein Problem, aber bitte achten Sie darauf: Müsli ist nicht automatisch gesund. Es gibt gigantische Unterschiede im Energiegehalt und im Wert der Zutaten. Viele Produkte sind in Wahrheit regelrechte Energiebomben und würden besser Süßli als Müsli genannt.

● Meiden Sie besser alle Zerealien im Karton, die »Pops«, »Crunch« oder »Knusper« heißen. Sie enthalten meistens viel Zucker und reichlich Kalorien.

● Auf alle Arten von Schokomüslis verzichten Sie besser ganz, um nicht nebenbei zusätzliches Fett und Zucker zu verzehren. Wenn Sie ein Schokoladenfan sind, essen Sie lieber gelegentlich ein Stück richtige Schokolade als Schokoraspel im Müsli.

Es gibt aufgepoppte Getreideflocken aus Hafer oder Vollkornweizen, deren Zuckergehalt sich in Grenzen hält und die länger satt machen. Tatsächlich sehr gesund sind echte **Müslis aus Getreideflocken.** Die altbekannten Haferflocken enthalten reichlich Ballaststoffe, Mineralstoffe, Vitamine und sekundäre Pflanzenstoffe. Mittlerweile führen auch viele Supermärkte eine ganze Reihe von weiteren Getreideflocken aus Dinkel, Hirse oder Buchweizen, die man einmal ausprobieren kann.

Am besten ist es, Sie **mischen** sich **Ihr Müsli selbst.** Das müssen Sie ja nicht jeden Tag machen, es reicht vielleicht einmal im Monat. Dann lohnt sich auch der Einkauf von größeren Tüten an Müslizutaten, die meist preiswerter sind als die kleinen Mengen. Ihre ganz persönliche Müsli-Kreation füllen Sie in ein großes luftdichtes Gefäß.

Außer Getreideflocken dürfen noch **Nüsse oder Kerne** hinein. Nüsse haben wegen ihres hohen Fettgehalts einen schlechten Ruf als Dickmacher. Ein paar wenige Nüsse im Frühstücksmüsli dürfen es aber schon sein, zumal sie viele gesunde Pflanzenöle, gesundes pflanzliches Eiweiß und Mineralstoffe enthalten und lange satt machen. Am preiswertesten sind Haselnüsse, besonders eiweißhaltig sind Erdnüsse, Mandeln und Cashewnüsse. Gute zusätzliche Lieferanten für Pflanzenöle und Eiweiß sind Sonnenblumenkerne und Kürbiskerne. Und wenn Sie ein paar zusätzliche Ballaststoffe in Ihr Müsli schmuggeln wollen, probieren Sie Weizenkleie, Haferkleie oder Leinsamen. Auch echtes Kakaopulver besteht aus vielen Ballaststoffen, aber viel weniger Zucker als Schokopulver.

Trockenfrüchte sind sehr kalorienreich und wasserarm. Besser, Sie verwenden nur wenige davon und schneiden lieber ein paar Stückchen **frisches Obst der Saison** ins Müsli oder den Joghurt.

Im Winter können Sie für das Müsli auch tiefgekühlte Beeren verwenden, die Sie noch nicht einmal schneiden müssen. Geben Sie am Abend vorher eine Portion

Statt Fruchtjoghurt ...

Fruchtjoghurts müssen keine Früchte enthalten. Stattdessen stecken oft viel Zucker und Aromastoffe darin. Vorsicht vor angeblichen Schlankmachern! Ein fettarmer Fruchtjoghurt kann dennoch stark zuckerhaltig sein. Diätjoghurts können zuckerreduziert sein und trotzdem fettreich.

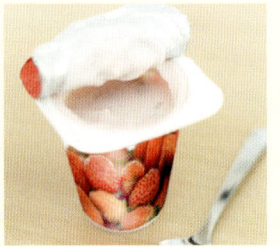

... lieber Naturjoghurt

Besser nehmen Sie einen Naturjoghurt. Probieren Sie ruhig verschiedene Produkte aus. Sie werden überrascht sein, wie unterschiedlich sie schmecken können. Nur bitte keinen Sahnejoghurt, der enthält zu viel Fett. In Ihren Lieblings-Joghurt geben Sie ein paar frische Früchte oder Fruchtstücke.

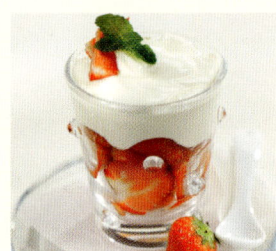

der Beeren in ein Glas und stellen Sie es in den Kühlschrank. Bis zum Morgen sind sie aufgetaut und schmecken wunderbar frisch.

Über die Mischung gehört jetzt noch etwas Milch oder Joghurt. Sie können auch Buttermilch probieren. Bevorzugen Sie fettarme Varianten und nehmen Sie ausschließlich Naturjoghurt. Fruchtjoghurt und Fruchtbuttermilch enthalten meistens wenig Früchte, dafür viel Zucker und Aromastoffe.

Frühstück für Eilige

Wenn Sie Familie haben, muss einer der Eltern Frühstück machen, daran führt kein Weg vorbei. Die Kinder brauchen ein gesundes Frühstück, bevor sie in die Schule gehen. Das, was die Kinder bekommen, essen Sie selbst auch – und der Tag kann beginnen.

Singles tun sich mit Frühstück manchmal schwerer, weil sie ja nur für sich selbst sorgen müssen und manchmal lieber eine Viertelstunde länger schlafen. Dann verzichten Sie bitte nicht auf das Frühstück, sondern nehmen Sie, bevor Sie das Haus verlassen, wenigstens eine schnelle Kleinigkeit zu sich. Das kann ein Joghurt zum Kaffee sein oder ein paar Löffel Haferflocken mit Milch. Aber bitte meiden Sie kalorienreiche Fertig-Frühstücksprodukte. Und wenn es unbedingt unterwegs ein coffee to go beim Bäcker sein muss: Nehmen Sie dazu höchstens ein einfaches Hefeteilchen ohne Füllung. Oder packen Sie zu Hause

> ## > Kaffee oder Tee?

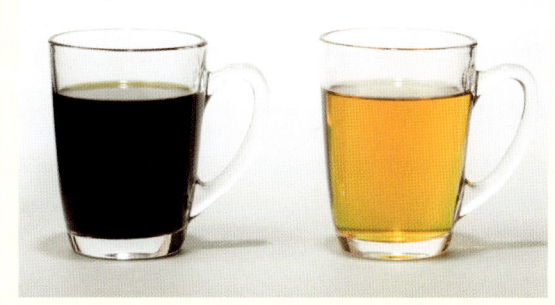

Ob Sie morgens Kaffee oder Tee trinken, ist egal – solange Sie ihn nicht mit viel Sahne verdicken. Wenn Sie Milch zum Kaffee aufschäumen, nehmen Sie fettarme Milch (1,5 Prozent). Sie gibt besseren Schaum und ist kalorienärmer. Trinken Sie zum schwarzen Kaffee ein Glas Wasser, dadurch vergrößern Sie den Wasseranteil im Frühstück.

Wenn Sie Orangensaft zum Frühstück mögen, pressen Sie ihn sich am besten frisch aus einer Orange aus und verdünnen ihn etwas mit Leitungswasser.

Wenn Sie gerne Milch zum Frühstück trinken, nehmen Sie pure fettarme Milch und kein Instant-Kakaogetränk. Die Pulver enthalten meistens viel Zucker.

einen Joghurt oder ein Müsli ein, das Sie am Arbeitsplatz löffeln können, sobald Sie Hunger bekommen.

✗ Das lasse ich weg: Kalorienfallen am Morgen

Diese Lebensmittel liefern viel Zucker oder viel Fett oder sogar beides. Sie sind dicke Kalorienbomben und halten nicht lange vor. Sie sollten sie deswegen von Ihrer Frühstücksliste streichen.

→ Schokocroissants
→ Plundergebäck, Brownies
→ Süße Puddings oder Cremes, auch wenn sie Joghurt enthalten

→ Frühstücksschnitten aus dem Supermarkt, die eigentlich süße Riegel sind
→ Schokomüsli und Schokoflocken
→ Zerealien, die »Flakes« (außer Vollkornflakes), »Pops«, »Crunch« oder »Knusper« heißen
→ Obstcocktail aus der Dose
→ Sahnejoghurt
→ Schoko- und Nusscremes

Mittags schnell und leicht

Am Mittag sind die meisten Menschen hungrig. Schließlich haben sie am Vormittag eine Menge geleistet, ob durch körperliche oder geistige Arbeit. Auch das Gehirn verbraucht Energie. Nun sind die Speicher weitgehend leer und wollen aufgefüllt werden. Optimal ist jetzt ein warmes, aber leichtes Essen mit Gemüse, fettarmem Fleisch oder Fisch und auch mit Kohlenhydraten aus Kartoffeln, Reis oder Nudeln. Sie sorgen dafür, dass Sie in der zweiten Tageshälfte gut gelaunt und konzentriert Ihren Tätigkeiten nachgehen können.

Was mittagessen?

- Viel Salat oder Gemüse ist ganz wichtig. Sie enthalten Ballaststoffe und Wasser, das füllt den Magen. Kalorien haben sie dagegen nur ganz wenige. Außerdem bekommt man aus ihnen die meisten gesunden Extrastoffe wie Vitamine, Mineralstoffe oder sekundäre Pflanzenstoffe.
- Eine Suppe ist eine gute Idee. Auch sie enthält viel Wasser und füllt den Magen. Als Vorspeise eignet sich eine klare Suppe gut, als Hauptspeise auch eine Gemüsesuppe wie Kartoffelsuppe oder Kürbissuppe oder eine Brühe mit Fleisch- oder Fischeinlage.

- Gute Eiweißlieferanten am Mittag sind mageres Fleisch und Fisch. Aber auch eine Erbsensuppe, ein Linseneintopf oder ein Salat mit dicken Bohnen sind reiche Eiweißquellen.
- Kohlenhydrate am Mittag dürfen und sollen sogar sein. Kartoffeln sind keine Dickmacher, wenn sie gekocht und nicht gebraten oder frittiert sind. Mittags ist auch die beste Zeit für Nudel- und Reisgerichte. Dabei kommt es entscheidend auf die Saucen an. Eine Tomatensauce ist leichter als eine Sahnesauce, und zum Reis wählen Sie besser eine Gemüsesauce als eine dicke Fleischsauce.
- Viel trinken! Am besten trinken Sie auch ein Glas Wasser vor dem Essen, das nimmt den größten Hunger für kurze Zeit.
- Zum Dessert wählen Sie besser einen Espresso als eine Cremespeise. Wenn die Hauptspeise eher gemüsearm war, essen Sie danach noch etwas frisches Obst oder einen Obstsalat.

Kantinenkost

Kantinen sind ein Segen, denn so brauchen Sie Ihr Mittagessen nicht selbst zuzubereiten, sondern können einfach auswählen. Genau darin steckt aber auch

Statt Cremesuppe ...

Cremesuppen sind meistens mit Sahne, Mehl oder Kartoffelstärke gebunden. Doch Sahne enthält tierisches Fett mit vielen gesättigten Fettsäuren. In Weizenmehl oder Kartoffelstärke sind viele einfache Kohlenhydrate, die rasch verdaut sind und deswegen nicht nachhaltig satt machen.

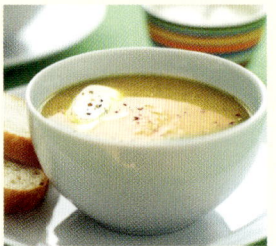

... lieber klare Brühe

Besser essen Sie eine klare Brühe. Geben Sie Gemüsestreifen in die Fleischbrühe oder auch ein wenig Hähnchenfleisch und ein paar Kräuter. In einer Fischbrühe dürfen auch Fischstücke schwimmen, diese haben nur wenig Kalorien, liefern aber viel Eiweiß und oft ungesättigte Fettsäuren.

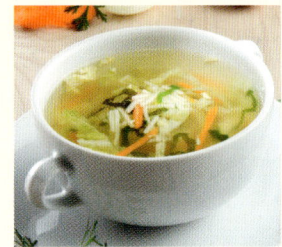

die größte Gefahr. Da fast alle Kantinen auf Selbstbedienung ausgerichtet sind, gehen die hungrigen Besucher an langen Theken mit schön angerichteten und leckeren Speisen entlang. Da läuft einem das Wasser im Mund zusammen, und es landet oft mehr auf dem Tablett, als nötig wäre.

- **Gegenmittel 1: Vorher auswählen.** Viele Betriebe mit einer Kantine stellen die Speisepläne ins Intranet oder hängen sie im Eingangsbereich aus. Schauen Sie sich das Angebot des Tages schon am Vormittag an, wenn Sie noch nicht hungrig sind. Überlegen Sie, was Sie mittags essen möchten, und nehmen Sie sich dann in der Kantine genau das, was Sie vorher ausgewählt hatten, und nicht mehr.
- **Gegenmittel 2: Zweimal anstellen.** Nehmen Sie zunächst nur ein Getränk und eine Suppe oder einen Salat. Nachdem Sie Ihre Vorspeise gegessen haben, stellen Sie sich ein weiteres Mal an und ergänzen, was Sie noch brauchen. Dann sind Sie nämlich schon ein wenig gesättigt und wählen die Gerichte kontrollierter aus. Sie können dann leichter an den fetten Schweinebraten und den dicken Knödeln vorbeigehen. Oder Sie nehmen sich beim ersten Gang eine leichte Hauptspeise und stellen sich noch einmal extra für Kaffee oder Dessert an der Theke an.

Bevorzugen Sie gedünstete, gedämpfte oder gegrillte Speisen. Vermeiden Sie alle panierten oder frittierten Gerichte. Denn in der Panade sind fast nur leere Kalorien, und Frittiertes enthält eine große Extraportion Fett. Nehmen Sie lieber ein Steak natur als ein Wiener Schnitzel, lieber einen Salat mit Shrimps als frittierte Tintenfischringe.

Wenn Sie Einfluss auf die Saucenmenge haben und die Sauce selbst schöpfen können, nehmen Sie nur eine halbe Portion, sowohl am Salatbuffet als auch zum warmen Gericht. Oder bitten Sie das Personal hinter der Theke, nur eine halbe Portion Sauce über das Essen zu geben. Denn viele Kantinen kochen keine Saucen aus frischen Zutaten, sondern rühren fertiges Saucenpulver an. Darin sind aber meistens kalorienreiche Bindemittel, Stärke und Zucker – Zutaten, auf die Sie besser verzichten

Wenn es keine Kantine gibt

Manchmal fehlt eine Kantine oder ein preiswertes Restaurant in der Nähe des Arbeitsplatzes. Dann wird häufig bei einem Lieferservice bestellt, man besorgt etwas beim Metzger, in einer Fast-Food-Filiale oder an einer Imbissbude in der Nähe. Fast überall kann man sich dabei gesund oder ungesund ernähren.

- **Im Fast-Food-Restaurant:** Fast alle haben inzwischen auch Salate im Angebot. Man muss sich nur dafür entscheiden und dafür das Hauptgericht eine Nummer kleiner wählen. Seien Sie aber sparsam mit

Statt Wiener Schnitzel ...

Ein Wiener Schnitzel ist mit Mehl, Ei und Paniermehl umhüllt. Die Panade enthält jede Menge Kohlenhydrate und saugt beim Braten viel Fett auf. Dadurch hat ein paniertes Schnitzel gut doppelt so viele Kalorien wie ein Naturschnitzel. Daran ändert auch die beigelegte Zitrone nichts.

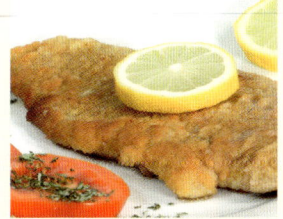

... lieber Schnitzel natur

Ein pures Schnitzel natur in wenig Öl gebraten ist dagegen ein leichtes und proteinreiches Mittagessen. Gut geeignet sind Puten- oder Kalbsschnitzel, aber auch Schweinefleisch ist heute weit fettärmer als früher. Würzen Sie es mit frischem Pfeffer und salzen Sie es erst nach dem Braten.

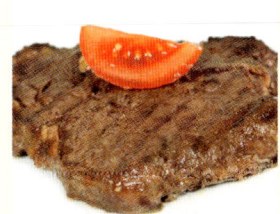

der Salatsauce. Wählen Sie möglichst keine Pommes frites und auch keine anderen frittierten Gerichte wegen ihres hohen Fettgehalts. Außerdem: keine XXL-Portionen und auch keine Limonaden.

- **Bei Dönerstand und Imbissbude:** Döner sind ein gesundes Mittagessen mit Salat und meist magerem Fleisch. Kaufen Sie Döner am besten dort, wo viele kaufen, dann ist das Fleisch wahrscheinlich frisch. Lassen Sie sich nur wenig Sauce hineingeben, da auch sie fett- und zuckerhaltig ist. Ein Imbiss beim Metzger ist nur dann eine gute Alternative, wenn es auch ein Salat- oder Gemüseangebot gibt. Sonst besser meiden, ebenso wie Würstchenbuden.

- **Beim Lieferservice:** Das Angebot an Lieferdiensten ist fast überall groß. Verschaffen Sie sich im Internet einen Überblick über die verschiedenen Dienste und achten Sie auf eine möglichst große Auswahl an gesunden Speisen. Wenn Sie ausnahmsweise eine Pizza bestellen, nehmen Sie Schinken statt Salami und Spinat statt Vier-Käse-Sorten. Teilen Sie sich eine mit einem Kollegen und nehmen Sie vorher einen Salat. Bei Asia-Services wählen Sie Gerichte mit viel Gemüse, außerdem besser Hühnchen statt fetter Ente.

- **Eine gesunde Alternative:** Mittagessen mitbringen. Wenn Sie sich Ihr Mittagessen von zu Hause mitbringen, haben Sie die beste Kontrolle über Zutaten und Kalorien. Insbesondere wenn Sie Ihre Hauptmahlzeit am Abend zu sich nehmen, sollte das Mittagessen bescheiden ausfallen. Das kann ein kaltes Mittagessen sein, etwa ein belegtes Vollkornbrot und etwas Obst dazu. Auch einen Salat können Sie zu Hause waschen und vorbereiten und in einer Plastikdose aufbewaren. Nehmen Sie die Salatsauce in einem Schraubdeckelglas extra mit und gießen Sie sie erst kurz vor dem Verzehr dazu, dann schmeckt der Salat frischer.

Sie können auch eine Suppe am Tag zuvor vorkochen, am Morgen aufwärmen und in eine Thermoskanne füllen. Zusammen mit ein oder zwei Scheiben Vollkornbrot haben Sie ein gutes warmes Mittagessen.

Viele Büros haben eine Küche mit Kühlschrank und Mikrowelle. Wenn Sie am Abend zuvor etwas mehr gekocht haben, nehmen Sie die Reste in Plastikdosen mit und wärmen sie am nächsten Mittag auf.

Müdemacher

Die Auswahl des Mittagessens entscheidet mit darüber, wie man sich am Nachmittag fühlt: fit und munter oder müde und schwer. Ist das Mittagessen zu reichlich und zu fett, muss der Körper seine Kraft darauf verwenden, die Speisen, vor allem die fettreichen, zu verdauen. Diese Kraft fehlt im Gehirn. Die Konzentration lässt nach, man wird schlapp, und die Motivation sinkt. Also besser mittags Hände weg von fettem Fleisch, frittiertem Geflügel oder Bratkartoffeln.

Statt Pommes frites ...

Kroketten, Pommes frites, gebackene Kartoffelecken oder Rösties sind dicke Fettbeilagen, weil dazu relativ kleine Kartoffelstücke in viel Fett gebraten oder gar frittiert werden. Der Energiegehalt der Kartoffeln kann sich auf diese Weise bei der Zubereitung vervierfachen.

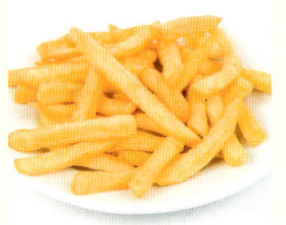

... lieber Ofenkartoffeln

Backkartoffeln haben dagegen relativ wenige Kalorien und sind ein gesundes und leichtes Mittagessen, wenn sie etwa mit einem Quark-Kräuter-Dip serviert werden, entweder pur oder als Beilage zum kleinen Steak. Einfach in Folie wickeln und je nach Größe 45 bis 60 Minuten im Ofen backen.

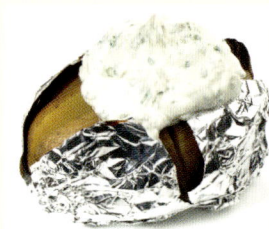

Mittagessen zu Hause

Wenn die Kinder aus der Schule kommen, brauchen sie ein nahrhaftes und gesundes Mittagessen – wie die Erwachsenen auch. Wer zu Hause das Mittagessen zubereitet, hat es besonders leicht, auf gute Zutaten zu achten und Kalorienbomben zu vermeiden.

Ist die Uhrzeit nicht durch Schulzeiten vorgegeben, sollte das Mittagessen etwa drei bis fünf Stunden nach dem Frühstück eingenommen werden. Am Wochenende, wenn Sie spät und gut gefrühstückt haben, darf es auch mal etwas später sein, und das Essen kann kleiner ausfallen. Ganz weglassen sollten Sie den Mittagsimbiss aber auch dann nicht, um im Tagesrhythmus zu bleiben und um Heißhungerattacken am Nachmittag vorzubeugen.

Das ist schnell zubereitet

Sie arbeiten vormittags und müssen dann schnell zu Hause etwas Essbares auf den Tisch stellen? Dann sind Pfanne und Dampftopf Ihre Kochgeräte. Die Mikrowelle benutzen Sie nur zum Aufwärmen von Resten, nicht zur Zubereitung von Fertiggerichten, denn die sind meistens kalorienreicher und weniger gesund als ein frisch zubereitetes Essen. Schnell fertig und empfehlenswert sind zum Beispiel:

● Eine **Gemüsepfanne** aus Tiefkühlgemüse und Kartoffeln. Die Kartoffeln kochen Sie zuvor im Dampftopf, dann sind sie in wenigen Minuten gar. Das schon klein geschnittene Tiefkühlgemüse nehmen Sie in der gewünschten Menge aus der Packung und braten es in wenig Öl zusammen mit den Kartoffelstücken. Nehmen Sie ungewürztes, pures Gemüse ohne Fettzugabe. Dazu geben Sie ein paar gehackte Tiefkühlkräuter, etwas Salz und Pfeffer – schon fertig.

● Ein **gebratenes Steak,** Schnitzel oder Fischfilet. Kaufen Sie es natur, nicht paniert und nicht mariniert. Einfach würzen und in wenig Öl braten, dazu einen Salat, der auch mal ein fertig gewaschener aus der Tüte sein darf. Eine Scheibe Vollkornbrot oder Kartoffelpüree aus der Tüte dazu – guten Appetit!

● **Nudeln mit Tomatensauce:** Nehmen Sie eine Fertig-Tomatensauce aus dem Glas, kochen Sie beliebige Nudeln dazu (am besten Vollkornnudeln) und ergänzen Sie die Sauce mit Tomaten, frischen Kräutern oder Fleisch- oder Fischresten vom Vortag.

● **Dampfkartoffeln mit Kräuterquark:** Das ist ein sehr einfaches, sehr schnelles und trotzdem gesundes Mittagessen. Dazu muss man nur Kartoffeln im Dampftopf garen, fertigen Kräuterquark mit etwas Milch cremig rühren – und zu Tisch!

● **Rührei oder Omelett:** Eier mit etwas Milch verquirlen, vorgehackte Tiefkühlkräuter dazugeben, salzen und ab in die Pfanne. Vielleicht noch ein paar (ungewürzte!) Shrimps mit anbraten, ein paar Pilzscheiben oder beliebiges Gemüse der Saison, dazu eine Scheibe Vollkornbrot – schneller geht es kaum.

✗ Das lasse ich weg: Kalorienfallen am Mittag

Diese Lebensmittel liefern zu viele Kalorien oder liegen bleischwer im Magen. Sie sollten sie deswegen von Ihrer Lunch-Liste streichen.

→ Fettes Fleisch
→ Panierte Schnitzel
→ Panierte Fischfilets und Tintenfischringe
→ Kartoffelpuffer
→ Currywurst und Bratwurst
→ Leberkäse
→ Lasagne
→ Mehlig gebundene Suppen
→ Sahnesaucen und Mehlschwitzen
→ Süßsaure Dips und Remoulade
→ Cremiges Salatdressing
→ Fleischsalat, Feinkostsalate mit Mayonnaise
→ Pudding, Schokodesserts, Cremedesserts

Das schmeckt den Kindern

Kinder brauchen keine Extrawurst und kein extra Mittagessen, anders als viele Eltern das meinen. Die meisten mögen weit mehr als Spaghetti, Fischstäbchen und Wiener Würstchen. Man braucht es ihnen nur anzubieten und sie zum Probieren anzuhalten. Es muss ja nicht gerade Spargel oder Chicorée sein. Tatsächlich mögen Kinder selten Lebensmittel mit leicht bitterem Geschmack, das entwickelt sich erst später. Dagegen lieben Kinder bunte Gerichte. Achten Sie doch einmal auf die Farbzusammenstellung beim Mittagessen: etwas Gelbes, etwas Rotes und etwas Grünes sehen zusammen nett aus und animieren vielleicht auch mäkelige Kinder zum Essen.

Vorschläge für die bunte Mittagsküche:

✔ Pürierte Karotten- oder Kürbissuppe (orange) mit Frühlingszwiebel (weiß und grün)

✔ Nudeln (gelb) mit Tomatensauce (rot) und Zucchini (grün)

✔ Pfannkuchen oder Tortillas (gelb) mit einer Füllung aus Hackfleisch (braun), Paprika oder Feuerbohnen (rot) und Gemüsemais oder Paprika (gelb)

✔ Risotto (weiß) mit Schinkenstückchen (rosa) und Erbsen (grün)

✔ Pizza (selbst belegt) mit Spinat (grün), Kirschtomaten (rot) und Mozarella (weiß)

Getreide für Experimentierfreudige:

Es müssen nicht immer Reis, Nudeln und Kartoffeln sein. Weitere Kohlenhydratlieferanten, die sich prima für Mittagsgerichte eignen, sind Grünkern, Hirse, Bulgur oder Couscous. Sie enthalten außerdem Eiweiß, Vitamine, Mineralstoffe und eine Menge Ballaststoffe. Es gibt sie im gut sortierten Supermarkt und im Bioladen. Man kann nämlich aus Getreide viel mehr machen, als Brot backen.

● **Grünkern** ist halbreif geerntetes Dinkelkorn. Man kauft ihn als Grünkernschrot im Supermarkt oder im Bioladen und gibt ihn in die Gemüsesuppe, wo er 20 Minuten köcheln soll.

● **Hirse** ist in Afrika ein wichtiges Grundnahrungsmittel und enthält besonders viele Mineralstoffe. Man kann Hirse in der Brühe garen oder auch süß in Milch. Sie ist schon in zehn Minuten gar.

● **Bulgur** ist vorgekochter Weizen und stammt aus dem Orient. Durch ein schonendes Herstellungsverfahren sind viele Vitamine erhalten geblieben. Man muss ihn rund 25 Minuten lang fertig garen. Bulgur eignet sich besonders als Beilage.

● **Couscous** stammt aus Nordafrika und wird aus Weizengrieß hergestellt. Hierzulande gibt es zahlreiche Instant-Varianten, die schon in zehn Minuten fertig sind. Couscous mit Gemüse und Fleisch ist eine vollwertige Mahlzeit.

Statt Fertigpizza ...

Fertigpizzen sind meistens mit sehr preiswerten und nur wenigen Zutaten belegt. Sie bestehen hauptsächlich aus Teig und Käsebelag, sodass sie viele Kohlenhydrate und Fett, aber fast kein Eiweiß und Gemüse enthalten. Billigprodukte können Käseimitat und Klebschinken enthalten.

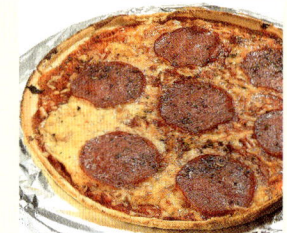

... lieber selbst belegte

Leichter und gesünder belegen Sie die Pizza selbst mit magerem Schinken, frischen Pilzen oder Saisongemüse und leichtem Mozarella. Je nach Geschmack ergänzen Sie mit Zwiebelringen, Oliven oder Kapern. Den Teig dürfen Sie fertig kaufen, wenn Sie keine Zeit zum Selbermachen haben.

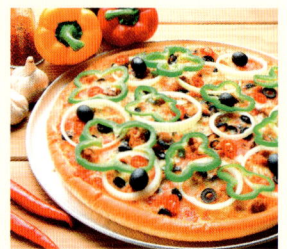

Abends gesund essen und gut schlafen

Wer mittags nur ein Sandwich oder einen Salat gegessen hat, für den ist jetzt Zeit für eine warme Mahlzeit. Planen Sie Ihr Abendessen voraus, damit Sie nicht hungrig nach Hause kommen und in die Tiefkühlpizza-Falle laufen. Wenn Sie Ihre Hauptmahlzeit mittags zu sich nehmen, genügt am Abend kalte Küche oder eine kleine warme Mahlzeit. Wichtig ist jetzt: nicht zu schwer, nicht zu fettig und möglichst wenige Kohlenhydrate.

Ziehen Sie ansonsten eine **Zwischenbilanz:** Was habe ich heute schon gegessen, und was fehlt noch zu einem gesunden Tag? Am Ende sollte Ihre Nährstoffbilanz etwa so ausfallen (siehe Seite 36): 15 Prozent der Energie, die sie zu sich nehmen, sollte aus Eiweiß bestehen, 30 Prozent aus Fett und 55 Prozent aus Kohlenhydraten. Da Fett aber doppelt so viel Energie enthält wie die anderen beiden Hauptnährstoffe, bedeutet das: nur 15 Gewichtsprozent Fett sollten in der gesamten Nahrung eines Tages enthalten sein.

Grundsätzlich sollten im Abendessen **möglichst wenige Kohlenhydrate** enthalten sein. Nachts versorgt sich der Körper nämlich aus seinen eigenen Energiedepots. Sind die Kohlenhydratspeicher voll, leert er zunächst diese. Erst danach greift er die Fett-

reserven an. Wenn Sie also durch ein leichtes und kohlenhydratarmes Abendessen dafür sorgen, dass Sie mit knapp gefüllten Kohlenhydratspeichern schlafen gehen, können Sie schon im Schlaf Körperfett abbauen.

Kaltes Abendessen

Ein kaltes Abendessen besteht bei den meisten aus belegten Broten mit Wurst, Käse und gelegentlichen Feinkostsalaten. Doch Vorsicht, hier lauern eine Menge Kalorienfallen.

Bei der Brotwahl entscheiden Sie sich am Abend besser gegen die Vollkornvariante. Brot aus normalem Weizen- und Roggenmehl ist leichter verdaulich als Vollkornbrot und deswegen besser für die Nachtruhe. Trotzdem sollten Sie abends nur wenig Brot essen und dies lieber dick belegen, um nicht zu viele Kohlenhydrate zu sich zu nehmen.

Beim Brotaufstrich gibt es viele **leichte Alternativen zur klassischen Butter:** Probieren Sie Frischkäse oder pikante Quarkzubereitungen, die Sie selbst mischen oder fertig zubereitet im Kühlregal finden. Leichte Aufstriche sind auch Senf oder Ajvar, ein würziges Paprikamus aus den Balkanländern, das es im Glas zu kaufen gibt. Vorsicht bei sogenannten vegeta-

Statt Butter ...

Butter ist ein extrem kalorienreicher Brotaufstrich und bringt zu viel Fett mit. Zumal, wenn darüber noch fetthaltige Wurst oder Käse gelegt wird. Außerdem enthält Butter gesättigte Fettsäuren. Ersatzlos streichen ist aber unbefriedigend, weil dann das Brot trocken schmeckt.

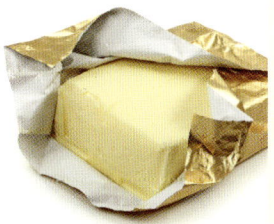

... lieber Avocado

Dann ersetzen Sie die Butter durch einen leichten Brotaufstrich wie fettarmen Frischkäse oder eine pürierte und gewürzte Avocado. Die enthält Öl und lässt das Brot besser rutschen, es sind aber gesunde pflanzliche Öle mit ungesättigten Fettsäuren, vielen Vitaminen und Pflanzenstoffen.

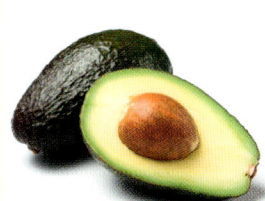

rischen Brotaufstrichen. Sie sind zwar rein pflanzlich hergestellt, aber die Streichfähigkeit kommt von beigemischtem Öl, das die Kalorienzahl nach oben treibt.

Achten Sie bei der Auswahl der **Wurstsorten** auf **fettarme Varianten:** Besonders fettreich sind alle Salamisorten, Cabanossi, Landjäger oder Südtiroler Kaminwurzen. Auch Streichwürste haben einen hohen Fettanteil. Am wenigsten Kalorien enthalten alle Schinkensorten.

Beim Käse greifen Sie **besser** zu **Weichkäse** als zu Hartkäse. Weichkäse hat einen höheren Wasseranteil und ist daher kalorienärmer.

Vorsicht vor Feinkostsalaten, die mit Mayonnaise angemacht sind. So werden auch leichte Shrimps oder Hering zu einem kalorienreichen Abendmahl. Besser ist geräucherter Fisch wie Forelle oder Lachs, den Sie mit einem Löffel Meerrettich oder einem Kräuterdip und ein paar Gurkenstückchen verfeinern können.

Auch zum kalten Abendessen gehört eine Portion **Gemüse.** Wenn vom Mittagessen oder von einer warmen Mahlzeit am Vortag Gemüse übrig geblieben ist, können Sie es als Salat zubereiten. Sauer eingelegtes Gemüse wie Gurken, Paprika oder Peperoni sind eine weitere sehr leichte Beilage und zum Kaloriensparen besser geeignet als italienische Antipasti, die meistens in Öl eingelegt sind.

Alternativ stellen Sie im Frühjahr und Sommer einen Teller mit Radieschen oder Tomaten auf den Tisch. Oder Sie schneiden ein paar Karotten, einen Kohlrabi, eine Paprika oder ein Stück Gurke in Streifen, die Sie zum Beispiel in einen Dip aus Kräuterquark oder Frischkäse tunken können.

Je später Sie zu Abend essen, desto kleiner sollte aber die Rohkostportion ausfallen, damit die relativ aufwendige Rohkostverdauung noch vor dem Schlafengehen erledigt ist und nicht die Nachtruhe stört.

> Herd statt Mikrowelle

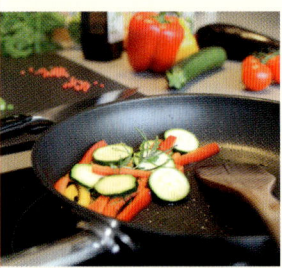

Natürlich ist es einfacher, sich den Tiefkühlschrank mit Fertiggerichten vollzupacken und abends nur eines aufzureißen und in die Mikrowelle oder den Backofen zu schieben. Abnehmen wird man damit aber kaum, weil fast alle Fertiggerichte hauptsächlich Fett und Kohlenhydrate enthalten. Selbst kochen macht zwar ein wenig mehr Mühe, hat aber sonst nur Vorteile:

✔ **Kochen spart Kalorien:** Mit den richtigen Zutaten beinhaltet die gleiche Mahlzeit viel weniger Kalorien. Und man kann außerdem die Portionsgröße selbst bestimmen.

✔ **Kochen ist gesünder:** Je frischer die Zutaten und je weniger Verarbeitungsschritte bis zur Mahlzeit, umso mehr wertvolle Inhaltsstoffe bleiben erhalten.

Wer selbst kocht, ist außerdem gefeit vor Geschmacksverstärkern, künstlichen Aromen und ungesunden industriell hergestellten Fetten.

✔ **Kochen ist billiger:** Die Zutaten für ein Essen kosten im Durchschnitt weniger als die Hälfte, als ein Fertiggericht kostet.

✔ **Kochen stärkt das Familienleben:** Gemeinsam kochen ist ein soziales Erlebnis und schafft mehr Respekt voreinander, indem der Koch oder die Köchin ein Lob bekommt und alle Helfer bei Tisch zusammenarbeiten. Das stärkt auch das Zusammengehörigkeitsgefühl.

✔ **Kochen ist kreativ und macht Spaß:** Wer ein paar Grundregeln des Kochens beherrscht, kann anfangen, selbst zu experimentieren: mit Gewürzen, neuen Kombinationen an Zutaten und selbst erfundenen Gerichten. Das macht unabhängig und bringt Erfolgserlebnisse.

Warmes Abendessen

Das warme Abendessen sollte eher eiweißreich und kohlenhydratarm sein und nur wenig Fett enthalten. Ideal sind Fisch und mageres Fleisch mit einer kleinen Kohlenhydratbeilage aus Kartoffeln, Reis oder Nudeln und einer möglichst großen Portion Gemüse.

● **Fisch:** Fischfilets gibt es von vielen Fischsorten in der Tiefkühltruhe im Supermarkt. Nehmen Sie pure Filets ohne Panade! Wenn sie aufgetaut sind, trocken tupfen und mit ein paar Tropfen Zitronensaft beträufeln. Danach können Sie sie in der Pfanne in wenig Öl braten und mit Thymian und Zitrone würzen. Bereiten Sie eine Sauce dazu zu anstelle von kalorienreicher Remoulade. Zu Fisch passen alle hellen Saucen. Eine kleine Zwiebel andünsten, mit etwas Milch ablöschen, saure Sahne dazurühren und nach Geschmack mit Kräutern, Salz und Pfeffer würzen.

● **Fleisch:** Beim Fleisch sollten Sie abwechseln und nicht nur Schweinefleisch auf den Tisch bringen. Kalb und Rind sind zwar teurer, aber gelegentlich beim Metzger im Sonderangebot preiswert zu bekommen. Hühnchen- und Putenfleisch sind sehr kalorienarm und sollten daher öfter auf dem Speiseplan stehen.

Schnitzel oder Steaks sind schnell zubereitet, ebenso ein Geschnetzeltes aus kleinen Fleischstreifen. Wenn Sie viel Zeit haben, probieren Sie ruhig einen großen Braten. Es darf auch gerne etwas übrig bleiben. Kaltes Bratenfleisch schmeckt am nächsten Tag hervorragend als Brotbelag oder in Streifen zum Salat.

● **Gemüse:** Gemüse kaufen Sie je nach Saison und Angebot. Es sollte immer möglichst frisch sein, dann schmeckt es am besten und enthält die meisten Vitamine. Tiefgekühltes Gemüse ist vor allem im Winter eine gesunde und zeitsparende Variante. Es ist meistens schon geschält und zerkleinert. Achten Sie darauf, dass im Beutel nur pures Gemüse ist, ohne Gewürze und Fettzugabe.

● **Eintöpfe:** Sehr als Abendessen zu empfehlen sind auch alle Arten von Eintöpfen mit einer Kombination aus Fleisch und Gemüse, die viele gute Nährstoffe liefern und wegen ihres hohen Wasseranteils relativ wenige Kalorien beinhalten. Wichtig dabei ist, die unterschiedlichen Garzeiten der Zutaten zu kennen und sie entsprechend nacheinander zuzugeben, damit am Ende alles gar, aber nicht zu weich gekocht ist.

Probieren Sie zum Beispiel ein Gulasch mit Paprika, ein Chili con Carne mit Mais, Tomaten und Kidneybohnen oder ein Hähnchencurry mit Dosentomaten und Gemüse der Saison. Auch eine spanische Paella mit viel Gemüse und Hühnchenfleisch oder mit Meeresfrüchten aus der Tiefkühltruhe ist ein gesundes Abendessen.

● **Gemüsekuchen:** Ein frisch gebackener Gemüsekuchen wie eine Quiche oder Wähe ist gesund und schmeckt auch den meisten Kindern gut. Wenn Sie wenig Erfahrung mit der Zubereitung von Teig haben oder es Ihnen zu lange dauert, nehmen Sie einen fertigen Teig aus dem Kühlregal. Rollen Sie ihn dünn aus, dann sparen Sie Kohlenhydrate und Kalorien. Vorsichtig sein sollten Sie nur bei fertigem Blätterteig, der viel Fett beinhaltet. Darauf legen Sie Gemüse der Saison, wobei das Gemüse vorgegart sein soll, damit es nachher nicht zu hart aus dem Ofen kommt. Darüber geben Sie noch eine verquirlte Mischung aus saurer Sahne, Kräutern oder Gewürzen und einem Ei, das die Zutaten zusammenbindet. Ab in den Ofen und nach einer halben Stunde servieren.

Was übrig bleibt, schmeckt am nächsten Tag noch als warmes oder kaltes Mittagessen.

> »Wovor ich ziemlich Angst habe, ist, dass ich mich so rund fresse, dass ich mich einfach nicht bewegen kann.«
>
> *(Marc)*

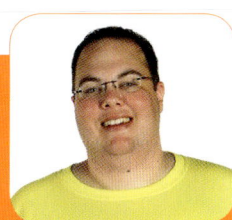

Gut abendessen und gut schlafen

Was und wann Sie zu Abend essen, hat auch Einfluss auf Ihre Nachtruhe. Vor allem, wenn Sie ohnehin nicht den besten Schlaf haben und öfter wach werden, sollten Sie ein paar Dinge bei Ihrem Abendessen beachten. Denn Sie wissen ja, ausgeschlafene Menschen essen weniger (siehe Seite 30).

● **Essen Sie nicht zu spät.** Zwischen Abendessen und Schlafengehen sollten mindestens zwei Stunden liegen, besser vier, damit die Verdauung noch Zeit hat, die Hauptarbeit zu verrichten. Je später Sie essen, desto leichter sollte die Mahlzeit ausfallen.

● **Essen Sie nicht zu viel.** Sonst arbeitet der Verdauungstrakt stundenlang nach dem Zu-Bett-Gehen und lässt Sie nicht schlafen.

● **Essen Sie fettarm.** Das spart nicht nur Kalorien, sondern entlastet auch Leber und Galle. Dann können die Organe nachts den Körper entgiften und sind nicht noch mit der Fettverdauung beschäftigt.

● **Essen Sie langsam** und kauen Sie jeden Bissen gründlich durch. Wenn der Speichel im Mund schon mit der Vorverdauung beginnen kann, werden Magen und Darm entlastet.

● **Vermeiden Sie größere Mengen von blähenden** und schwer verdaulichen **Speisen am Abend.** Rohkost und Salat, Kohl und Kraut, Vollkorn oder hart gekochte Eier sollten Sie besser am Mittag oder schon zum Frühstück zu sich nehmen.

● **Alkohol ist ein Schlafstörer.** Man schläft zwar leichter ein, wacht aber nachts öfter auf und schläft generell weniger tief. Außerdem hat Alkohol jede Menge Kalorien.

● **Gehen Sie auch nicht hungrig zu Bett.** Sonst können Sie schlechter einschlafen.

Nächtliche Heißhunger-attacken vermeiden

Viele Übergewichtige wachen nachts auf und haben Heißhungerattacken. Dann müssen sie an den Kühlschrank und stopfen oft wahllos alles in sich hinein, was zu finden ist. Das hängt meistens mit einem gestörten Stoffwechsel durch falsche Ernährung zusammen (siehe Seite 30). Manche fühlen sich aber auch durch ihre Umgebung ständig beim Essen kritisiert und essen dann heimlich in der Nacht, um der Kritik zu entgehen. Bei den meisten erledigt sich das Problem der nächtlichen Heißhungerattacken nach einiger Zeit mit gesunder Ernährung.

Doch auch schon zu Beginn der Umstellung kann man versuchen, Heißhungerattacken vorzubeugen. Essen Sie auf jeden Fall zu Abend und lassen Sie die Abendmahlzeit nicht ganz ausfallen. Achten Sie außerdem darauf, ob Sie am Abend Kohlenhydrate brauchen. Es ist zwar zum Abnehmen gut, abends möglichst wenig Kohlenhydrate zu sich zu nehmen, aber manche Menschen reagieren darauf mit nächt-

---

✖ Das lasse ich weg: Dickmacher am Abend

Diese Lebensmittel sind beliebt für das kalte oder warme Abendessen, liefern aber zu viele Kalorien oder Kohlenhydrate:

→ Fleischsalat
→ Feinkostsalate mit Mayonnaise
→ Bratwurst oder Käseknacker
→ Kartoffelsalat
→ Hering in Sahnesauce

→ Ofenkäse
→ Back-Camembert
→ Knoblauchbaguette
→ Pizza
→ Flammkuchen mit Speck
→ Nudelgerichte
→ Risotto
→ Milchreis

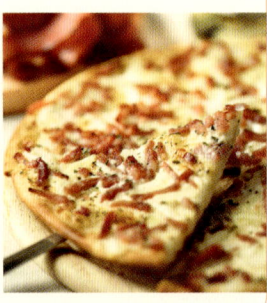

lichem Hunger. Planen Sie Ihr Abendessen entsprechend, denn es ist immer besser, am Abend kontrolliert zu essen als unkontrolliert in der Nacht.

Abendessen im Restaurant

Nur weil Sie gerade abnehmen, müssen Sie nicht darauf verzichten, auch mal im Restaurant essen zu gehen. Beachten Sie aber auch hier ein paar Grundregeln, um sich auch außer Haus gesund zu ernähren. Dabei ist die Auswahl des Restaurants schon ein wichtiger Schritt.

Versuchen Sie herauszubekommen, ob frisch gekocht wird. Wenn dort in der Küche nur Fertigsaucen angerührt werden, können Sie sich das Geld sparen. Ein gutes Indiz ist die Speisekarte. Je länger die Liste der Gerichte, umso wahrscheinlicher wird aufgewärmt und angerührt. Bevorzugen Sie Gerichte aus der Tageskarte, die sind mit größerer Wahrscheinlichkeit aus frischen Zutaten zubereitet.

Essen im Steakhouse ist meistens gesünder als in der Pizzeria. Viel Fleisch liegt aber schwer im Magen, essen Sie dort also nicht zu spät oder am Wochenende, wenn Sie länger aufbleiben können. Vermeiden Sie allzu viele Dips, vor allem süßsaure Zuckerbomben.

Wenn es eine Pizzeria sein soll, nehmen Sie einen kleinen Salat vorweg, eine Minestrone oder eine Gemüsevorspeise und bestellen Sie nur die kleine Pizza. Das reicht meistens, um satt zu werden. Wenn Sie lieber ein Nudelgericht essen, wählen Sie eine leichte Sauce und vermeiden Sie überbackene Nudelgerichte.

Asiatische Restaurants haben den Vorteil, meistens viel Gemüse anzubieten, arbeiten aber häufig mit Geschmacksverstärkern wie Glutamat, die appetitanregend wirken. Ein Blick in das Kleingedruckte der Speisekarte lohnt sich daher. Denn nicht alle asiatischen Restaurants verwenden solche Geschmacksverstärker.

● Probieren Sie ruhig exotischere Restaurants aus und lassen Sie sich die dortigen Spezialitäten empfehlen. Warum nicht einmal libanesisch, senegalesisch oder äthiopisch essen und vielleicht leckere und gesunde Speisen entdecken?

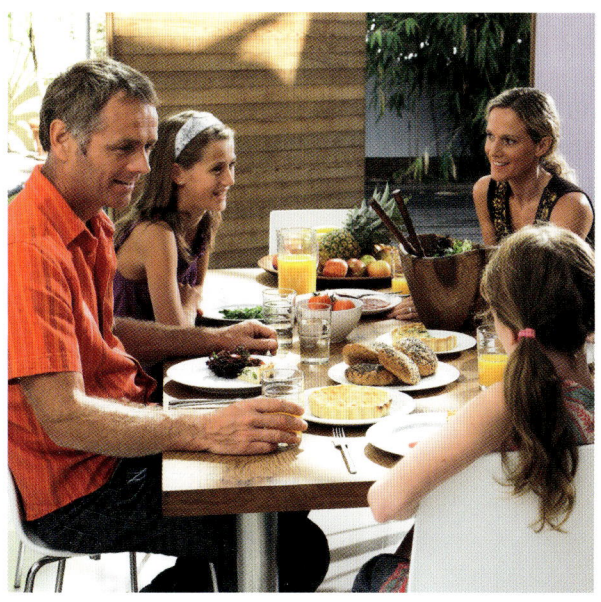

Familienzeit: In vielen Familien ist das Abendessen die einzige Möglichkeit, gemeinsam zu essen.

● Tauschen Sie Beilagen. Bestellen Sie die leichteren Salzkartoffeln statt Bratkartoffeln, Reis statt Pommes frites oder sogar eine zweite Portion Gemüse statt Reis, Nudeln und Kartoffeln.

● Wenn die Vorspeisen verführerisch sind, essen Sie doch zwei davon und verzichten auf den Hauptgang, oder wählen Sie eine Vorspeise und ein leichtes Dessert. Niemand zwingt Sie, die übliche Menüfolge einzuhalten.

● Wenn Sie Wein trinken, bestellen Sie ein Mineralwasser dazu. Trinken Sie abwechselnd, das spart Alkohol, Geld und Kalorien.

● Besuchen Sie nicht ein zweites Mal ein Restaurant, in dem es Ihnen nicht geschmeckt hat, nur weil andere vorschlagen, dort hinzugehen. Suchen Sie sich ein Restaurant in Ihrer Nähe, das gute und gesunde Küche zu bezahlbaren Preisen anbietet und in dem Sie sich wohlfühlen, und schlagen Sie dieses Ihren Freunden beim nächsten Mal vor. Denn zu Ihrem neuen Lebensgewohnheiten soll es schließlich gehören, nicht wahllos alles, was Sie vorgelegt bekommen, zu essen, sondern gesundes Essen genießen.

Kleine Zwischenmahlzeiten

Eine gute Planung der Mahlzeiten ist das beste Mittel, um Hunger zwischendurch zu vermeiden. Trotzdem lässt er sich nicht immer ganz verhindern. Manche Menschen kommen außerdem besser zurecht, wenn sie zwischen den Mahlzeiten einen kleinen Happen zu essen bekommen. Gegen eingeplante Zwischenmahlzeiten ist nichts einzuwenden. Es sollten nur nicht zu viele werden, sie sollten leicht und gesund sein, und die Hauptmahlzeiten sollten dann entsprechend kleiner ausfallen.

Kontrolliert nebenbei essen

Viele Übergewichtige nehmen unkontrolliert nebenbei eine Menge Kalorien zu sich. Das haben Sie vielleicht auch schon mit Ihrem Vorher-Essprotokoll herausgefunden. Dabei gewöhnt sich der Körper an die ständige Nahrungszufuhr. So verlernt er, aus seinen Energiespeichern zu leben und kalorienfreie Zeiten ohne zu murren zu überbrücken.

Nebenbei-Essen macht aber nicht zufrieden, sondern dick. Wenn man am Computer oder vor dem Fernseher Sachen ständig nascht, ohne zu bemerken, was es ist und wie es schmeckt, dann wird zwar der Körper mit Energie versorgt, das Gehirn nimmt das aber nicht als Essen wahr und freut sich nicht. Unbemerkt können sich am Tag nebenbei Kalorien anhäufen, die einer ganzen Hauptmahlzeit entsprechen.

Doch von jetzt auf gleich ganz auf Snacks zu verzichten, das schafft kaum jemand. Es erzeugt eine Menge Frust und ist kaum durchzuhalten. Aber Sie können nach und nach weniger davon essen und Ihren Körper langsam zurückprogrammieren. Er kann wieder lernen, mehrere Stunden ohne Energiezufuhr zu leben. **Diese Tricks helfen dabei:**

✔ Legen Sie die Menge Ihres Lieblingssnacks vorher für eine Woche fest. So viel gönnen Sie sich. Auf andere ungesunde Snacks verzichten Sie und ersetzen sie durch gesunde Alternativen. Kaufen Sie Ihr selbst festgelegtes Wochenkontingent im Voraus, also eine Tafel Schokolade oder eine Tüte Knabbersachen. Nehmen Sie sich vor, am Ende der Woche noch etwas davon übrig zu haben.

✔ Legen Sie Ihr Wochen- oder Monatsbudget für Snacks unterwegs fest und geben Sie genauso viel Geld in eine extra Börse. Von dem Zurückgelegten kaufen Sie nur ungeplante Zwischenmahlzeiten, sonst nichts. Wenn das Geld ausgegeben ist, gibt es keine Unterwegs-Essen mehr, bis die Woche oder der Monat

Statt Kekse knabbern ...

Oft geht es zwischendurch gar nicht um Hunger, sondern nur darum, Mund und Magen etwas zu tun zu geben. Wer dann Kekse knabbert, hat schnell viele wertlose Kalorien zusammen. Kekse bestehen aus einfachen Kohlenhydraten, reichlich Zucker und Fett – genau die falschen Nährstoffe.

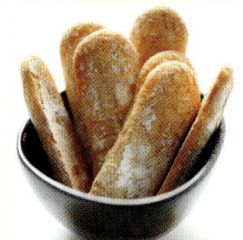

... lieber Gemüse

Ganz ohne schlechtes Gewissen dürfen Sie zwischendurch Rohkost knabbern, so viel Sie wollen. Schneiden Sie Karotten, Gurke, Kohlrabi oder Paprika in Streifen. Das bringt viele Ballaststoffe und Vitamine. Wer lieber Obst mag: Apfel-, Pfirsich- oder Orangenschnitze gehen auch.

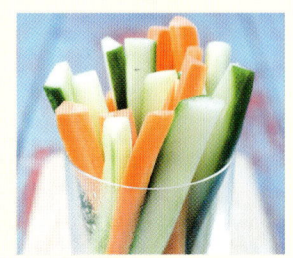

vorbei ist. Versuchen Sie, auch davon am Ende der Woche oder des Monats noch etwas übrig zu behalten.

✔ Wenn Sie zwischendurch hungrig werden, lenken Sie sich ab und warten Sie eine Viertelstunde. Manchmal ist der Hungeranfall dann schon vorbei. Wenn Sie dann immer noch Hunger haben, essen Sie eine kleine gesunde Zwischenmahlzeit.

Gesunde Snacks und Knabbereien

Als Zwischenmahlzeit eignet sich alles, was Mund und Magen füllt und wenig Kalorien hat.

Das sind in erster Linie Obst und Rohkost, aber gegen Hunger eignet sich auch eine Handvoll Nüsse. Die haben zwar relativ viele Kalorien, machen aber satt und sind wegen ihrer Pflanzenöle zudem sehr gesund. Studentenfutter ist wegen der sehr süßen Rosinen weniger ideal. Eine gute und sehr empfehlenswerte Zwischenmahlzeit im Winter ist auch eine kleine Tüte Maroni vom Straßenstand. Esskastanien enthalten zwar relativ viele Kohlenhydrate, doch hauptsächlich langkettige, und machen nachhaltig satt.

● **Obst:** Trotz der unterschiedlichen Zuckergehalte der einzelnen Sorten ist Obst mit seinen Vitaminen, Mineralstoffen und sekundären Pflanzenstoffen eine ideale Zwischenmahlzeit (siehe Seite 38). Es müssen nicht immer Äpfel und Bananen sein. Kaufen Sie je nach Jahreszeit einen kleinen Vorrat an Beeren, Pfirsi-

chen, Birnen oder Mandarinen. Probieren Sie ruhig auch einmal exotischere Sorten wie frische Feigen oder die leuchtend orangefarbene Persimone (eine Dattelpflaumenart). Achten Sie darauf, dass Sie nur Obst in seiner Saison kaufen, dann schmeckt es besser, hat mehr gesunde Inhaltsstoffe und ist billiger.

Wer mag, kann sein Obst auch zubereiten und verfeinern, zum Beispiel mit einem Löffel Joghurt, als Obstsalat oder als Smoothie. Dazu benötigen Sie nur einen Stabmixer. Bei sehr süßen Sorten geben Sie etwas Zitronensaft dazu. Vorsicht bei fertig gekauften Smoothies. Sie enthalten oft eine Menge extra Zucker.

● **Rohkostgemüse:** Eine optimale Zwischenmahlzeit, die zudem weniger Zucker enthält als Obst. Achten Sie auch hier auf die Jahreszeit. Kaufen Sie Radieschen im Frühjahr, im Sommer nehmen Sie Tomaten, Gurken oder ein beliebiges anderes Sommergemüse, das Ihnen roh schmeckt. In der kälteren Jahreszeit eignen sich Karotten und Kohlrabi. Sie brauchen dazu nur ein Messer, mit dem Sie das Gemüse in mundgerechte Stücke oder Streifen schneiden können, und je nach Sorte vielleicht noch ein Schälmesser. Dazu etwas Salz oder Kräutersalz, fertig ist der Supersnack.

Eine gesunde Snackidee ist auch ein Glas Tomatensaft. Den gibt es nämlich nicht nur im Flugzeug, sondern in jedem Supermarkt zu kaufen. Pfeffer und Salz dazu, fertig.

Statt Vollmilchschokolade ...

Schokolade gilt zwar als Gute-Laune-Förderer, aber auch als der Dickmacher schlechthin. Nicht ganz zu Unrecht, denn durch den hohen Fett- und Zuckeranteil hat sie jede Menge Kalorien. Auch Sorten mit viel Milch oder angeblich leichte Joghurtschokolade machen da keine Ausnahme.

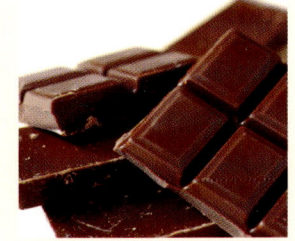

... lieber Zartbitter

Wenn schon Schokolade, dann eine mit viel Kakao, also eine möglichst dunkle. Weniger Kalorien hat sie zwar nicht unbedingt, sie ist aber viel gesünder. Denn Kakao ist reich an ungesättigten Fettsäuren und enthält Ballaststoffe und gesunde Pflanzenstoffe wie Polyphenole.

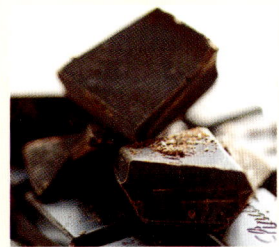

● **Milchprodukte:** Auch ein Glas Milch, Kefir oder Buttermilch stillt zwischendurch den Hunger. Milch-Shakes sind sehr gesunde Snacks, aber auch hier Vorsicht bei fertig gekauften Milchprodukten. Achten Sie immer auf den Zuckergehalt. Schmecken sie sehr süß, sind sie weniger geeignet. Naturjoghurt mit Obst ist eine Alternative, aber bitte kein fertiger Fruchtjoghurt. Selbst Lightsorten sind meistens sehr zuckerreich.

Zwischendurch im Büro

Legen Sie Ihre Mittagspause möglichst so, dass Sie bis zum Abendessen ohne Zwischenmahlzeit auskommen. Ist das nicht möglich, dann nehmen Sie sich für den langen Vormittag einen Snack von zu Hause mit. Packen Sie etwas Obst oder Rohkost fertig vorbereitet in eine Plastikdose, dann haben Sie jederzeit etwas zu knabbern parat. Auch ein hart gekochtes Ei sättigt zwischendurch und verhindert, dass Sie Heißhunger auf Kalorienbomben bekommen.

Wenn Sie wissen, dass Sie am Nachmittag einen Snack brauchen und die Kantine ein gesundes Dessert anbietet, dann nehmen Sie sich doch eines mit an den Arbeitsplatz. Statt direkt nach dem Mittagessen können Sie Ihren Obstsalat, einen Joghurt mit Früchten oder eine Quarkspeise auch am Nachmittag verzehren, wenn sich Hungergefühle melden.

In vielen Büros stehen ständig Kekse herum. Es gibt sie auf Konferenzen und Meetings. Verbannen Sie diese Kekse aus Ihrer Reichweite! Sie kennen jetzt bessere Alternativen.

Übrigens: Ein Latte macchiato, ein Milchkaffee oder ein Cappuccino enthalten wegen der Milch auch ordentlich Kalorien und gelten als vollwertiger Snack!

Pausenbrote für Große und Kleine

Wenn Sie zwischendurch mehr als Obst und Rohkost benötigen, um Ihren Hunger zu stillen, dann nehmen Sie sich von zu Hause ein kleines Vollkornbrot mit, darauf etwas Weichkäse oder Schinken und ein Blatt Salat, ein paar Gemüsestreifen oder frische Kräuter. Das ist gesünder und nachhaltiger als ein Sandwich, das Sie sich in der Kantine holen oder am Imbissstand.

Wenn Sie Kinder haben, brauchen die ohnehin ein Pausenbrot für den Schultag. Sie machen einfach für sich eines mehr, und alle sind bestens versorgt. Damit die Pausenbrote auch gegessen werden und nicht in der Mülltonne landen, brauchen die Kinder Abwechslung, sowohl bei der Brotsorte als auch beim Belag.

Viele Kinder mögen kein allzu schweres Brot und keine harte Rinde. Schneiden Sie deswegen die Scheiben umso dünner, je kompakter das Brot ist, und schneiden Sie die Rinde einfach vorher ab. Vollkorn-

---

✖ Das lasse ich weg: Kalorienfallen zwischendurch

Diese Snacks sind fast überall im Angebot, aber schlechte Zwischenmahlzeiten. Sie enthalten eine Menge leerer Kalorien.

➜ Sandwich-Ecke
➜ Backfisch-Imbiss
➜ Hotdog
➜ Plunderstückchen
➜ Schokomuffins
➜ Donuts
➜ Schokoriegel, Müsliriegel

➜ Snacks und Schnitten aus dem Kühlregal
➜ Eis am Stiel mit Schokoladenhülle
➜ Fruchtjoghurts
➜ Puddings und Cremespeisen aus dem Becher
➜ Schokokekse
➜ Kartoffelchips
➜ Erdnussflips
➜ Tortillachips mit Dip

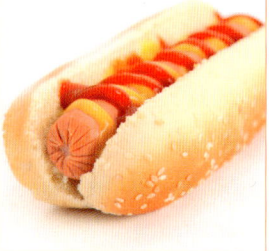

brote gibt es in so vielen Varianten, dass Sie bestimmt Sorten finden, die Ihnen und den Kindern schmecken.

Bewusst naschen

Kein Mensch lebt ganz ohne Sünden. Gelegentliche unvernünftige Sinnesfreuden gehören zum Leben dazu. Aber wenn schon sündigen, dann sollte man es mit möglichst viel Genuss tun! Denn es ist wenig klug, zu sündigen, ohne etwas davon zu haben. Daher gilt auch beim Essen: Wenn schon Naschereien, dann mit maximalem Genuss.

Sollte es gar nicht ohne gehen, essen Sie wenigstens genau das, wonach Ihnen der Sinn steht. Sie haben unbändige Lust auf Schokolade? Dann essen Sie sie. Mogeln Sie sich nicht selbst irgendwelche Ersatzbefriedigungen unter. Auch nicht, wenn das, was Sie haben möchten, gerade nicht greifbar ist.

Wenn Sie Schokolade wollen, gehen Sie in den Supermarkt und kaufen sich eine Tafel. Nichts anderes. Manchmal lässt die Lust unterwegs nach. Umso besser, dann kehren Sie um und freuen sich über den Sieg über die eigenen Begierden.

Und wenn nicht, dann macht dieses mühsam beschaffte Stück Schokolade umso glücklicher. Dann hat es sich wenigstens gelohnt, zu sündigen.

Abends vor dem Fernseher

Passiv dasitzen und nebenbei Chps, Popcorn oder Ähnliches essen ist ein dreifacher Dickmacher: Man sitzt nur herum und bewegt sich nicht, man nimmt viele Kalorien zu sich und man hat nichts davon, weil man es gar nicht mitbekommt. Ihr neues, leichteres Leben hin zu Ihrem Wohlfühlgewicht enthält deswegen ein paar wichtige Fernsehregeln:

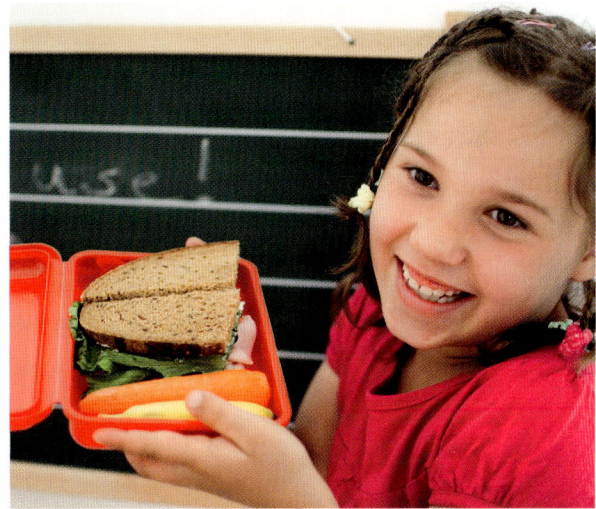

Vollkornbrot mit etwas Käse oder Schinken und etwas Gemüse ist auch für die Schulpause eine gesunde Zwischenmahlzeit.

- Nicht beim Abendessen fernsehen. Entweder essen oder fernsehen. So bleibt genügend Aufmerksamkeit für die Mahlzeit und auch für die Familie. Und sie ist es schließlich wert.
- Sehen Sie keine Kochsendungen an. Bei den meisten lernt man wenig und bekommt viel Appetit. Wenn Sie schon etwas knabbern müssen, dann wählen Sie gesundes Knabberzeug wie saure Gürkchen oder grüne Oliven, die haben weniger Kalorien als schwarze.
- Wenn es Salzgebäck sein muss, stellen Sie die Schale möglichst weit weg, sodass Sie für jede Salzstange aufstehen müssen. So essen Sie weniger.
- Wenn Sie etwas zu knabbern bei sich haben müssen, dann probieren Sie Nüsse mit Schale, zum Beispiel Pistazien oder Erdnüsse in der Schale. Während der Zeit, in der Sie schälen, essen Sie schon nicht.

»Hier im Biggest-Loser-Camp bekommt man von allem etwas beigebracht: Sport, Ernährung, etc. Meine größte Herausforderung wird sein, meinen inneren Schweinehund zu überwinden.«

(Nadine)

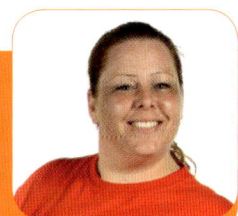

Einkauf nach Plan

Abnehmen beginnt mit dem Einkauf. Denn was Sie kaufen, werden Sie auch essen. Wenn Sie hier auf kalorienarme Produkte achten und die dicksten Fallstricke vermeiden, ist das schon ein großer Schritt ins leichtere Leben. Schon mit dem Einkauf können Sie für eine gesündere Ernährung sorgen, denn in Ihrem neuen, leichteren Leben wollen Sie schließlich nicht mehr alles wahllos in sich hineinstopfen, oder?

Markt oder Supermarkt?

Ob Sie Ihren Wocheneinkauf im Discounter machen oder in einem besser sortierten und teureren Supermarkt, ist nicht so wichtig. Richten Sie sich nach Ihren zeitlichen und finanziellen Möglichkeiten und nach dem Angebot in Ihrer Gegend.

Die Qualität der Lebensmittel im Discounter ist im Durchschnitt nicht schlechter als die von Markenprodukten. Egal, wie Ihre Wahl ausfällt: Kaufen Sie ein- oder höchstens zweimal in der Woche im Supermarkt ein und ergänzen Sie alle frischen Lebensmittel, die Sie zwischendurch brauchen, direkt beim Metzger, Bäcker oder aus dem Gemüseladen.

Wenn Sie das Glück haben, einen Wochenmarkt in Ihrer Nähe zu haben, nutzen Sie unbedingt dieses wunderbare Angebot. Sie können dort nach Herzenslust (fast) alles einkaufen, was dort angeboten wird. Sie werden kaum ungesunde Lebensmittel antreffen.

Ganz anders im Supermarkt: Das Angebot an industriell hoch verarbeiteten Lebensmitteln und an ungesunden Produkten wird immer größer. Im Supermarkt müssen Sie deshalb an jedem Regal Ihren Verstand gebrauchen. Auf dem Markt dürfen Sie einkaufen, fast ohne nachzudenken.

Gesundes Essen muss übrigens nicht bio sein. Auch konventionell angebaute und erzeugte Lebensmittel

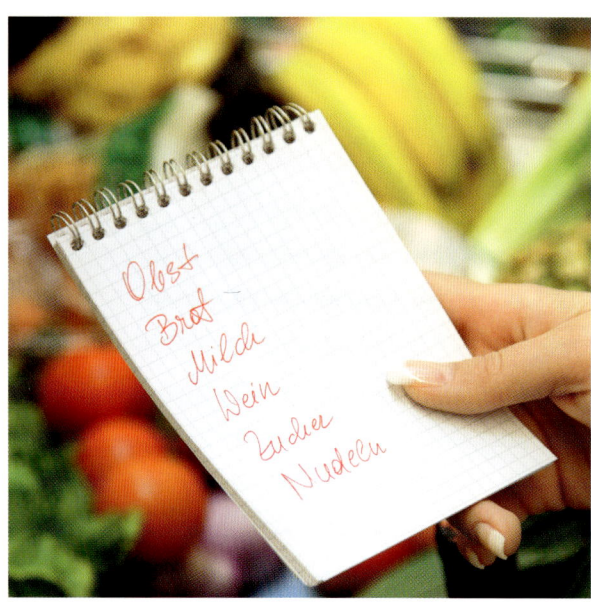

Planung ist das A und O: Eine Einkaufsliste hilft dabei, kalorienreiche Versuchungen der Nahrungsindustrie zu umgehen.

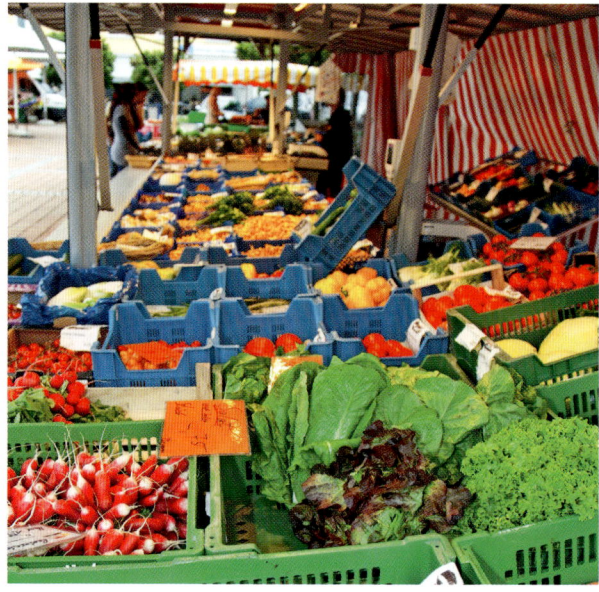

Auf dem Markt gibt es (fast) nur gesunde Lebensmittel. Hier können Sie nach Herzenslust einkaufen.

> Ausprobieren lohnt sich

Neben kleinen Geschäften, Markt und Supermarkt gibt es noch eine Reihe von anderen Möglichkeiten, sich mit gesunden Lebensmitteln zu versorgen. Manche sind an die Saison gebunden, andere haben das ganze Jahr geöffnet. Wenn es in Ihrer Nähe solche Angebote gibt, testen Sie sie doch einmal:

Bauernladen auf dem Erzeugerhof: Gerade Biobauern verkaufen ihre Produkte oft direkt auf dem Hof. Sie sind dort günstiger als beim Händler. Schauen Sie sich um, ob es in Ihrer Nähe einen solchen Erzeugerverkauf gibt. Machen Sie einen Ausflug mit der Familie dorthin, das gefällt auch den Kindern.

Grüne Kiste im Abo: Eine ganze Reihe von Erzeugergemeinschaften bringt Ihnen jede Woche eine Kiste mit Obst, Gemüse und anderen Produkten vom Biohof. Sie können meistens aus verschiedenen Größen und Zusammenstellungen wählen. Oft werden Rezepte mitgeliefert. Vorteil: Sie brauchen nicht nachzudenken, was Sie haben möchten. Nachteil: Sie sollten alles verwerten, bevor die nächste Kiste kommt.

Saisongemüse am Straßenrand: In manchen Gegenden stellen Bauern im Sommer am Straßenrand Stände auf, an denen man Obst und Gemüse kaufen kann. Nutzen Sie dieses Angebot. Es ist meistens sehr preiswert und sehr frisch. Wenn es unbesetzte Stände sind, an denen eine Kasse zum Geldeinwurf auffordert, seien Sie ehrlich und zahlen Sie. Sonst wird der Stand vielleicht bald verschwinden.

Selbst ernten: Frischer geht es nicht. Wenn Sie die Gelegenheit haben, in Ihrer Nähe auf Feldern Obst und Gemüse selbst zu pflücken, nutzen Sie den dreifachen Vorteil: Es ist billig, maximal frisch und gesund, und außerdem bewegen Sie sich beim Ernten und verbrauchen so ein paar Kalorien zusätzlich.

---

sichern eine leichte und gesunde Ernährung. Wenn Ihnen allerdings Umwelt und Tierhaltung am Herzen liegen, greifen Sie so oft wie möglich zu Bioprodukten. Es gibt sie längst nicht mehr nur in teuren Bioläden, sondern in allen Supermärkten.

Ihr Speiseplan

Ab sofort werden Sie nicht mehr planlos essen, denn auch das hat zu Ihrem Übergewicht geführt. Machen Sie stattdessen einen möglichst detaillierten Speiseplan für jeden Tag und für jede Woche: Immer am Wochenende nehmen Sie sich etwas Zeit und überlegen Sie generell, was Sie und Ihre Familie in der kommenden Woche essen wollen, zum Frühstück, mittags und abends. Vor allem die warme Hauptmahlzeit sollte jeden Tag geplant sein. Natürlich müssen Sie sich anschließend nicht sklavisch daran halten und können, wenn Sie sich spontan für einen Restaurantbesuch entscheiden oder auf dem Markt etwas besonders Leckeres finden, den Plan auch einmal ändern.

Sehen Sie jeden Abend etwas Zeit für die genauere Planung vor und denken Sie dann noch einmal über Ihren nächsten Ernährungstag nach.

Der Einkaufszettel

Starten Sie nie wieder ohne Einkaufszettel in den Supermarkt. Sonst gehen Sie allzu schnell den Tricks der Lebensmittelindustrie und des Handels auf den Leim und werden sich nicht gesund ernähren.

Kaufen Sie auch nicht wahllos nach den Prospekten mit Lebensmittel-Sonderangeboten ein. Natürlich können Sie auch mal Sonderangebote nutzen, aber das lediglich, wenn sie zu Ihrem neuen, gesunden Ernährungsplan passen.

Wie gehe ich vor?

Einen Einkaufszettel schreiben kann jeder. Aber die Liste so zu schreiben, dass am Ende eine gute und leichte Ernährung herauskommt, ist doch nicht ganz banal. Deswegen hier die wichtigsten Schritte:

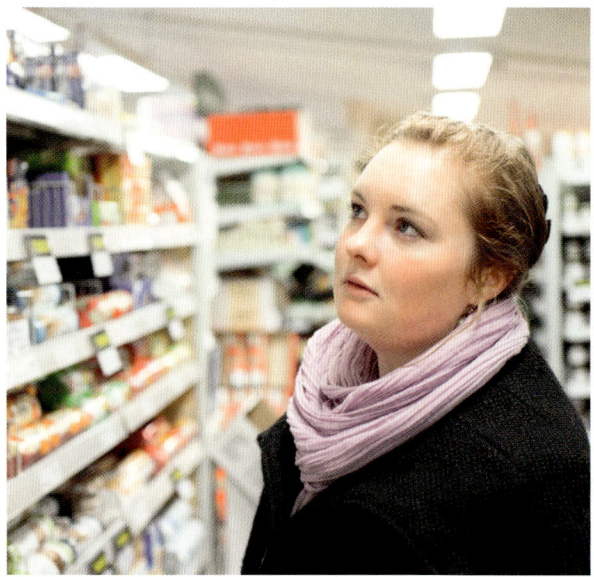

Was ist gesund und was nicht? Im Supermarkt lohnt es sich, die Produkte genau anzusehen.

- **Mahlzeiten planen:** Notieren Sie für jeden Tag der kommenden Woche, was Sie kochen und essen wollen. Ein- bis zweimal sollte es Fisch geben, ein- bis zweimal Fleisch und ein- bis zweimal Hülsenfrüchte, also Erbsen, Bohnen, Linsen oder Kichererbsen (siehe auch Seite 43). Ob kalt oder warm, bleibt Ihrem persönlichen Lebensrhythmus und Ihren Vorlieben überlassen. Planen Sie auch jeden Tag ausreichend Gemüse ein (siehe Seite 43).
- **Rezepte auswählen:** Suchen Sie sich die entsprechenden Rezepte zusammen. Dazu gehört auch, die Zutatenliste zu checken: Gehen Sie Rezept für Rezept alle Zutaten durch, die Sie brauchen. Schreiben Sie alles auf, was Sie nicht zu Hause haben.
- **Einkaufsstrategie:** Überlegen Sie, was Sie davon im Supermarkt kaufen wollen und was Sie lieber später frisch ergänzen, zum Beispiel beim Metzger oder im Gemüseladen. Diese frischen Sachen schreiben Sie auf einen extra Einkaufszettel.
- **Frühstück und kleine Mahlzeiten nicht vergessen:** Überlegen Sie auch, was Sie in den nächsten Tagen außer der Hauptmahlzeit essen wollen, und schreiben Sie die entsprechenden Lebensmittel auch für die Zwischenmahlzeiten auf Ihre Liste.
- **Vorräte ergänzen:** Prüfen Sie Ihre Vorräte (siehe Seite 72) und notieren Sie, was Sie nachkaufen wollen.
- **Für Eilige:** Wenn Sie sich den Einkauf erleichtern möchten, gruppieren Sie die Lebensmittel so, wie sie im Supermarkt angeordnet sind, dann müssen Sie dort nicht ständig hin und her laufen und vergessen wahrscheinlich nichts.

Einkaufsregeln im Supermarkt

Für Ihren Wocheneinkauf im Supermarkt gelten in Ihrem neuen, leichten Leben ein paar Regeln, die den Kauf von zu kalorienreichen Lebensmitteln verhindern:

- Gehen Sie **nur mit Einkaufszettel** einkaufen.
- Gehen Sie **nicht hungrig** einkaufen, sonst landet in Ihrem Einkaufswagen doch wieder alles, was Sie gerade anlacht.
- **Am Kühlregal:** Die Aufmachung der Kühlregale vermittelt leicht den Eindruck, alles darin sei so leicht und gesund wie Milch, Joghurt und Quark. Das ist jedoch ein Trugschluss. Viele Fruchtjoghurts und Kinderbecher sind so süß wie ein Dessert. Lassen Sie sie ab sofort stehen. Bei Quarkzubereitungen können Sie die pikanten kaufen, die süßen nicht mehr, denn Sie wollen ja keine unnötigen Kalorien zu sich nehmen. Kaufen Sie stattdessen Naturjoghurts oder Magerquark und etwas Obst dazu, das Sie dann zu Hause selbst in den Joghurt oder Quark rühren.
- **Wurst und Fleisch:** Beides kaufen Sie besser beim Metzger, dort ist es meistens frischer, und Sie können sich über den Fettgehalt beraten lassen. Im Supermarkt laufen Sie außerdem Gefahr, sogenanntes Klebefleisch zu kaufen, das aus Fleischresten mit einem lebensmittelchemischen Klebstoff zusammengefügt wurde. Man kann es optisch nur schwer von echtem Fleisch unterscheiden.
- **Tiefgekühltes:** Nehmen Sie eine Kühltüte mit, in der Sie Ihre Einkäufe im Einkaufswagen kalt halten können. Kaufen Sie ruhig alles Tiefgekühlte, was nur gewaschen, geputzt und eingefroren wurde, sonst je-

> Das Einkaufsangebot in Ihrer Umgebung

Kennen Sie eigentlich das Angebot in Ihrer Gegend? Oder kaufen Sie immer nur in einem bestimmten Supermarkt ein, weil das am einfachsten ist? Dann nehmen Sie sich doch einmal vor, alle kleineren Läden nach und nach zu testen: den Bäcker, den Metzger, den Gemüseladen, und vielleicht gibt es sogar einen Fischladen. Machen Sie Ihren persönlichen Laden-Check. Vergleichen Sie Angebot, Qualität und Preise mit dem, was Sie sonst im Supermarkt kaufen. Sie werden erstaunt sein, wie gut und günstig kleine Anbieter manchmal sein können.

Ihre Checkliste:

✔ Das habe ich gekauft.

✔ So hat es geschmeckt.

✔ War der Einkauf billiger oder teurer?

✔ Hat es mehr oder weniger Zeit gekostet, als das Gleiche im Supermarkt zu kaufen?

✔ Hat Sie der Einkauf gestresst, oder hatten Sie eine nette Unterhaltung mit dem Händler?

---

doch nichts, also keine fertigen Zubereitungen. Das gilt sowohl für Fisch und Fleisch als auch für Gemüse. Lassen Sie also alle Pizzen, Nudelgerichte, Kartoffelgerichte, panierten Fisch oder Fleisch und Gemüsegratins liegen. Tiefgekühlte Kräuter sind dagegen prima Gewürze für viele Gelegenheiten. Legen Sie sich ein Sortiment davon in den Gefrierschrank.

● **Dosenkonserven:** Sie gilt es, möglichst zu vermeiden. Tiefgekühltes Gemüse ist frischer und vitaminreicher. Ausnahmen sind Tomaten, weiße oder rote Bohnen und Gemüsemais. Obstkonserven enthalten meistens zu viel Zucker.

● **Glaskonserven:** Sauer eingelegtes Gemüse hat nur wenige Kalorien. Bei Obst im Glas gelten dieselben Regeln wie in der Dose: Achten Sie auf den Zuckergehalt. Eingekochte Sauerkirschen sind zum Beispiel ein leichtes Winterobst fürs Müsli.

● **Müsli:** Besser die Flockenmischung in der Tüte als Zerealien im Karton kaufen, denn die enthalten weniger Zucker als die Zerealien. Möglichst Mischungen ohne Rosinen nehmen, die bringen noch einmal Zucker. Keine Schokomüslis.

● **Nudeln:** Probieren Sie auch einmal Vollkornnudeln; sie enthalten gute Kohlenhydrate, die nicht so schnell ins Blut übergehen. Ansonsten sind reine Hartweizennudeln kalorienärmer als solche mit Ei.

● **Reis:** ungeschälter Naturreis ist gesünder als weißer Reis, da er mehr Ballaststoffe und wertvolle Vitamine und Mineralstoffe enthält. Durch die Ballststoffe wird er nicht so schnell verdaut und treibt den Blutzucker nicht so plötzlich in die Höhe. Probieren Sie, ob er Ihnen schmeckt.

● **Öl und Salatsaucen:** Verwenden Sie möglichst oft Öl statt Butter oder andere tierische Fette. Öl enthält gesunde ungesättigte Fettsäuren. Für die Pfanne nehmen Sie ein Bratöl, für den Salat Olivenöl oder Rapsöl, das ist noch gesünder. Lassen Sie alle Fertigdressings aus der Flasche stehen.

● **Obst und Gemüse:** Achten Sie auf möglichst frische Ware. Kaufen Sie nur Mengen, die Sie innerhalb weniger Tage essen. Ausnahmen sind lagerfähige Sorten wie Kartoffeln, Zwiebeln oder Äpfel.

● **Gewürze:** Kaufen Sie pure Gewürze, keine Gewürzmischungen. So schmeckt nicht alles gleich, und Sie vermeiden Geschmacksverstärker, die das natürliche Geschmacksempfinden stören. Auch Gewürze sollten frisch sein. Nach monatelanger Lagerung verlieren sie ihren typischen Geschmack und schmecken nur noch staubig.

● Last not least: Bringen Sie alles **auf dem direkten Weg** nach Hause und in den Kühlschrank. So bleiben die Lebensmittel frisch und schmackhaft.

Fertig, bequem und ungesund

Es ist mittlerweile möglich, sich abwechslungsreich zu ernähren, ohne auch nur einmal den Herd anzuschalten und ohne ein einziges Grundnahrungsmittel wie Mehl, Eier, Milch oder Fleisch einzukaufen. Handel und Industrie nennen es Convenience Food. Gesund ist es meist nicht, und es bringt eine Menge Kalorien mit sich. Deswegen sollten Sie ab sofort so viele Fertigprodukte und Halbfertig-Nahrungsmittel wie möglich von Ihrer Einkaufsliste streichen.

Was zählt zu Fertiglebensmitteln?

- Alle fertigen Gerichte, egal ob tiefgekühlt, gekühlt oder eingekocht
- Alles, was Sie nur noch aufwärmen / braten / in den Backofen schieben müssen, vor allem:
  - Pizza und Flammkuchen
  - Fleischzubereitungen aus der Packung wie Fertigfrikadellen oder Fleischklöße
  - Panierter Fisch, panierte Meeresfrüchte, Fleisch und Geflügel
  - Kartoffelprodukte wie Kartoffelpuffer, Pommes frites, Country Potatoes
  - Gefüllte Nudeln in der Packung wie Tortellini, Ravioli oder Maultaschen
  - Pfannengemüse mit Fettzugabe und Gewürzen
  - Fertige Nudelsaucen
- Außerdem:
  - Tütensuppen, Tütensaucen
  - Feinkostsalate wie Fleischsalat, Shrimpssalat, Waldorfsalat, Eiersalat
  - in Sahne eingelegter Fisch

Die Nachteile

Die Nährstoffe in den Lebensmitteln werden durch den industriellen Verarbeitungsprozess mehr und mehr vereinfacht. Hoch verarbeitete Lebensmittel enthalten viele einfache Zucker und oft viel Fett mit hauptsächlich gesättigten Fettsäuren, die nur Energie liefern, ansonsten aber für den Körper wertlos sind. Durch die vielen einfachen Zucker sind sie für die Verdauung leichter zerlegbar. Die Nährstoffe gelangen schneller ins Blut und treiben den Blutzuckerspiegel nach oben. Das fördert Blutzuckerschwankungen und damit Hungeranfälle.

Es sind oft zahlreiche Zusatzstoffe enthalten, die dem Körper nichts nützen: Emulgatoren, Stabilisatoren, Aromastoffe, Konservierungsstoffe und andere Zusätze. Dagegen fehlen viele wertvolle Inhaltsstoffe wie Vitamine, Mineralstoffe und sekundäre Pflanzenstoffe. Daran ändern auch Vitaminzusätze kaum etwas, denn sie können die Vielfalt der in der Natur vorhandenen Stoffe nicht allesamt ersetzen.

Fertiggerichte sind meistens überwürzt, übersalzen oder mit Geschmacksverstärkern versetzt. Sie stören das natürliche Geschmacksempfinden, sodass natürliche Lebensmittel nach einiger Zeit »nach nichts« mehr schmecken und man sich obendrein daran gewöhnt – eine fatale Abhängigkeit von fertig gewürzten Lebensmitteln kann entstehen. Sie lässt sich zum Glück durch natürlichere Kost wieder abtrainieren.

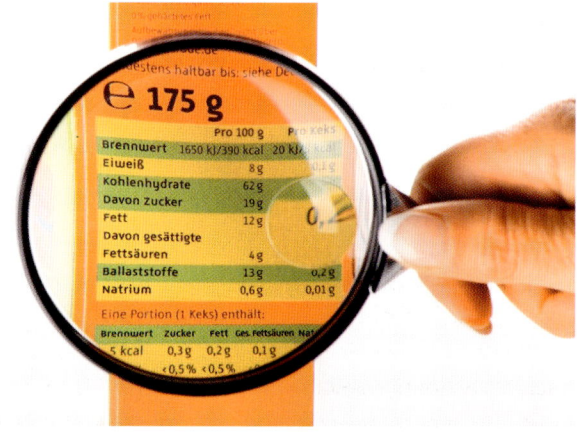

Ein Blick auf die Verpackung lohnt: Welche Nährstoffe sind in welchen Mengen darin enthalten?

Was die Verpackung verrät

Auf jeder Verpackung für ein Lebensmittel ist sein Energiegehalt (Kalorien) und meistens auch der Nährstoffgehalt angegeben. Neben der Kalorienzahl können Sie dort erkennen, ob das Produkt hauptsächlich Kohlenhydrate, Fett oder Eiweiß enthält. Daneben steht oft noch ein sogenannter GDA-Wert. GDA steht für Guideline Daily Amount und ist eine Richtlinie, die besagt, wie viel von den einzelnen Nährstoffen man täglich zu sich nehmen soll.

Frauen sollten zum Beispiel täglich mindestens 50 Gramm reines Eiweiß essen, Männer 60 Gramm. Das Gesamtfett in der Nahrung sollte bei Männern 80 Gramm nicht überschreiten, davon sollte mindestens die Hälfte ungesättigte Fettsäuren enthalten. Der GDA-Wert auf Lebensmittelprodukten wird meistens in Prozent des Tagesbedarfs angegeben, sodass man zum Beispiel sehen kann, wie viel Prozent Fett durch den Verzehr dieses Produkts abgedeckt werden.

Außerdem müssen alle Zutaten angegeben sein, in der Reihenfolge ihrer Menge. Ganz oben steht die Hauptzutat, danach in absteigender Reihenfolge die übrigen Bestandteile. Zusatzstoffe wie Farbstoffe, Stabilisatoren oder Emulgatoren können auch durch ihre Abkürzungen (E-Nummern) angegeben sein.

Gut zu wissen

- Alles was auf -ose endet, ist Zucker – egal, ob Saccharose, Glukose, Fruktose oder Mannose, oder was es in der großen Welt der Zucker noch alles gibt. In

> Lightprodukte

Viele Produkte werben mit leichten Eigenschaften. Sie heißen Light, Balance oder Wellness. Die meisten sind fettreduziert, wogegen nichts einzuwenden ist. Vergleichen Sie aber die Nährwertangaben mit dem normalen Produkt des gleichen Herstellers. Manchmal ist im Lightjoghurt zwar weniger Fett, dafür aber umso mehr Zucker. Dann sollten Sie das Produkt lieber nicht kaufen. Achten Sie bei Fettangaben auf Käse, ob sich die Angabe wie üblich auf die Trockenmasse (i. Tr.) bezieht. Denn wenn man den Wassergehalt mit einbezieht, wird der Fettanteil durch bloßes Rechnen kleiner. So kann ein Frischkäse, der mit nur 10 Prozent Fett wirbt, in der Trockenmasse 30 Prozent Fett enthalten, also jede Menge.

ihrem Energiegehalt unterscheiden sich die einzelnen Zucker nur unwesentlich.

- »Natürliches Aroma« muss nur aus irgendwelchen pflanzlichen oder tierischen Stoffen kommen. Es bedeutet nicht, dass im Erdbeerjoghurt auch Aromastoffe aus Erdbeeren sind. Dann müsste es »natürliches Erdbeeraroma« heißen.
- »Ohne geschmacksverstärkende Zusatzstoffe« bedeutet nicht, dass kein Geschmacksverstärker enthalten ist. Hefeextrakt, oft statt Glutamat eingesetzt, hat eine natürliche geschmacksverstärkende Wirkung, fällt aber nicht unter »Zusatzstoffe«.

> Diese Fertig- und Halbfertig-Produkte dürfen Sie gelegentlich verwenden

Einige Produkte auf der Basis von Weizenmehl würden Sie selbst mit ähnlichen Zutaten herstellen und sie enthalten nicht allzu viele Zusatzstoffe. Sie machen aber selbst zubereitet einige Mühe und dürfen deswegen auch bei einer gesunden Ernährung von Zeit zu Zeit verwendet werden:

- ✔ Aufbackbrötchen
- ✔ Knödelteig
- ✔ Pizzateig / Hefeteig
- ✔ Kartoffelpüree
- ✔ Spätzle (und alle Nudeln)
- ✔ Schupfnudeln

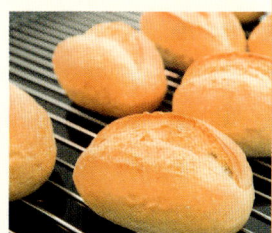

Was gutes Essen kostet

Nur rund 11 Prozent des Nettoeinkommens geben Deutsche im Schnitt für Lebensmittel aus. Das ist viel weniger, als beispielsweise Franzosen für Essen ausgeben. Viele sagen hierzulande, sie könnten sich teures Fleisch und teuren Fisch nicht leisten. Doch das ist relativ. Wenn man nämlich die relativ teuren Fertiglebensmittel weglässt und stattdessen Grundnahrungsmittel kauft und die Gerichte selbst zubereitet, spart man eine Menge. Dieses gesparte Geld kann man dann für etwas teurere Produkte ausgeben.

Hier sind Tipps, wie man schlau sparen kann und am Ende Geld übrig hat für frischen Fisch, Biofleisch oder feinen französischen Käse.

Preisfallen im Supermarkt umgehen

Jeder Einzelhändler, der für seine Waren mit bunten Sonderangebotsprospekten wirbt, möchte natürlich auch teure Waren verkaufen, denn damit verdient er Geld. Deswegen sind im Supermarkt die teuren Produkte so platziert, dass sie besonders ins Auge fallen, also im Regal in Augenhöhe oder schön aufgebaut auf Sondertischen. Nicht umsonst heißen wirklich preiswerte Lebensmittel »Bückware«, denn sie stehen meistens ganz unten im Regal, wo man sich bücken muss, um sie herauszuholen.

Sonderangebote sind eine gute Sache, wenn es wirklich verbilligte Angebote sind. Aber Vorsicht:
- Auf den Angebotstischen liegt nicht immer preiswerte Ware, sondern manchmal die gleiche wie im Regal, zum gleichen Preis.
- Sonderangebot bedeutet nicht, dass das Produkt das billigste ist. Es kann trotzdem im selben Geschäft preiswertere Konkurrenzprodukte geben.
- Angebotsartikel haben manchmal nur eine andere Verpackungsgröße als die zum Normalpreis, sind aber bezogen auf die Menge genauso teuer.

Kaufen Sie deswegen Sonderangebote erst, nachdem Sie den Preis verglichen haben. Besser und preiswerter, als den Angeboten zu folgen, ist es ohnehin, nach der eigenen Einkaufsliste vorzugehen. Nur so kauft man das, was man wirklich braucht.

Klüger sparen

Hier sind weitere Spartipps für eine gute und preiswerte Ernährung:
- **Obst und Gemüse der Saison.** Kaufen Sie also Erdbeeren im Frühjahr, Tomaten im Sommer und Pilze im Herbst. Dann wird viel davon geerntet, und die Produkte sind billiger als solche, die mit viel Aufwand neben der Saison im Treibhaus angebaut werden. Noch dazu sind im reifen Freilandobst und -gemüse mehr gesunde Stoffe enthalten, und es schmeckt besser.
- **Einkauf beim kleinen Gemüsehändler:** Oft ist es das Lebensmittelgeschäft ums Eck, das ausgesprochen günstige Ware anbietet. Das gilt nicht nur für Obst und Gemüse, sondern oft auch für Fleisch und Fisch.
- **Einkauf kurz vor Schluss:** Auf dem Markt und in einzelnen Läden wie Bäckereien bekommt man die Waren kurz vor Schluss manchmal billiger. Achten Sie bei Ihren Einkäufen darauf, wer solche Last-Minute-Angebote macht.
- **Kluge Resteverwertung:** Wenn von einer Mahlzeit ein Teil davon übrig geblieben ist, werfen Sie ihn nicht weg. Man kann am nächsten Tag aus fast allem ein neues und schmackhaftes Gericht zubereiten. Übrig gebliebenes Gemüse können Sie zum Beispiel als Salat anrichten, übrig gebliebene Kartoffeln ergeben zusammen mit frischem Gemüse ein leckeres Pfannengericht oder binden eine pürierte Suppe.
- **Freunde einladen:** Für viele Leute kochen ist billiger als ein Essen, das jeder für sich selbst zubereitet. Laden Sie doch einmal in der Woche Freunde oder Bekannte zum Essen ein. Die Gegeneinladung wird nicht lange auf sich warten lassen, und schon haben Sie beim Essen Geld gespart. Außerdem macht ein geselliges Essen mehr Spaß.

> Selberkochen spart Geld

Am meisten Geld sparen können Sie dadurch, dass Sie Ihr Essen selbst zubereiten. Sowohl warme als auch kalte Gerichte sind deutlich preiswerter und gesünder, wenn man die Zutaten anstelle des fertigen Produkts kauft.

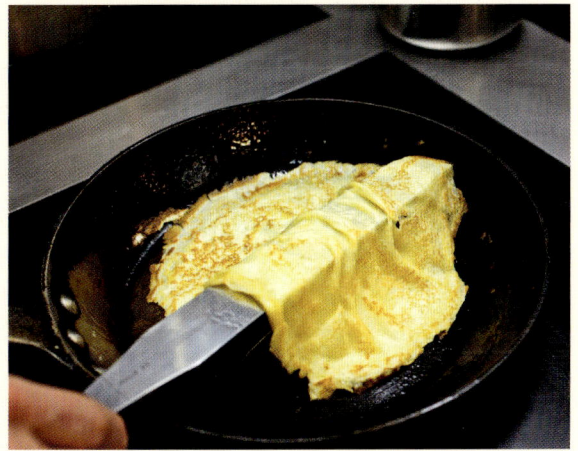

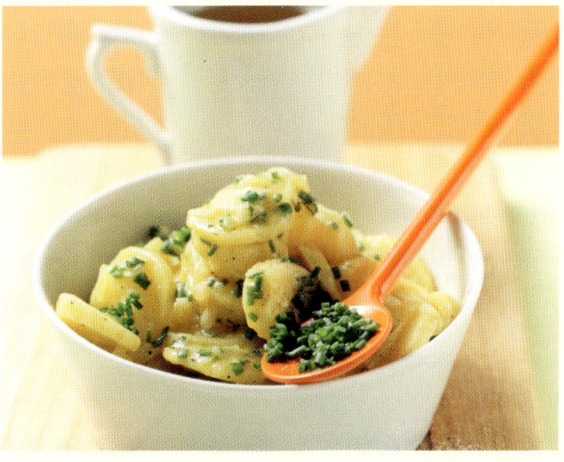

Beispiel Pfannkuchenteig

200 g fertiger Pfannkuchenteig kosten etwa 1,69 Euro. Die Menge reicht für rund vier Pfannkuchen.
Die gleiche Menge selbst gemachter leichter Pfannkuchenteig besteht aus:

1 großes Ei	25 ct
50 g Mehl	3 ct
100 ml Mineralwasser	4 ct
1 Prise Salz	1 ct
	33 ct

Der selbst gemachte Pfannkuchenteig kostet 33 Cent, mit Milch statt Mineralwasser vielleicht 5 Cent mehr. Das ist etwas mehr als ein Drittel dessen, was der Fertigteig kostet. Pfannkuchenteig anrühren ist eine der leichtesten Küchenübungen. Es macht so gut wie keine Arbeit. Warum also so viel Geld für Fertigteig ausgeben? Außerdem enthält der Fertigteig bestimmt kein ganzes Ei, sondern allenfalls einige Milliliter Flüssigei.

Beispiel Kartoffelsalat

500 g fertiger klassischer Kartoffelsalat kosten etwa 1,89 Euro. Das entspricht rund zwei Portionen.
Die gleiche Menge selbst gemachter Kartoffelsalat besteht aus:

500 g Kartoffeln	50 ct
50 ml Brühe	2 ct
40 ml Essig	10 ct
1 TL Senf	5 ct
2 kleine Zwiebeln	20 ct
2 EL Öl	3 ct
1/3 Salatgurke	50 ct
	140 ct

Dabei haben Sie 50 Cent gespart, etwas mehr als ein Viertel des Preises für den Fertigsalat. Außerdem können Sie sicher sein: Der selbst gemachte Kartoffelsalat ist der frischere und deswegen der gesündere, und er enthält keine Zusatzstoffe.

Wenige Basisvorräte genügen

Die richtigen Vorräte sind ein wichtiger Schritt hin zu gesunder Ernährung. Das Motto lautet: Möglichst wenig verarbeitete Lebensmittel vorrätig halten, aus denen man möglichst viel selbst zubereitet.

Lebensmittel richtig aufbewahren

Frische Lebensmittel gehören in den Kühlschrank. Wichtig ist dabei, die richtige Kältezone auszusuchen. Fleisch, Wurst und Fisch lagern Sie unten auf der Glasplatte, dort ist es am kältesten. Käse gehört nach oben. Butter, Eier und Getränke kommen in die Fächer in der Tür. Obst und Gemüse geben Sie in die unteren, dafür vorgesehenen Fächer.

Wichtiger Tipp: Lagern Sie keine Äpfel neben anderem Obst oder Gemüse. Die Äpfel sondern ein Reifegas ab, das nebenan liegende Früchte und Gemüse schneller verderben lässt. Besser bewahren Sie Äpfel kühl und trocken außerhalb des Kühlschranks auf, zum Beispiel im Keller. Tomaten und Gurken verlieren im Kühlschrank an Geschmack. Besser lagern Sie sie bei Raumtemperatur in der Küche. Bananen würden im Kühlschrank schwarz. Deshalb im Obstkorb aufbewahren, ebenso wie Orangen, Zitronen und Mangos.

Alle lange haltbaren trockenen Nahrungsmittel wie etwa Nudeln, Reis, Mehl oder Haferflocken geben Sie lose in verschließbare Gefäße aus Kunststoff oder Glas. Dort können sich keine Insekten einnisten, die die Ware verderben würden. Getrocknete Gewürze und Öle sollten ebenso bei Raumtemperatur gelagert werden, am besten dunkel, dann schädigt das Licht nicht die ungesättigten Fettsäuren und Aromen.

Unbedingt in die Küche gehören auch frische Kräuter, am besten im Topf auf der Fensterbank. Ansonsten sind auch Tiefkühlkräuter eine gute Alternative.

Wie lange ist was haltbar?

Bei verpackten Lebensmitteln ist ein Mindesthaltbarkeitsdatum aufgedruckt. Dieses ist nicht das Verfallsdatum. Fast alle Lebensmittel sind auch nach dem angegebenen Mindesthaltsbarkeitsdatum noch einige Tage lang in einwandfreiem Zustand, sofern sie richtig gelagert wurden und die Kühlkette nicht unterbrochen wurde. Im Zweifelsfall daran riechen und einen Geschmackstest machen.

- **Frisches Obst** ist meist nur wenige Tage haltbar. Ausnahmen sind Äpfel, Birnen und Zitrusfrüchte. Frisches Gemüse und Salat sollten möglichst bald zubereitet werden. Lieber öfter einkaufen.

- **Fleisch** hält sich im Kühlschrank ein bis drei Tage, je nach Sorte. Fragen Sie den Metzger, wie lange Sie das Fleisch aufbewahren können. Manchmal gibt er Ihnen dann frischeres, weil er weiß, dass Sie es nicht sofort zubereiten. Hackfleisch immer am gleichen Tag verzehren, ebenso frischen Fisch.

- **Wurst und Käse** bleiben einige Tage frisch, geräucherte und getrocknete Wurst länger. Käse ist so lange verzehrbar, bis er Schimmel ansetzt. Angeschimmelte Lebensmittel bitte sofort und komplett wegwerfen, auch Brot, da die Schimmelpilze giftige Stoffe bilden können, die dem Körper schaden.

- **Vollkorn- und Roggenbrot** hält sich ungeschnitten einige Tage, Weizenbrot ein bis maximal zwei Tage. Ebenso Brötchen.

- **Mehl, Reis, Nudeln und getrocknete Bohnen und Linsen** sind monatelang haltbar. Sie sollten trocken und luftdicht verschlossen aufbewahrt werden. Bei Mehlmottenbefall den ganzen Schrankinhalt untersuchen und befallene Vorräte wegwerfen.

- **Gewürze** sollten nicht länger als einige Wochen bis wenige Monate aufbewahrt werden. Lieber öfter frisch kaufen, sie verlieren mit der Zeit Duft und Geschmack. Gemahlene Gewürze müssen schneller verbraucht werden als ungemahlene. Deswegen Pfeffer oder Muskatnuss lieber jeweils frisch mahlen oder reiben. Wenn Öl beginnt, leicht ranzig zu riechen, ist es verdorben – bitte wegschütten.

> Das sollte immer zu Hause sein

Machen Sie zu Hause den Kühlschrank- und Küchenschrank-Check. Keine Sorge, Sie müssen nichts wegwerfen, außer vielleicht ein paar allzu alte Vorräte. Den Rest brauchen Sie ruhig nach und nach auf. Für Ihre neue Ernährung werden Sie aber feststellen, dass Sie einige andere Lebensmittel vorrätig halten als bisher. Hier finden Sie Ihre neuen Listen, was immer zu Hause sein sollte. Andere Vorräte kaufen Sie bitte nicht mehr ein, wenn Sie sie nicht für ein bestimmtes Rezept benötigen. Die Vorräte sollten für eine Woche reichen, mit Ausnahme von schneller verderblichen Lebensmitteln.

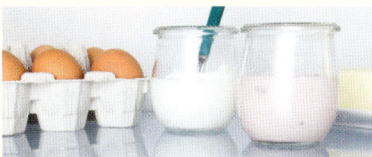
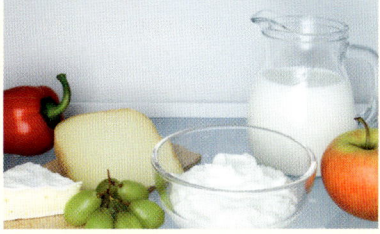

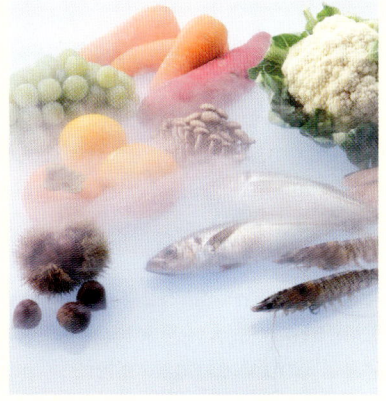

Im Kühlschrank

Eier, Naturjoghurt oder Quark, Milch (1,5 % Fett), saure Sahne, Frischkäse, Weichkäse, Schinken, Tomatenmark, Senf, saure Gurken / saures Gemüse, frisches Obst und Gemüse der Saison

Im Tiefkühlschrank

Pures Gemüse, frische Kräuter: Schnittlauch, Petersilie, Salatkräuter-Mix, weitere nach Geschmack, Fischfilets, Brathähnchen oder Hähnchenkeulen (natur), Eiswürfel (selbst gemacht in Beuteln), Beeren

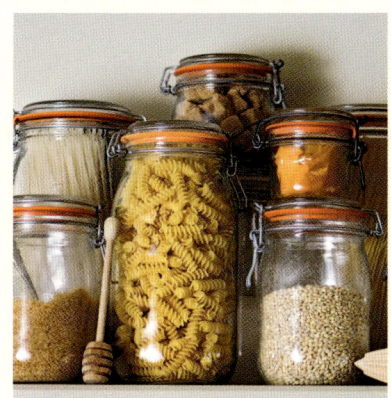

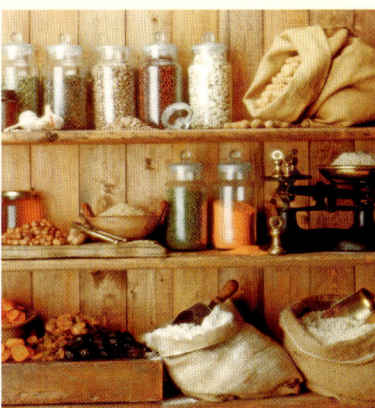

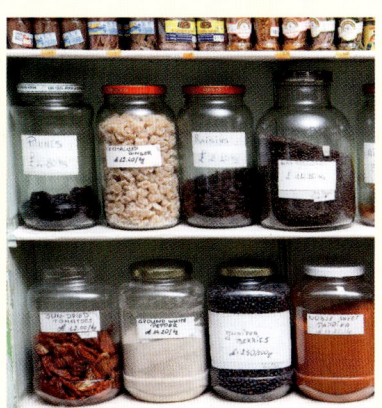

Im Küchenschrank

Vollkornbrot, Haferflocken / Müslimischung, Nüsse, Mehl, Zucker, Nudeln, Reis, Linsen, dicke Bohnen, Dosentomaten, Sonnenblumen-, Oliven- und Rapsöl, Essig

In der Speisekammer oder im Kartoffelfach

Kartoffeln, Zwiebeln, Knoblauch, Zitronen, Äpfel, frisches Obst und Gemüse der Saison, Mineralwasser, Tee, Kaffee

Im Gewürzefach

Salz, schwarzer Pfeffer, Chili, Muskatnuss; getrocknete Kräuter: z. B. Thymian, Oregano, Lorbeerblätter, frische Kräuter im Topf: z. B. Basilikum, Salbei, Rosmarin; Gemüsebrühe

Zu Hause gemeinsam essen

Regelmäßige, selbst zubereitete Mahlzeiten gehören ab jetzt zu Ihrem neuen Alltag. Denn so schenken Sie dem Essen wieder mehr Beachtung, lernen den Geschmack der Lebensmittel neu kennen und essen automatisch weniger und leichter als zuvor.

Keine Zeit zu kochen?

Das ist eine Ausrede. Viele Gerichte dauern nicht lange. Andere lassen sich vorbereiten. Sie brauchen zum Kochen nicht viel Zeit, sondern nur ein gutes Küchenmanagement. Auch hier ist Planung der wichtigste Schritt zum Erfolg.

Überlegen Sie also, wenn Sie Ihren Speiseplan für die Woche machen, an welchen Tagen Sie wie viel Zeit fürs Kochen haben. Sie können eine vollständige Mahlzeit in einer halben Stunde zubereiten. Aufwendigere Gerichte brauchen eine Stunde, Schmorgerichte oder Braten dauern noch länger. Aber man muss nicht die ganze Zeit dabeistehen. Während die Rindsrouladen schmoren oder der Gemüsekuchen im Ofen backt, kann man Hausarbeit erledigen, den Kindern bei den Hausaufgaben helfen oder eine halbe Stunde Gymnastik zu Hause einschieben.

Delegieren Sie Aufgaben: Wenn Sie selbst kochen und keinen Single-Haushalt führen, lassen Sie sich vom Partner oder von den Kindern helfen. Wenn Sie nur eine kleine Küche haben, geben Sie Aufgaben nach draußen. Die anderen können auch im Wohnzimmer Gemüse klein schneiden oder den Tisch decken. Eine gute Regel unter Partnern ist auch: Der eine kocht, der andere räumt ab und macht die Küche sauber. Am nächsten Tag machen Sie es mit umgekehrten Rollen, das schafft Abwechslung.

Bereiten Sie Teile der Mahlzeit am Tag vorher vor, wenn Sie da mehr Zeit haben. Kartoffeln kochen, die für ein Gericht weiterverarbeitet werden sollen, oder die Basis für eine Nudelsauce zubereiten kann man auch schon am Vortag.

Wenn Sie gefrorenen Fisch oder Fleisch verwenden, nehmen Sie das, was Sie brauchen, morgens aus dem Gefrierschrank und lassen Sie es im Kühlschrank langsam auftauen. Abends müssen Sie es nur noch waschen und trocken tupfen. Auftauen in der Mikrowelle sollten Sie nur eingefrorene Reste mit hohem Wassergehalt, wie Suppen oder Saucen. Alles andere behält mehr Nährstoffe und Geschmack, wenn es langsam auftauen kann.

Tiefgekühltes Gemüse geben Sie ganz kurz in kochendes Wasser und verarbeiten es dann weiter. Je nach Gericht kann man es auch direkt gefroren verwenden, vor allem wenn es kleine Stücke sind, wie Erbsen oder vorgeschnittenes Gemüse.

Mahlzeiten sind mehr als Essen

Das Abendessen ist für viele Familien die einzige Zeit, in der alle zusammenkommen können. Lassen Sie diese Gelegenheit nicht verstreichen, sondern nutzen Sie sie für Ihr Familienleben. Besprechen Sie die Erlebnisse des zurückliegenden Tages und Ihre Vorhaben für den nächsten Tag. Größere Probleme sollten Sie aber nicht beim Essen besprechen, sondern sich dafür extra Zeit nehmen, vielleicht anschließend. Schließlich soll Ihnen das Essen ja schmecken.

Bei den Mahlzeiten sollten nach Möglichkeit auch alle zusammenhelfen: Kochen, decken und abräumen können eine schöne Familienaktion sein und sollten nicht an einem allein hängenbleiben. Wenn es Ihnen hilft, machen Sie einen Wochenplan, wer an welchem Tag welche Aufgabe bei der Vor- und Nachbereitung des Familienessens erledigt.

Tragen Sie Fleisch oder Fisch, Saucen und Beilagen Ihrer Mahlzeit getrennt auf, sodass sich jeder von allem so viel nehmen kann, wie er möchte. Die erste Portion sollte nicht den ganzen Teller füllen, sonst ist man verleitet, alles aufzuessen. Nehmen Sie eine kleine Portion. Wenn Sie danach nicht satt sind, bekommen Sie einen Nachschlag. Essen Sie sich aber bei Tisch satt. Sie gewinnen nichts außer Gewicht, wenn Sie nur eine winzige Portion zu Abend essen und schon kurz danach wieder Salzgebäck knabbern.

Leicht kochen und zubereiten

In Ihrer neuen, leichten Küche gibt es ein paar Regeln, die es Ihnen noch einfacher machen, Kalorien zu sparen. Die meisten haben zum Ziel, bei der Zubereitung möglichst wenig Fett zu verwenden.

• **Selten braten:** Alle anderen Garmethoden wie Kochen, Dünsten, Dämpfen und Grillen kommen mit weniger Fett aus als Braten. Wenn Sie etwas anbraten, verwenden Sie eine beschichtete Pfanne oder einen Wok, dann brauchen Sie weniger Öl. Ein Esslöffel Öl reicht für eine Pfanne.

• **Sahne sparsam verwenden:** Viele Rezepte für Aufläufe, Rahmsaucen und Cremesuppen beinhalten einen Becher Sahne. Nehmen Sie nur einen halben Becher und ergänzen Sie die Flüssigkeit mit fettarmer Milch. Vorher kurz verrühren, und schon wird die Mahlzeit leichter.

• **Saure Sahne statt Schmand:** Zu Gerichten wie Chili con Carne oder Kartoffelsuppe wird meistens noch ein großer Löffel Schmand auf den Teller gegeben. Nehmen Sie stattdessen saure Sahne, die enthält viel weniger Fett.

• **Salatsaucen öfter mit Joghurt anrühren:** Joghurt ist eine leichtere Basis als Öl. Joghurtsauce statt

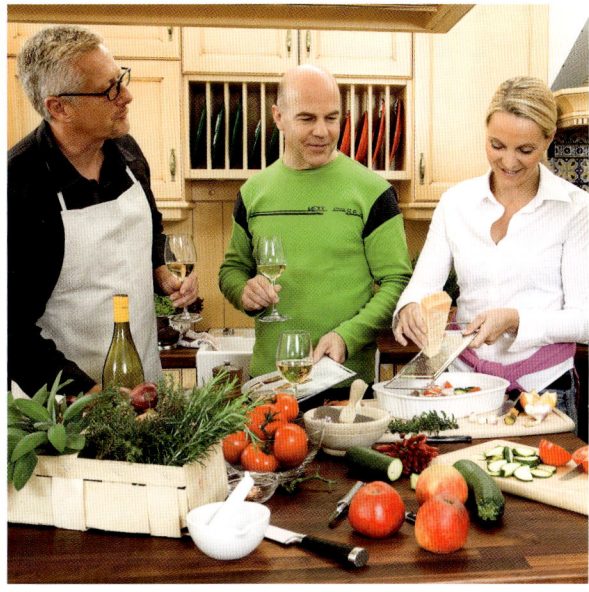

Gemeinsam geht oft nicht nur schneller, sondern macht obendrein noch mehr Spaß als allein.

Vinaigrette hilft daher, Kalorien einzusparen. Sie brauchen für den Geschmack dann vielleicht etwas mehr Salatkräuter, aber die dürfen Sie ohne jede Einschränkung verwenden.

• **Verwenden Sie keine Butter, um Saucen zu binden,** auch keine Saucenbinder oder Mehlschwitzen. Lieber bei dunklen Saucen einen Löffel Tomatenmark unterrühren, bei hellen Saucen etwas saure Sahne oder eine kleine (mehlige) Kartoffel mitkochen und dann pürieren.

> Wie man schneller satt wird

✔ **Vor dem Essen ein Glas Wasser trinken:** Das füllt den Magen.

✔ **Zuerst Salat oder Suppe essen:** Das füllt ebenfalls den Magen und hat wenig Kalorien.

✔ **Kleine Bissen gut kauen:** Der Speichel verdaut schon vor, das hilft Magen und Darm.

✔ **Langsam essen:** Dann spüren Sie, wann Sie satt sind. Der Körper braucht etwa 15 Minuten, um ein Sättigungsgefühl zu entwickeln.

✔ **Gemeinsam essen:** Dann unterhält man sich während der Mahlzeit und isst dadurch automatisch langsamer.

Mehr bewegen, leichter leben

Gesunde Ernährung ist das eine, Bewegung ist das zweite wichtige Element, um einen schlankeren Körper zu bekommen. Durchbrechen Sie den Teufelskreis aus viel sitzen, dick werden, noch mehr sitzen und noch dicker werden durch mehr Bewegung im Alltag und durch sportliche Aktivitäten. Einige Sportarten eignen sich gut auch für Übergewichtige. So werden Sie schlanker, kräftiger und ausdauernder.

Mehr Kalorien verbrauchen

Der entscheidende Faktor beim Abnehmen ist die Kalorienbilanz am Ende jedes Tages: Um ein Kilogramm Fett zu verbrennen, müssen Sie ungefähr 7000 Kilokalorien mehr verbrauchen, als Sie essen und trinken. Das ist eine ganze Menge.

Deswegen werden Sie für Ihr neues, leichteres Leben nicht nur kalorienärmer und gesünder essen, sondern zusätzlich auch mehr Kalorien verbrauchen. Das hilft dem gesamten Stoffwechsel, wieder besser in Schwung zu kommen. Außerdem verlieren die meisten Menschen beim Abnehmen nicht nur Fett, sondern auch Muskelmasse. Den Verlust von Muskulatur gilt

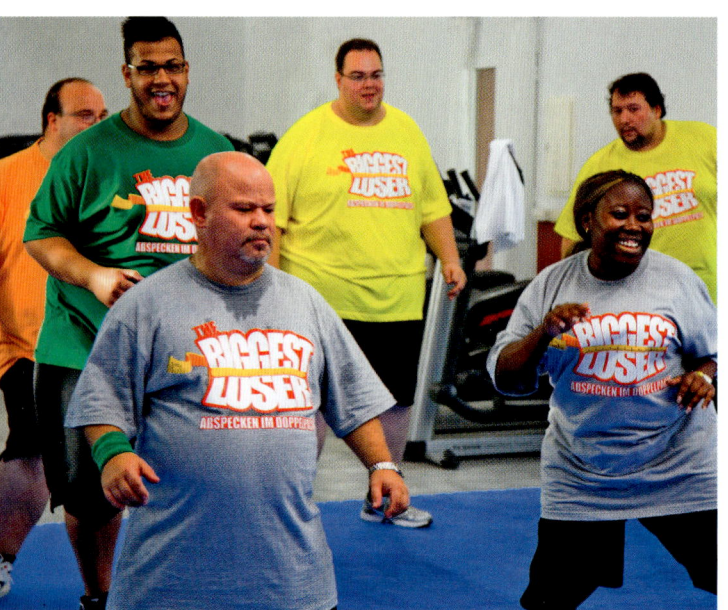

Kalorienverbrauch ist jetzt das A und O. Sport regt den Stoffwechsel an und hilft beim Aufbau von Muskelmasse.

es, unbedingt durch ausreichend Bewegung zu verhindern und durch ein geeignetes Training in Muskelgewinn umzukehren. Denn Muskeln verbrauchen schon im Ruhezustand 25-mal mehr Energie als Fettmasse. Je mehr Muskeln man hat, desto mehr Kalorien verbraucht man allein im Schlaf. Deswegen hilft mehr Muskulatur, abzunehmen und nach dem Abnehmen das Gewicht zu halten.

Bewegungsgewohnheiten

Schlanke Menschen bewegen sich meistens mehr als Dicke, und zwar nicht nur durch Sport, sondern ganz nebenbei im ganz normalen Alltag. Sie stehen häufiger vom Bürostuhl auf, sind mehr unterwegs und gehen öfter Wege zu Fuß. Jeden Tag verbrauchen sie dadurch 300 bis 500 Kilokalorien mehr. Natürlich fällt ihnen Bewegung auch leichter, weil sie weniger Gewicht mit sich tragen. Trotzdem können sich auch übergewichtige Menschen einen aktiveren Alltag angewöhnen. Es braucht nur am Anfang einen Ruck und innere Überwindung. Aber wer es wagt, merkt sehr schnell, dass es gar nicht so mühsam ist, wie gedacht.

In den ersten Wochen, solange das aktivere Leben noch nicht zur Gewohnheit geworden ist, hilft den meisten ihr Tagesprotokoll. Dort schreiben Sie abends nicht nur hinein, was Sie gegessen und getrunken haben, sondern auch, wie und wie lange Sie sich bewegt haben (siehe auch Seite 24). Dazu zählen schon allein alle Wege, die Sie zu Fuß zurücklegen. Vermerken Sie auch, ob es Ihnen leicht- oder eher schwergefallen ist. So bekommen Sie nach einiger Zeit ein gutes Gespür dafür, wie viel und welche Bewegung Ihnen guttut und was Sie leisten können und wollen.

12 Gründe für ein aktiveres Leben

Körperliche Aktivität hat viele positive Wirkungen

1 Sie verbrauchen Kalorien und nehmen leichter ab.

2 Sie bekommen einen schöneren, strafferen Körper und eine bessere Haltung.

3 Durch regelmäßige Bewegung werden Sie fitter im Alltag: Sie können leichter Treppen steigen oder Einkäufe tragen.

4 Aktive Menschen leben länger.

5 Aktive Menschen bekommen seltener hohen Blutdruck und haben ein geringeres Risiko, an einem Herzinfarkt oder einem Schlaganfall zu sterben.

6 Aktive Menschen werden seltener depressiv, und Menschen mit Depressionen geht es besser, wenn sie sich bewegen.

7 Aktive Menschen bekommen seltener Altersdiabetes (Typ-2-Diabetes), und Diabetiker, die sich bewegen, haben ihren Blutzuckerspiegel besser im Griff.

8 Krafttraining ist gut gegen Knochenschwund.

9 Je mehr Sie sich bewegen, desto geringer wird Ihr Risiko, an Darmkrebs zu erkranken.

10 Menschen mit rheumatischen Beschwerden haben weniger Schmerzen und weniger Gelenkprobleme, wenn sie geeignete Übungen machen.

11 Ein aktives Leben hilft, Geld für medizinische Behandlungen zu sparen.

12 Bewegung kann tatsächlich Spaß machen!

> »Mein Arzt sagt mir: ›Wenn es so weitergeht, geht es dir wie deiner Familie sonst auch. Du bekommst Diabetes, dein Herz wird schwächer.‹ Und dann finde ich auch keine Arbeit mehr.«
>
> *(Vanessa)*

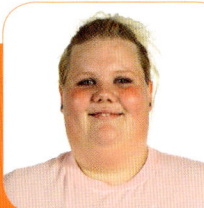

Im Alltag mehr bewegen

Ganz ohne Sport kann jeder Mensch jeden Tag ein paar Hundert Kalorien mehr verbrennen. Die Zauberformel heißt: den Tag aktiver gestalten. Der Energieverbrauch unterwegs, bei der Hausarbeit oder im Garten wird im Vergleich zum Sport oft unterschätzt. Fangen Sie also an, Ihren Tagesablauf zu durchforsten: Wo und wann können Sie sich in Ihrem ganz normalen Alltag mehr bewegen? Versuchen Sie, täglich insgesamt eine Stunde lang nebenbei aktiv zu sein.

Mehr zu Fuß gehen

Die meisten Menschen fahren mit dem Auto zur Arbeit, fahren dort mit dem Lift nach oben und kommunizieren die meiste Zeit per Telefon und Computer. Mittags sitzen sie in der Kantine und abends zu Hause auf dem Sofa. Kein Wunder, dass sie dabei Kalorien sparen. Leider sind das aber Verbrauchskalorien, und die müssen Sie erhöhen, um abzunehmen.

Das ist zum Glück nicht schwer. Mit ein paar kleinen Änderungen im Alltag können Sie Ihren Energieverbrauch deutlich in die Höhe schrauben. Nur 5000 Schritte mehr an jedem Tag machen Sie schon deutlich

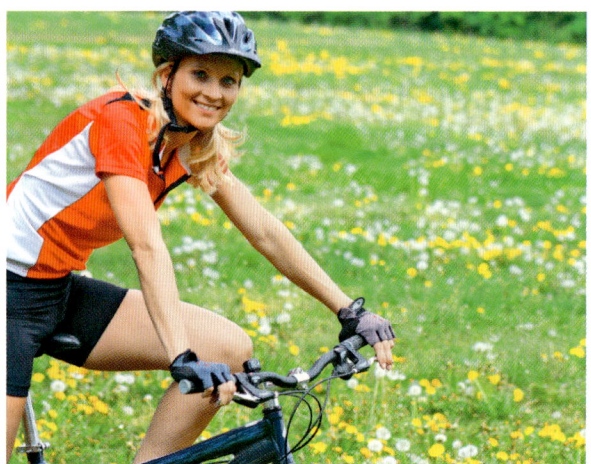

Ob als Sporteinheit oder für den alltäglichen Weg zur Arbeit oder zum Supermarkt: Fahrradfahren ist ideal für jedermann.

aktiver. Das sind je nach Schrittlänge zusammen genommen etwa drei Kilometer. So viel legt ein Verkäufer durchschnittlich pro Tag bei der Arbeit zurück. Kellner kommen locker auf das Dreifache. Damit Sie wissen, wann Sie Ihre 5000 Plusschritte erreicht haben, kaufen Sie sich für wenig Geld einen Schrittzähler. Probieren Sie aus, wann und wo Sie Ihre Zusatzschritte am besten in Ihren Tag einbauen.

Tipps für Zusatzschritte

● Gehen Sie möglichst oft zu Fuß in die Arbeit oder zur Schule. Parken Sie Ihr Auto fünf Gehminuten entfernt von zu Hause oder steigen Sie eine Station früher aus der Straßenbahn.

● Wenn Sie Büroarbeiter sind, gehen Sie nach der Mittagspause eine Viertelstunde zu Fuß, bevor Sie sich wieder an den Schreibtisch setzen.

● Verzichten Sie auf die Espressomaschine in der Teeküche und holen Sie sich jeden Kaffee aus der Kantine.

● Besuchen Sie Kollegen, mit denen Sie etwas besprechen wollen, anstatt sie anzurufen oder ihnen E-Mails zu schreiben.

● Machen Sie kleine Besorgungen zu Fuß: Zum Briefkasten, zum Bäcker oder zur Apotheke fahren Sie ab sofort nicht mehr mit dem Auto. Benutzen Sie das Auto erst, wenn der Fußweg länger als 15 Minuten ist.

● Wenn Sie Ihr Kind zum Kindergarten oder zur Schule bringen, gehen Sie mit dem Kind zu Fuß oder nehmen Sie einen kleinen Roller oder ein Kickboard mit. So bewegen Sie sich beide, sind an der frischen Luft, und das Kind lernt, sich im Verkehr zu bewegen.

● Verzichten Sie auf Fernbedienungen. Dann müssen Sie jedes Mal aufstehen, wenn Sie ein Gerät einschalten oder beim Fernsehen zappen wollen.

Fahrrad fahren, sooft es geht

Dieses Verkehrsmittel ist ideal für alle, die sich nebenbei bewegen wollen. Vor allem in Städten und auf der

> Die Treppe, ein unterschätztes Fitnessgerät

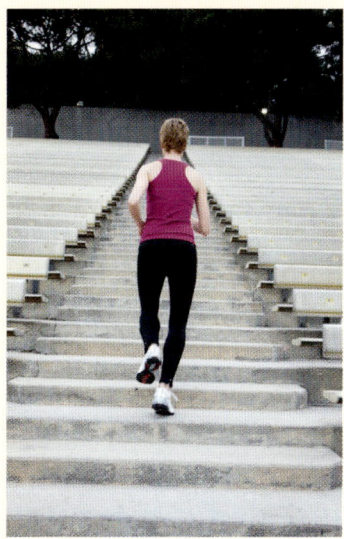

Beim Treppensteigen verbrauchen Sie mehr Kalorien als beim normalen Fahrradfahren. Verzichten Sie deswegen so oft wie möglich auf den Lift und nehmen Sie die Treppe. Wenn Sie nur ein Stockwerk zu gehen haben, gehen Sie immer zu Fuß. Für zwei oder drei am besten auch. Bei vier Stockwerken oder mehr kommt es auf Ihre Kraft und Ihren Ehrgeiz an. Probieren Sie, wie viele Stockwerke Sie schaffen.

Die meisten Menschen nehmen aufwärts den Lift und gehen zu Fuß hinunter. Machen Sie es umgekehrt: Fahren Sie abwärts mit dem Lift, das schont die Kniegelenke, und gehen Sie hinauf, das verbraucht Energie.

Beobachten Sie sich einmal selbst beim Treppensteigen. Die meisten Leute nehmen die Kraft dafür aus den Knien und aus der Hüfte.

Versuchen Sie, auch das Sprunggelenk im Fuß dafür einzusetzen, das kräftigt die Muskulatur im Unterschenkel: Heben Sie dazu die Fußspitze bei jeder Stufe an, setzen Sie nur den Vorderfuß auf und drücken Sie sich auch aus dem Fußgelenk nach oben.

Kurzstrecke ist man mit dem Fahrrad außerdem viel schneller unterwegs als mit dem Auto. Man überholt lässig jeden Stau und verliert keine kostbare Zeit mit der Parkplatzsuche.

Das Fahrrad boomt als Verkehrsmittel im Alltag und als Sportgerät. Machen Sie diesen Trend ruhig mit. Mittlerweile gibt es zahlreiche unterschiedliche Fahrradtypen, und viele sind auch für Übergewichtige geeignet, zum Beispiel solche mit einem tiefen Durchstieg, mit einem bequemen Sattel und mit etwas erhöhtem Lenker. In letzter Zeit kommen auch mehr und mehr Lastenfahrräder auf den Markt, mit denen man sogar den Transport des Wocheneinkaufs bewältigen kann. Der Fachhandel bietet all diese Fahrradmodelle in reicher Auswahl an.

Prüfen Sie, ob Sie mit dem Rad zur Arbeit fahren können. Bis zu einer Entfernung von fünf Kilometern sollte das mindestens möglich sein, auch ohne spezielles Fahrrad-Outfit und sogar im Anzug. Suchen Sie nach einer Strecke mit möglichst vielen Radwegen, auch wenn Sie etwas weiter sein sollte als mit dem Auto. Fahren Sie nicht zu schnell, damit Sie nicht verschwitzt zur Arbeit kommen.

Auf ein E-Bike oder ein Pedelec, bei dem man selber treten muss, aber durch die Elektrounterstützung viel weniger Kraft braucht, sollten Sie verzichten. Es sei denn, Sie wohnen oder arbeiten in sehr hügeligem Gelände. Schließlich wollen Sie beim Radfahren nicht nur vorwärtskommen, sondern dabei möglichst viele Kalorien verbrauchen.

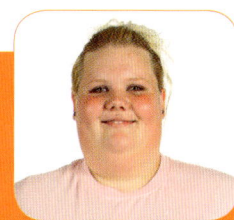

»Der Sport im Wasser, im Pool, war ganz super, da man sein Gewicht nicht gemerkt hat und sich ein bisschen leichter fühlt.«

(Vanessa)

In Haus und Garten

Arbeiten zu Hause verbraucht mehr Kalorien als Arbeiten im Büro. Wenn Sie sauber machen, sich handwerklich betätigen oder den Rasen mähen, sind Sie körperlich aktiv, ebenso wie beim Spielen mit den Kindern.

Machen Sie sich deswegen zu Hause so oft wie möglich nützlich, auch wenn Sie von Hausarbeit bisher wenig gehalten haben. Es hat gleich mehrere Vorteile: Sie werden gelobt, können sich über das Ergebnis Ihrer Arbeit freuen und verbrauchen zudem Kalorien.

Am Morgen und am Abend ziehen Sie sich im Stehen an und aus, anstatt im Sitzen. Schon solche winzigen Gewohnheitsänderungen summieren sich mit der Zeit zu einem zusätzlichen Kalorienverbrauch.

Weitere Zusatzkalorien verbrauchen Sie, wenn Sie beim Telefonieren nicht auf dem Sofa lümmeln, sondern dabei herumgehen. Wenn Sie dann zu Hause herumgehen: Schauen Sie sich in Ihrer Wohnung um. Sollte nicht einmal wieder das eine oder andere Zimmer frisch gestrichen werden? Vielleicht in einer neuen Farbe? Packen Sie es an, denn Wändestreichen ist körperlich ganz schön anstrengend. Anschließend wiegen Sie ein paar Gramm weniger und genießen dazu ein schönes neues Wohngefühl.

> So viele Kalorien verbrauchen Sie in einer Viertelstunde

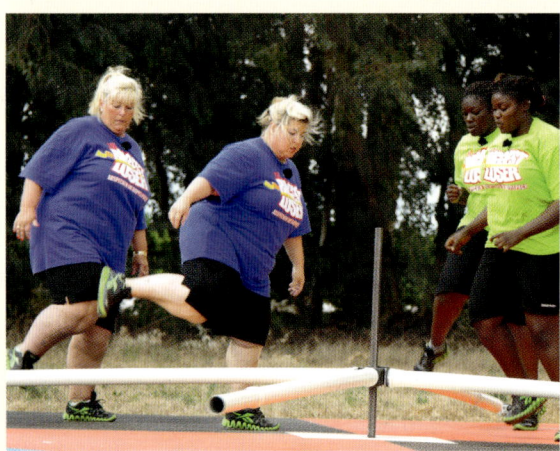

Jede Art von Tätigkeit verbraucht Energie, auch denken. Gehirnarbeit lässt sich aber schlecht in Kalorien umrechnen, körperliche Arbeit dagegen gut. Hier sehen Sie, bei welchen Arbeiten Sie in 15 Minuten wie viel Energie (Kilokalorien) verbrauchen.

Je schwerer ein Mensch ist, desto mehr Energie und Muskelleistung muss er aufwenden, um den Körper zu bewegen. Daher ist der Kalorienverbrauch bei höherem Gewicht auch höher. Immerhin ein Vorteil, den Übergewichtige haben.

Körpergewicht	90 kg	120 kg	150 kg
Fernsehen	27	36	45
Büroarbeit	31	41	52
Bügeln	45	59	74
Kochen	51	68	86
Billard	58	77	97
Heimwerken	68	90	113
Leichte Gartenarbeit	77	103	128
Spazierengehen	81	108	135
Putzen	88	117	146
Tanzen	92	122	153
Bergwandern	135	180	225
Rad fahren langsam	135	180	225
Nordic Walking	149	198	248
Treppen steigen	155	207	259
Schwimmen langsam	173	230	288
Joggen langsam	184	245	306
Mountainbikefahren	194	259	324
Fitnesstraining	248	331	414

Die Zahlen (Angaben in Kilokalorien) sind ungefähre Werte, die je nach Geschlecht, Konstitution und Intensität der Bewegung nach unten oder oben abweichen können.

Der Garten könnte wieder etwas mehr Pflege vertragen? Legen Sie im Frühjahr ein Gemüsebeet an. Umgraben und ein Beet vorbereiten sind anstrengende körperliche Arbeiten. Säen oder pflanzen Sie Gemüse, das Sie gerne essen. Auch Gartenanfänger können Tomaten ziehen, Karotten säen und einen kleinen Kräutergarten anpflanzen.

Übernehmen Sie außerdem den Job des Rasenmähens – natürlich nur, wenn Sie dabei den Rasenmäher schieben müssen und nicht auf ihm herumfahren. Auch Hacken und Unkrautjäten erfordern körperliche Anstrengung und machen den Garten schöner.

Am Wochenende raus in die Natur

Anstatt das Wochenende vor dem Computer zu sitzen, machen Sie lieber einen Ausflug, aber nicht auf ein Dorf- oder Volksfest, wo doch wieder hauptsächlich gegessen und getrunken wird. Auch bei Besuchen in Freizeitparks verzehren Sie meistens mehr Kalorien, als Sie verbrauchen. Planen Sie stattdessen eine Fahrradtour, gehen Sie wandern oder schwimmen an einen See oder beides in Kombination. Freizeit- und Tourenvorschläge finden Sie für fast jede Region im Internet oder im Buchhandel.

Ein Federballspiel passt in fast jedes Ausflugsgepäck. Nehmen Sie eines mit, dazu eine Decke und ein gesundes Picknick. So können Sie am Ziel eine Runde spielen, dann gemütlich picknicken, ohne dass die Kinder nach einem Eis oder Pommes quengeln und ohne selbst ein schlechtes Gewissen beim Essen zu bekommen.

Vielleicht gibt es an Ihrem Ausflugsziel einen Minigolfplatz? Das strengt nicht zu sehr an und macht Spaß. Auch eine Tischtennisplatte gibt es an vielen Orten. Um sie zu nutzen, brauchen Sie nur ein Paar

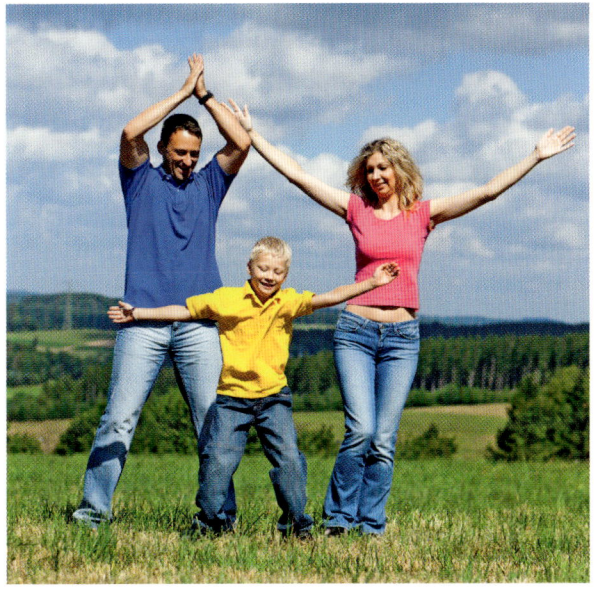

Ein Familienausflug in die Natur hält nicht nur fit, sondern macht auch Spaß und stärkt das Gemeinschaftsgefühl.

Schläger und einen Ball. Oder Sie spielen mit den Kindern Räuber und Gendarm. Kinder lieben auch kleine Nachtwanderungen mit der Taschenlampe.

Im Herbst können Sie einen Waldspaziergang machen, mit der Familie Kastanien sammeln und Drachen steigen lassen. Im Winter können Sie eislaufen gehen oder Schlitten fahren. Aber ziehen Sie unbedingt den Schlitten zu Fuß den Berg hinauf und fahren Sie nicht mit der Bergbahn. Beim Bergaufgehen verbrauchen Sie Kalorien, außerdem werden die Kinder müde und sind am Abend leichter ins Bett zu bringen.

Und wenn das Wetter am Wochenende nicht mitspielt, gibt es in vielen Regionen ein großes Angebot von aktiven Freizeitvergnügen: eine Eishalle, ein Spaßbad oder auch eine Kletterhalle.

»*Wenn man sich selbst so sieht, fühlt man sich nicht wohl. Und wenn man andere jüngere Menschen betrachtet, kommt einem der Gedanke, dass man auf jeden Fall etwas ändern muss.*«

(Alexander)

Der sportliche Einstieg

Viele Übergewichtige haben lange Zeit keinen Sport getrieben. Jetzt plötzlich von null auf hundert durchzustarten ist keine gute Idee. Sie würden sich schnell überfordern und frustriert wieder aufgeben. Aber sportliche Betätigung ist unbedingt nötig, um langfristig erfolgreich abzunehmen. Suchen Sie sich deswegen eine geeignete Sportart aus, starten Sie langsam und steigern Sie Ihr Pensum erst, wenn Sie sich mit Ihren neuen Aktivitäten angefreundet haben.

Die ersten Hürden überwinden

Es ist nicht so leicht, sich mit Übergewicht sportlich zu betätigen. Die vielen Kilo machen jede Bewegung anstrengender, als sie für einen normalgewichtigen Menschen ist. Wahrscheinlich haben Sie nach langen trägen Jahren wenig Kondition und Kraft. Trotzdem ist es wichtig, dass Sie auch mit sportlicher Betätigung beginnen. Schließlich möchten Sie Ihre Fettdepots schrumpfen lassen. Ausdauersportarten eignen sich besonders, um Gewicht zu verlieren. Sehen Sie sich zum Vergleich einen Gewichtheber an und einen Langstreckenläufer. Beides sind Leistungssportler, sie

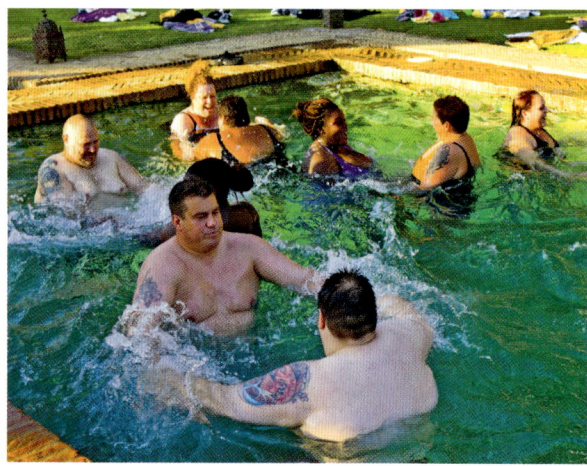

Unter Gleichgesinnten macht jeder Sport mehr Spaß, und man kann sich anschließend über Erfahrungen austauschen.

haben aber eine grundlegend andere Statur. Der eine braucht Kraft und verkraftet viel Körpergewicht dennoch gut, der andere muss leicht sein und eine gute Kondition haben, um die lange Strecke zu schaffen. Wem wollen Sie lieber gleichen? Dies kann schon eine erste Orientierung dafür sein, welche Sportart für Sie infrage kommt.

Im Team geht's leichter

Auch normalgewichtige Freizeitsportler geben sich leichter einen Ruck, wenn sie ihren Sport zusammen mit einem Partner oder in einer Gruppe ausüben. So entsteht ein gegenseitiger sozialer Druck, der es erleichtert, sich jedes Mal zu motivieren. Wenn möglich, suchen Sie sich einen Freund oder eine Freundin, mit dem oder der Sie gemeinsam beginnen und Fortschritte machen können. Wenn Sie alleine loslegen, wählen Sie eine Gruppe oder einen Kurs aus, der Ihren Bedürfnissen und Möglichkeiten gerecht wird. Viele Vereine, Volkshochschulen und soziale Einrichtungen bieten inzwischen extra Sport für Übergewichtige an. Dort treffen Sie auf Menschen mit ähnlicher Statur und ähnlichen Zielen. Unter Gleichgesinnten werden Sie sich schneller wohlfühlen.

Und Sie können dort auch Freunde gewinnen, mit denen Sie Erfahrungen austauschen und vielleicht Ihr großes Ziel gemeinsam angehen. Wenn Sie ein geeignetes Angebot gefunden haben, machen Sie, wenn möglich, ein bis zwei Probestunden, um zu testen, ob Ihnen Trainer und Stunden zusagen.

Worauf es ankommt

In erster Linie zielt Ihr Training auf Energieverbrauch. Das gelingt am besten durch ein moderates Ausdauertraining, das direkt Energie verbraucht, während Sie trainieren. Zusätzlich bauen Sie Ihre Muskulatur durch ein leichtes Krafttraining auf. Das wirkt sogar doppelt: Es verbraucht sofort und auch danach noch Energie.

Denn die stärkeren Muskeln tragen durch ihre natürliche Stoffwechselaktivität zu einem höheren Grundumsatz bei. Wenn Sie also mehr Muskeln bekommen, verbrauchen Sie ohne weiteres Zutun mehr Kalorien. Eine gute Ergänzung sind Beweglichkeits- und Koordinationsübungen. Durch sie werden Sie sich kontrollierter und geschickter bewegen können und sich in Ihrem Körper wohler fühlen.

So steigern Sie Ihre Kondition

Belasten Sie Ihren Körper mindestens zwei- bis dreimal pro Woche. Beginnen Sie je nach körperlicher Verfassung mit 15 bis 30 Minuten Radfahren, Nordic Walking oder einer anderen leichten Ausdauersportart, die auf den nächsten Seiten vorgestellt werden. Steigern Sie die Dauer jeweils nach wenigen Wochen, bis schließlich ein Gesamt-Wochenpensum von drei Stunden erreicht ist. Sie könnten also in der Endstufe zum Beispiel an den Werktagen eine halbe Stunde Ausdauertraining betreiben, macht 2,5 Stunden, dann einen Tag Pause, und am Sonntag eine ganze Stunde.

Die auf den nächsten Seiten folgenden Sportarten trainieren die Ausdauer und sind auch für Übergewichtige gut geeignet, weil sie den schweren Körper nicht überfordern und die Gelenke schonen. Dabei können Sie die Dauer und die Geschwindigkeit selbst regulieren, ganz nach Ihren Fähigkeiten. Die Intensität des Trainings sollte auf Ihre persönliche Leistungsfähigkeit abgestimmt sein. Lieber weniger intensiv trainieren und dafür länger.

So bauen Sie Muskeln auf

Ergänzen Sie Ihr Ausdauertraining nach einer Eingewöhnungszeit mindestens einmal pro Woche und höchstens dreimal mit einem leichten Krafttraining. Dabei beanspruchen Sie einzelne Muskelgruppen – vor allem solche, die beim Ausdauertraining kaum benutzt werden. So wird der Muskelquerschnitt vergrößert, und Ihre Kraft nimmt zu.

Zu Beginn sollten Sie sich beim Krafttraining professionell anleiten lassen, damit Sie mit der richtigen Intensität trainieren und damit Sie die richtigen Übungen lernen. Manche Übungen sind für stark Übergewichtige ungeeignet, etwa das klassische Bauchmuskeltraining in Rückenlage. Dabei kann die Fettmasse am Bauch auf die Organe und das Zwerchfell drücken, sodass die Atmung schwerfällt. Besser sind dann Übungen im Sitzen, Knien oder Stehen.

Beratung bekommen Sie entweder bei einem Personal Trainer oder in einem Fitnessstudio. Fragen Sie nach, ob man sich dort mit Training bei Übergewicht auskennt, und lassen Sie sich Übungen zeigen, die Sie auch ohne Kraftsportgeräte oder mit einfachen leichten Hanteln, einem TRX-Band oder einem Gummiband zu Hause fortsetzen können (siehe Seite 90).

So werden Sie beweglicher und geschickter

Nach dem Kraft- oder Ausdauertraining machen Sie zur Entspannung noch ein paar Dehnungsübungen. Dann ist Ihr Körper durch die vorherige Anstrengung aufgewärmt, sodass Sie sich nicht dabei verletzen. Dehnen Sie vor allem die Muskelpartien, die Sie vorher besonders angestrengt haben. Die einzelnen Übungen lernen Sie am besten auch bei einem Trainer oder in einem Kurs. Halten Sie jede Dehnung solange, bis Sie mindestens fünfmal ein- und ausgeatmet haben.

Alle Sportarten, für die man besondere Bewegungen einübt, verbessern auch die Körperbeherrschung. Es gibt einfache Übungen, mit denen man die Koordination von Bewegungen und Körperspannung trainieren kann. Dazu gehören so einfache Dinge wie Bücken mit rundem und mit geradem Rücken oder Stehen auf einem Bein als Balanceübung. Auch Geschicklichkeitsübungen mit einem Ball sind sehr wirkungsvoll. Übungen mit einem TRX-Band (siehe Seite 90) fördern ebenso die Körperbeherrschung, weil man dabei mit dem eigenen Körpergewicht teilweise an einer Seilkonstruktion hängt und die verschiedensten Muskelpartien im Zusammenspiel anspannt. Machen Sie einfach noch zwei oder drei einfache Koordinationsübungen nach dem Dehnen.

Sportarten für Übergewichtige

Es ist wichtig, dass Sie sich einen Sport aussuchen, der Ihren Möglichkeiten entspricht, damit Sie sich fordern, aber nicht überfordern. Zunächst weniger geeignet sind alle Sportarten, bei denen viel gerannt wird, denn dabei kommt ein untrainierter Mensch schnell aus der Puste, und das Herz wird stark belastet. Fußball oder Handball spielen sollten Sie also erst, wenn Sie sich schon ein wenig Kondition antrainiert haben. Ungeeignet sind auch Sportarten, bei denen die Gelenke durch ständige Geschwindigkeitswechsel stark beansprucht werden. Zu diesen Stop-and-go-Sportarten gehören fast alle Ballsportarten, auch Volleyball oder Tennis. Es gibt aber eine ganze Reihe von Sportarten, die auch für Ungeübte geeignet sind. Auf den nächsten Seiten stellen wir Ihnen ideale Einsteigersportarten für Übergewichtige vor.

> Gymnastik

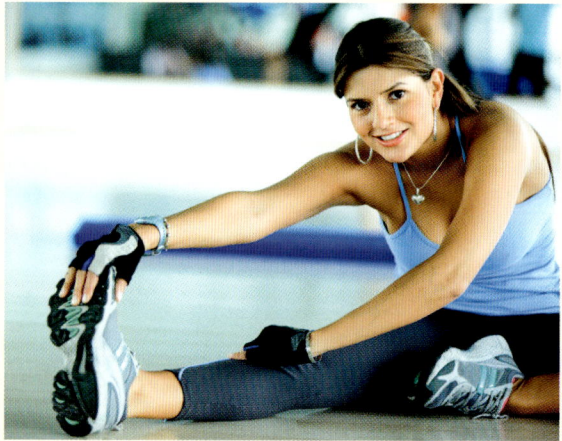 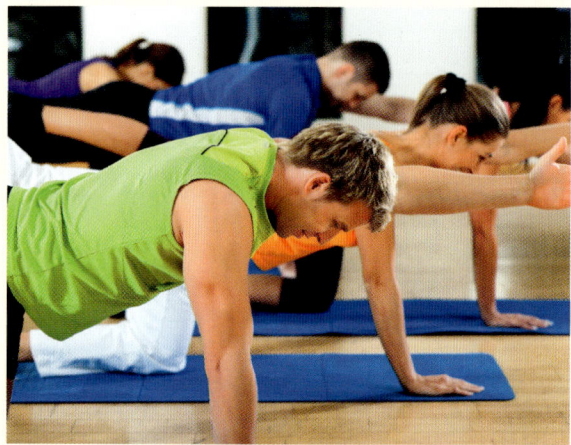

Gymnastik ist ideal für alle, die sich gerne zu Musik bewegen, und wird meistens von Frauen bevorzugt. Mit der richtigen Auswahl von Übungen kann man sehr gezielt die Muskulatur stärken, die Ausdauer fördern oder Herz und Kreislauf trainieren. Wichtig für Schwergewichtige ist, dass die Übungen die Gelenke schonen. Auf Hüpfen und Springen sollten Sie am Anfang verzichten. Ebenso sollten Sie keine Übungen machen, die Schmerzen verursachen. Erkundigen Sie sich nach speziellen Gesundheitssportkursen und Kursen für Übergewichtige. Wenn die Stunde nur einmal in der Woche stattfindet, sollte man die Übungen auch zu Hause wiederholen.

Sehr dicke Menschen sind durch ihren Körperumfang bei einigen Übungen behindert, doch es gibt Tricks, mit denen man sich behelfen kann:

● Die Oberschenkel reiben aneinander? Kleben Sie sich große Pflaster an die Beininnenseite.

● Der Bauch ist im Weg? Öffnen Sie bei entsprechenden Übungen die Beine, dann hat der Bauch besser Platz, oder verzichten Sie auf Übungen in Rückenlage.

● Die Brust schmerzt bei Übungen auf dem Bauch? Machen Sie die gleichen Übungen im Kniestand.

● Im Kniestand schmerzen die Kniegelenke? Legen Sie ein Kissen oder eine Matte darunter.

> Pilates

Pilates ist eine ganzheitliche Gymnastik, die auf kreislaufschonendes Ganzkörpertraining setzt. Die Übungen bauen Kraft auf, festigen die Körperhaltung und beinhalten auch Dehnungen und Atemübungen. Sie konzentrieren sich besonders auf die Körpermitte und trainieren die gesamte Rumpfmuskulatur. Dabei können auch Fehlhaltungen wie hochgezogene Schultern ausgeglichen werden. Nach einiger Zeit verbessert sich ganz allgemein die Körperhaltung, die Körperspannung nimmt zu, und man bewegt sich im Alltag bewusster.

Die rund 500 verschiedenen Pilatesübungen sind fast alle sehr gelenkschonend und daher für Übergewichtige gut geeignet. Man führt sie meistens auf einer Matte am Boden, zum Teil auch mit speziellen Pilates-Geräten aus. Dabei wird auf harmonische Bewegungen geachtet, die fließend ineinander übergehen sollen. Pilates soll auch die Konzentrationsfähigkeit fördern.

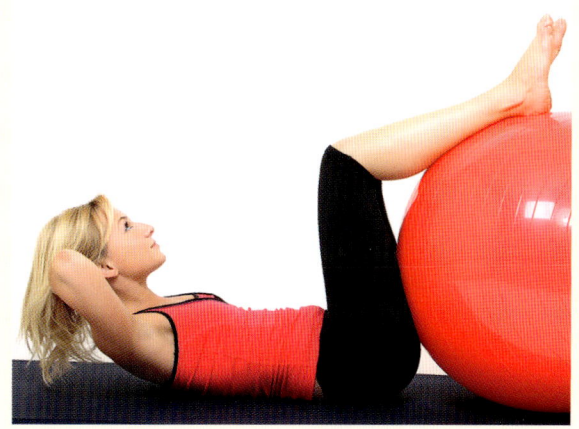

Pilates-Stunden bieten zahlreiche Sportvereine, kommunale Freizeiteinrichtungen, Volkshochschulen und kommerzielle Studios an.

Wenn man die Übungen einmal erlernt hat, kann man sie auch zu Hause machen. Manche sind sogar als Zwischendurchübungen auf dem Bürostuhl geeignet.

> Heimtrainer und Spinning

Beides ist Radeln in geschlossenen Räumen. Einen Heimtrainer können Sie zu Hause im Wohnzimmer aufstellen und so auch bei schlechtem Wetter trainieren. Bitte parken Sie ihn nicht im Keller oder im Schlafzimmer, denn dort steht er bei vielen Besitzern unbenutzt herum, weil die Umgebung manchmal wenig anregend ist. Im Wohnzimmer können Sie beim Radeln fernsehen oder sich mit der Familie unterhalten, dann vergeht die Zeit schneller. Natürlich können Sie dazu auch Musik hören oder ein Hörbuch, das von den eintönigen Bewegungen ablenkt. Wenn Sie lieber in der Gruppe strampeln, dann buchen Sie einen Indoor-Cycling-Kurs, oft auch Spinning genannt. Die Art des Trainings unterscheidet sich unwesentlich vom Radfahren draußen. Mehrere Leute radeln dabei auf stationären Trainingsgeräten nach Ansage eines Trainers und meist mit Musik. Der Trainer gibt dabei die Trittfrequenz vor und sagt an, ob man im Sit-

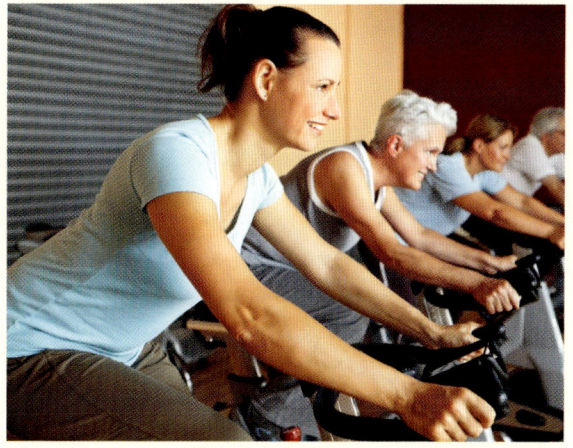

zen oder im Stehen fahren soll. Den individuellen Kraftwiderstand kann man meistens selbst einstellen, sodass Menschen mit unterschiedlichen konditionellen Voraussetzungen zusammen trainieren können. Wählen Sie trotzdem einen Anfängerkurs, sonst sind Sie konditionell schnell überfordert.

> Radfahren

Radfahren ist ein sehr alltagstauglicher Sport, weil man damit fast immer das Sportliche mit dem Nützlichen verbinden kann – auf dem Weg zur Arbeit, beim Einkaufen oder beim Sonntagsausflug. Radfahren baut Muskeln auf, vor allem in den Beinen, aber auch im Oberkörper. Man verbrennt dabei durch die geringe, aber anhaltende Belastung wirksam Fett. Für Übergewichtige ist ein Fahrrad das optimale Fortbewegungsmittel, weil es das Gewicht auf dem Sattel trägt und die Beine und Gelenke entlastet. Durch die Gangschaltung lässt sich der Kraftaufwand jederzeit individuell einstellen, sodass auch ganz Untrainierte sofort damit zurechtkommen. Wenn Sie lange nicht mehr Fahrrad gefahren sind, üben Sie zuerst auf wenig befahrenen Wegen, um die Balance wiederzufinden.

Radfahren können Sie in jeder Bekleidung, die der Temperatur und dem Wetter angepasst ist. Radhandschuhe

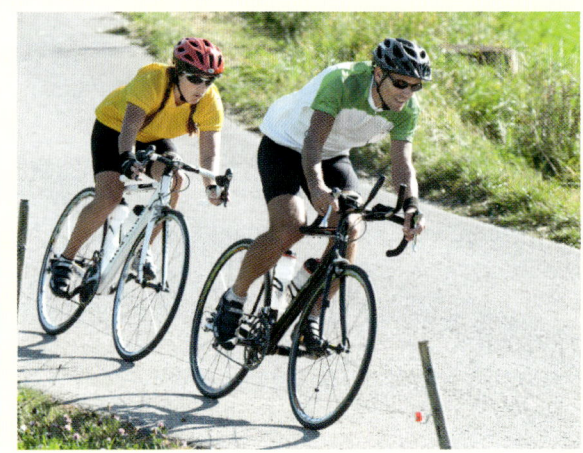

brauchen Sie vorerst nicht, aber ein Helm schützt den Kopf bei eventuellen Stürzen und außerdem vor der Sonne. Wenn Sie am Wochenende Radausflüge machen wollen und dabei länger als eine Stunde auf dem Rad sitzen, helfen gepolsterte Radlerhosen, das Wundscheuern zu vermeiden.

> Nordic Walking

Gehen ist für die Knie- und Fußgelenke viel gesünder als Joggen, weil weniger Stoßbelastungen damit verbunden sind. Damit man sich trotzdem anstrengt und Kalorien verbrennt, geht man schneller und intensiver – zum Beispiel beim Nordic Walking mit Stöcken. Durch den Stockeinsatz bewegt man zusätzlich die Rumpf- und Armmuskulatur. Dadurch verbrennt man mehr Kalorien als beim Spazierengehen und trainiert auch die Rumpf- und Armmuskulatur. Der Anfang ist leicht, auch im untrainierten Zustand, denn die Strecken und Steigungen lassen sich der individuellen Fitness leicht anpassen.

Die Stöcke haben die richtige Länge, wenn Sie die Unterarme im rechten Winkel halten. Außer Stöcken brauchen Sie keine besondere Ausrüstung. Jeder Universal-Sportschuh für draußen, der bequem sitzt und dessen Sohle Profil besitzt, ist geeignet. Gehen Sie so schnell wie möglich, aber langsam genug, dass Sie sich noch

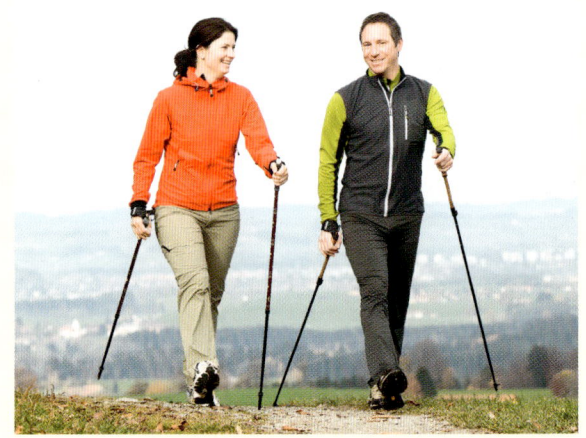

unterhalten können. Die Schrittlänge sollte größer sein als beim Spaziergang, aber nicht unnatürlich groß. Wenn Knie oder Hüfte anschließend schmerzen, waren Ihre Schritte vielleicht ein wenig zu raumgreifend. Starten Sie alleine oder zu zweit oder schließen Sie sich einer Gruppe an, die es für alle Altersklassen gibt.

> Wandern

Am Wochenende sind Wandertouren eine gute Abwechslung. Man bewegt sich an der frischen Luft, tut viel für Herz und Kreislauf und trainiert an Steigungen die Bein- und Pomuskulatur.

Gehen Sie mit Freunden oder mit der Familie oder schließen Sie sich einer Wandergruppe an. Die Strecke sollte am Anfang nicht zu lang sein. Je nach Steigung genügen zehn Kilometer vollkommen.

Sie brauchen dazu gutes Schuhwerk, einen Rucksack und am besten ein paar Wanderstöcke. Stöcke entlasten die Beine bei steilen Anstiegen, vor allem aber die Knie beim Abwärtsgehen. Bergstiefel brauchen Sie nur in den Bergen und in unwegsamem Gelände. Ansonsten genügt jeder Outdoorschuh mit Profilsohle. Wenn er über die Knöchel reicht, haben die Füße einen besseren Halt. Nehmen Sie noch eine Regenjacke mit für den Fall, dass es nass wird. Und gehen Sie nie ohne Karte oder einen

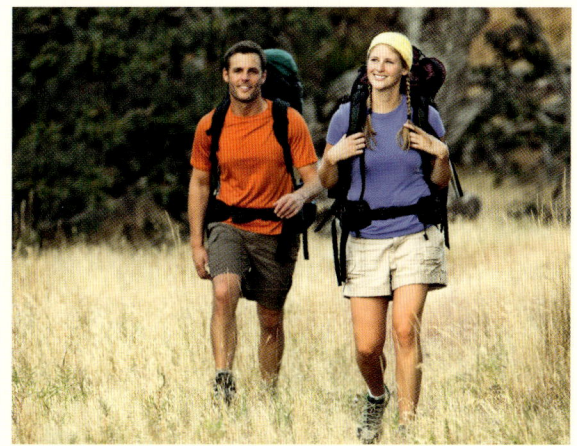

kundigen Führer (mit Karte) los, denn Sie wollen ja auch wieder ankommen.

Wenn Sie die Strecke mit einer Bergbahn abkürzen wollen, fahren Sie abwärts, nicht aufwärts. Dann strengen Sie sich auf dem Weg nach oben ordentlich an und schonen auf dem Weg ins Tal die Kniegelenke.

> Langlaufen

Die gleitende Bewegung auf Skiern ist ein idealer Wintersport für Übergewichtige. Die traditionelle Fortbewegung auf Schnee mit schmalen Brettern stärkt den Kreislauf und die Muskulatur der Beine, der Arme und im ganzen Oberkörper, ohne die Gelenke sehr zu belasten. Wählen Sie den klassischen nordischen Stil in der Loipe und vorerst nicht die sportlichere Skating-Variante. Durch die gespurte Bahn haben Sie einen guten Halt. Laufen oder gehen Sie so schnell, wie es Ihnen möglich ist, ohne komplett aus der Puste zu kommen.

Außer Skiern, Schuhen und Stöcken brauchen Sie zunächst lediglich ein Paar Gamaschen, das Sie über die Unterschenkel streifen, damit die Hosenbeine nicht nass werden. Kaufen Sie spezielle Kleidung erst, wenn Ihnen die Bewegung im Schnee gefällt.

Vielleicht wollen Sie zunächst einen Kurs belegen, wo Sie auch die Erstausrüstung leihen können, um den

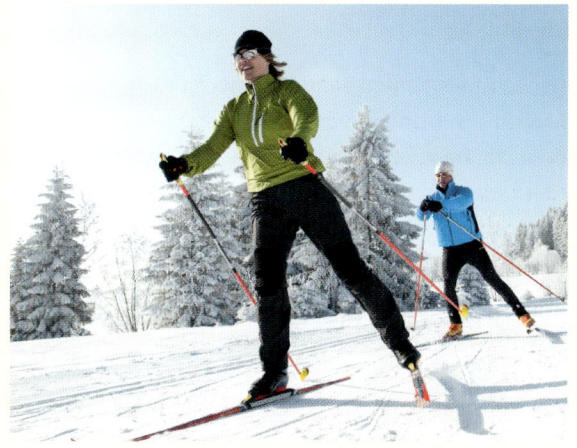

Sport auszuprobieren. Ein Kurs hat zudem den Vorteil, dass man die unkomplizierte Technik noch schneller erlernt und dass man in Gesellschaft ist.

Loipen werden im Winter in fast allen Schneeregionen gespurt, auch in Tallagen und in der Umgebung von vielen Städten.

> Schwimmen

Bewegung im Wasser ist optimal für Menschen mit Übergewicht, Rückenproblemen und Gelenkbeschwerden. Durch den Auftrieb vermindert sich das Gewicht, und Bewegungen fallen leichter. Schwimmen bringt den Kreislauf in Schwung und trainiert je nach Schwimmtechnik unterschiedliche Muskelgruppen, vor allem aber die Arme, Schultern und die Rückenmuskulatur.

Sie können ohne Vorbereitungen damit beginnen. Wenn Sie nicht schwimmen können, machen Sie einen Kurs, der auch für Erwachsene in fast allen öffentlichen Bädern angeboten wird. Wenn Sie Rückenprobleme haben, probieren Sie es mit Rückenschwimmen, das entlastet die Wirbelsäule besonders gut. Wählen Sie ansonsten die Technik, mit der Sie am besten zurechtkommen. Schwimmen Sie nach der Uhr. Nehmen Sie sich am Anfang 10 oder 15 Minuten vor und zählen Sie mit, wie viele Bahnen Sie schaffen. Becken mit langen Bahnen

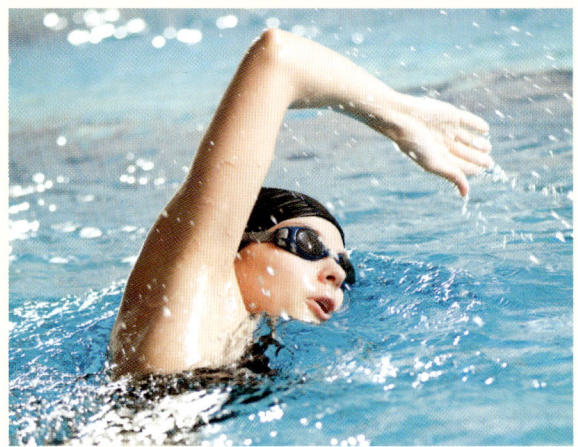

sind besser als kurze, dann müssen Sie nicht andauernd wenden. Wenn Sie ein Schwimmbad mit einem 50-Meter-Becken in Ihrer Nähe haben, gehen Sie dorthin. Mit der Zeit werden Sie merken, dass Sie längere Strecken in derselben Zeiteinheit schaffen. Dehnen Sie Ihre Schwimmzeit nach und nach auf 30 Minuten aus.

> Aqua-Fitness

Aqua-Fitness ist nichts anderes als Gymnastik im Wasser und wird in zahlreichen öffentlichen Bädern und auch in Reha-Einrichtungen angeboten. Eine spezielle Variante ist das Aqua-Jogging, bei dem man hauptsächlich Laufbewegungen im Wasser macht. Dies ist oft sehr anstrengend, verbrennt aber auch viele Kalorien.

Bei der Aqua-Gymnastik steht man im etwa brusthohen Wasser und bewegt sich nach den Anweisungen eines Trainers, meist zu Musik. Wie bei Gymnastik in der Halle können dabei je nach Art der Übungen die verschiedensten Muskelgruppen trainiert werden. Durch den Auftrieb im Wasser fallen insbesondere Übergewichtigen Bewegungen leichter als »an Land«. Andererseits braucht man mehr Kraft, um den Wasserwiderstand zu überwinden. Manchmal werden zusätzliche Hilfsmittel wie Styroporteller benutzt, um den Wasserwiderstand zu vergrößern und so den Kraftaufwand zu erhöhen.

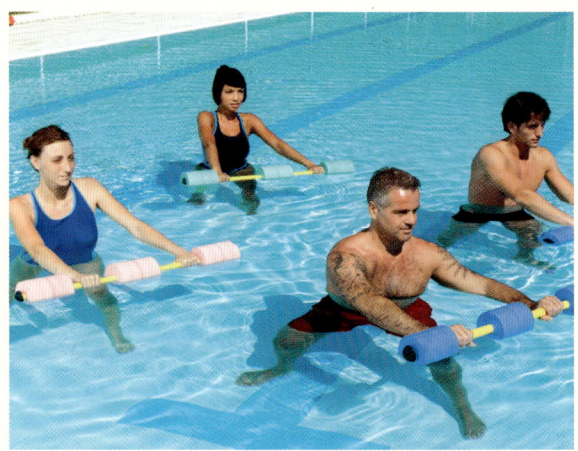

Aqua-Fitness hat für Übergewichtige dieselben Vorteile wie Schwimmen, ist aber in den Bewegungen vielfältiger. Anfänger tun sich leichter in flacherem Wasser, denn dort ist weniger Balance notwendig. Beginnen Sie dort, wo es flacher ist, und »arbeiten« Sie sich nach und nach in tiefere Regionen vor.

> Tanzen

Wenn Sie nicht nur Gewicht verlieren, sondern auch An-schluss finden möchten, melden Sie sich bei einem Tanz-kurs an. Die fließenden Bewegungen eignen sich sehr gut für korpulente Männer und Frauen. Passen Sie Tempo und Rhythmus Ihren sportlichen Möglichkeiten und Ihrem Musikgeschmack an, je nachdem, ob Sie sich lieber im Walzertakt oder zu lateinamerikanischen Rhythmen bewegen. Achten Sie bei der Kurswahl auf das ange-strebte Alter der Teilnehmer, um nicht als Mittfünfziger in einem Teenie-Kurs zu landen. Es gibt Kurse für Paare und solche, zu denen man sich als Einzelperson anmel-den kann. Außerdem setzt eine ganze Reihe von Tanz-kursen gar nicht auf Paartanz, sondern auf Tanzformen wie Jazztanz oder Hip-Hop für die jüngere Generation, die in einer Gruppe ausgeführt werden.

Verzichten Sie am Anfang auf sogenannte Zumba-Kur-se, eine Mischung aus Tanz und Fitness. Zumba wird

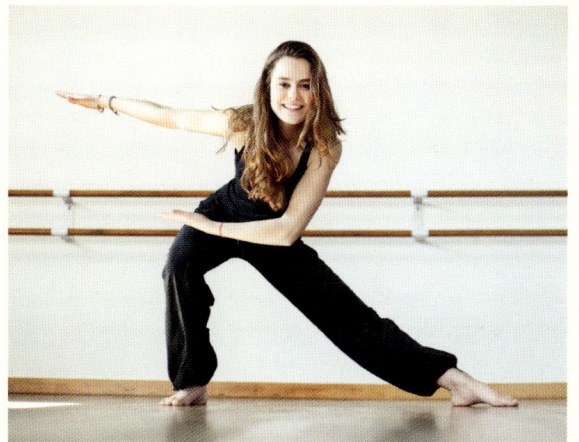

sowohl in Tanzstudios als auch in Fitnessstudios angebo-ten und ist sehr anstrengend für Herz und Kreislauf. Die Bewegung zu den meist südamerikanischen Rhythmen macht zwar Spaß, aber warten Sie Ihrem Herz zuliebe damit, bis Sie nach einigen Monaten einen guten Trai-ningszustand erreicht haben.

> Asiatischer Sport

Sie müssen ja nicht gleich Sumo-Ringer werden, aber bei vielen asiatischen Kampfsportarten sieht man in Wett-kämpfen mitunter ausgesprochene Schwergewichte, meist Männer. Sie haben trotz ihres beachtlichen Kör-pergewichts oft eine erstaunliche Schnellkraft. Hinter allen asiatischen Kampfsportarten steckt nicht nur der körperliche Wettstreit, sondern eine besondere Bewe-gungskultur, die Körper und Geist formen soll. Sie arbei-ten mit Bewegungs- und Konzentrationsübungen, manchmal sind auch Meditationselemente dabei.

Wenn Ihnen Fernöstliches zusagt, erkundigen Sie sich nach Einführungskursen in Ihrer Nähe. Sie werden von vielen Sportvereinen und Volkshochschulen angeboten. Manche dieser Sportarten beinhalten gar keinen Kampf, sondern sind eher langsame Bewegungsarten, die jeder für sich ausübt. Probieren Sie zum Beispiel das chine-sische Schattenboxen Tai-Chi. Die Übungen bestehen

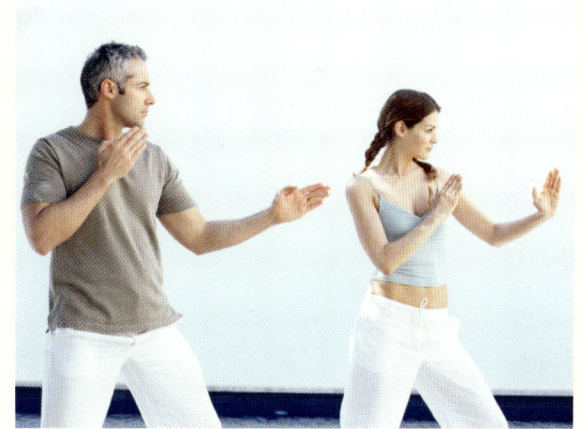

aus meist langsamen, fließend ineinander überge-henden Bewegungen, die Konzentration und Körperbe-herrschung schulen.

Eine andere eher langsame chinesische Bewegungsform ist das Qigong. Hierzu gehören neben Körperübungen auch Atemübungen und Meditation.

Mein Tipp: sanftes Krafttraining

Ideal für zu Hause und auch für unterwegs ist das Krafttraining mit dem TRX-Band, einer relativ neuen Trainingsmethode aus den USA. Man benötigt dazu eine spezielle Seilkonstruktion, die mit einer Aufhängevorrichtung einfach an Wand, Decke oder Tür verankert wird. In die Schlaufen des Bandes greift man mit den Händen oder hakt die Füße ein. So hängt ein Teil des Körpers am Band, und aus dieser Grundposition heraus beginnen die Übungen. Sie trainieren sowohl die Muskelkraft als auch die generelle Stabilität des Körpers, den man immer in einer gewissen Grundspannung hält. Da verschiedene Muskelgruppen zugleich beansprucht werden, benötigt man nur wenig Zeit zum Trainieren. Hier sehen Sie drei Basisübungen, die für Übergewichtige gut geeignet sind. Das Seil kann man für rund 200 Euro kaufen.

> Radfahren
Mit dem Treten kräftigen Sie hier Beine und Gesäß, aber auch die Bauchmuskulatur.

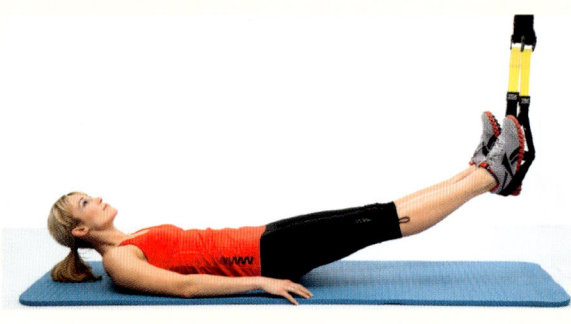

Ausgangsposition: Sie liegen auf dem Rücken, die Arme liegen seitlich neben dem Körper mit den Handinnenflächen auf dem Boden. Die Füße hängen etwa 30 Zentimeter über dem Boden in den Schlaufen, die Beine sind gestreckt. Den Kopf heben Sie etwa 15 Zentimeter vom Boden an. Der Blick ist nach oben gerichtet. Der Bauch ist fest.

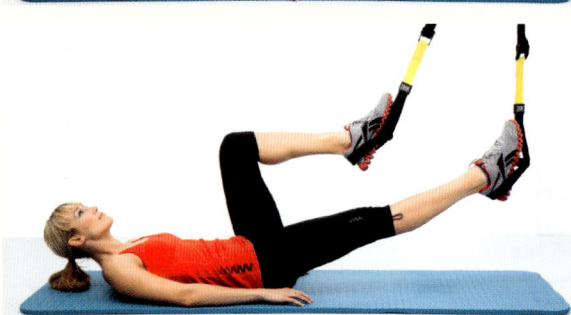

Endposition: Ziehen Sie nun abwechselnd ein Bein nach dem anderen zu sich heran und schieben es wieder nach vorne in die ausgestreckte Position – ähnlich wie beim Fahrradfahren. Der Bauch ist fest. Der Kopf bleibt angehoben, der Blick nach oben gerichtet. Wiederholen Sie die Übung 10-mal.

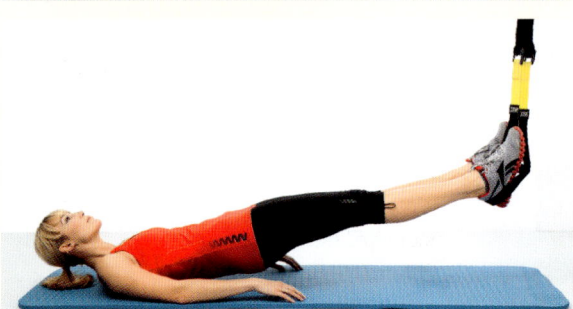

Variation für Fortgeschrittene: Die Bauchmuskulatur trainieren Sie noch stärker, wenn Sie nun noch das Gesäß und den Oberkörper heben. Nur noch die Schultern und die Arme bleiben am Boden. Beine, Gesäß und Oberkörper bilden zunächst eine Linie, der Bauch ist fest. Danach die Übung wie oben beschrieben ausführen.

> Rudern Mit dieser Übung kräftigen Sie vor allem die Brust- und Schultermuskeln.

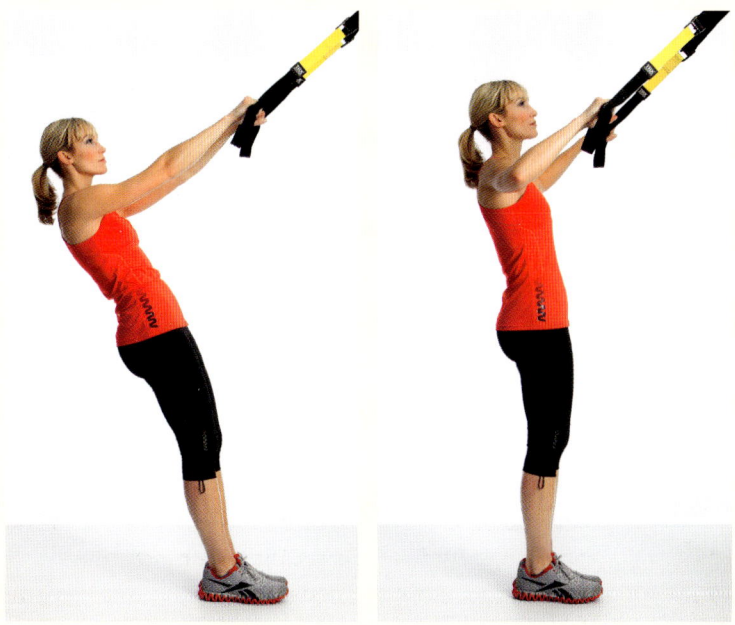

Ausgangsposition: Die Schlaufen hängen etwa auf Kopfhöhe. Sie stehen aufrecht mit geschlossenen Beinen vor dem Band. Greifen Sie mit gestreckten Armen die beiden Schlaufen vor sich. Dabei verlagern Sie das Gewicht nach hinten, bis Sie eine leichte Schräglage einnehmen. Oberkörper und Beine bilden eine Linie. Der Bauch ist fest.

Endposition: Halten Sie den Körper in Spannung und lassen Sie sich langsam nach vorne fallen, dabei werden die Arme nach oben hinten gezogen. Drücken Sie sich dann mit den Armen wieder zurück in die Ausgangsposition. 10-mal wiederholen.

Variation für Fortgeschrittene: Noch schwerer wird es, wenn Sie die Übung aus einer schrägeren Position beginnen.

> Trizeps Diese beliebte Übung trainiert vor allem die Muskeln an der Oberarmrückseite.

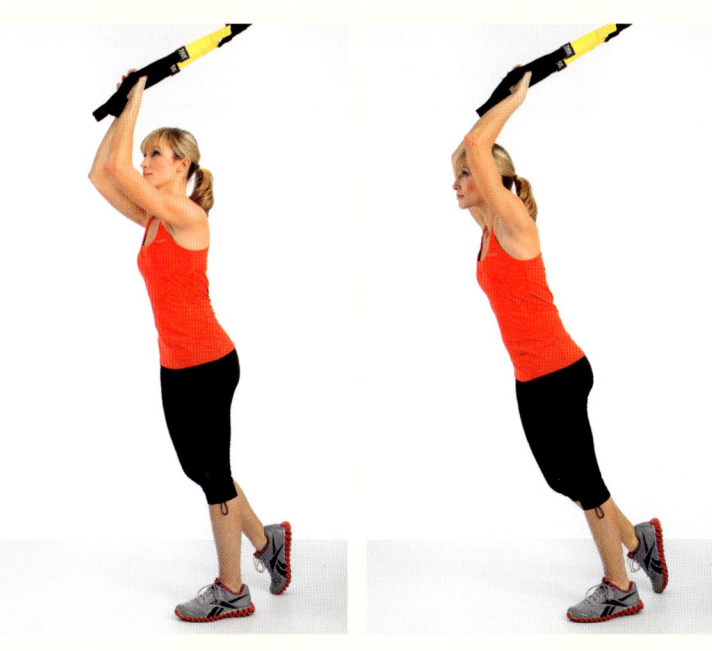

Ausgangsposition: Sie stehen mit leicht gebeugten Beinen in Schrittstellung so vor dem Band, dass Sie die Schlaufen mit leicht gebeugten Armen oberhalb des Kopfes greifen können. Der Oberkörper ist aufrecht, der Bauch ist fest.

Endposition: Verlagern Sie nun das Gewicht auf das vordere Bein und ziehen Sie dabei die gebeugten Arme nach hinten oben. Wichtig ist, dass die Ellbogen parallel bleiben und Sie nicht ins Hohlkreuz fallen. Wiederholen Sie die Übung 10-mal.

Variation für Fortgeschrittene: Schwieriger wird die Übung, wenn Sie etwas weiter hinter dem Band stehen und die Übung mit geschlossenen Beinen ausführen.

Ihr Trainingsplan

Machen Sie einen Trainingsplan wie die Profis mit kleinen und größeren Einheiten, die Sie selbst ausgewählt haben. Zum Training dürfen Sie ruhig jede Bewegung zählen, auch Radfahren und Zu-Fuß-Gehen. Hier erfahren Sie, wie Sie Ihr persönliches Training aufbauen und wie Sie Ihre Bewegungselemente sinnvoll anordnen können.

Die Grundregeln

Es reicht leider nicht, sich einmal pro Woche ordentlich anzustrengen und richtig auszupowern, um dann für den Rest der Woche die Füße hochzulegen. Im Gegenteil – zu viel Training an einem einzigen Tag ist sogar schädlich, denn dabei überfordern Sie Ihren Kreislauf und Ihre Muskulatur. Außerdem können Sie sich sehr schnell verletzen und müssen dann eine Zwangspause einlegen, in der Sie Gefahr laufen, wieder in Ihre alten Verhaltensmuster zurückzufallen. Besser fordern Sie

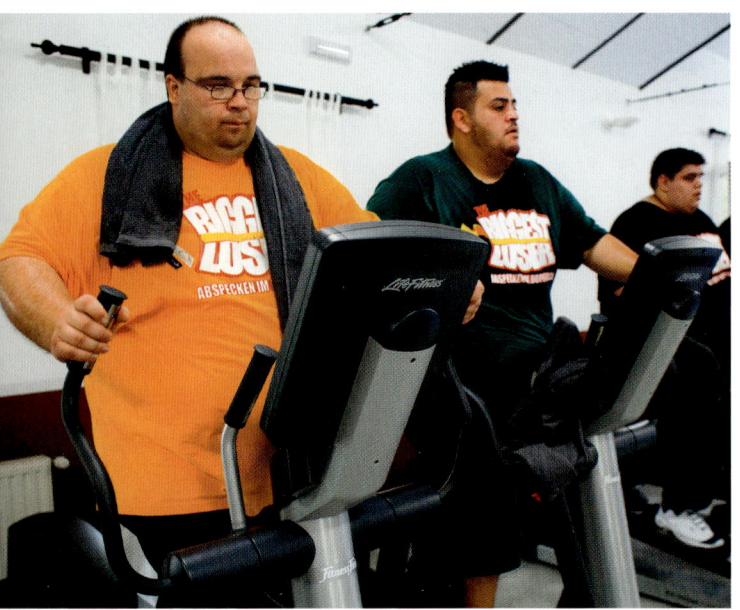

Besser, als sich einmal ordentlich auszupowern, ist ein regelmäßiges Training, das einen fordert, aber nicht überfordert.

Ihren Körper kontinuierlich jeden Tag, einmal mehr und einmal weniger.

Trainieren Sie vor allem am Anfang nicht zu stark und nicht zu viel, sondern geben Sie Ihrem Körper Zeit, langsam Kondition und Kraft aufzubauen. Achten Sie darauf, Ihre Gelenke zu schonen, und gönnen Sie Ihrem Körper Erholungsphasen nach anstrengendem Training. Aber: Erholen kann man sich auch beim Spazierengehen, nicht nur auf dem Sofa.

Der richtige Puls

Vor allem Männer trainieren gerne mit einem Pulsmessgerät. Nach einer Belastung sollte Ihr Puls möglichst nicht höher als bis zum Richtwert »180 minus Lebensalter« ansteigen, um den Kreislauf nicht übermäßig zu belasten. Ein relativ niedriger Belastungspuls von 110 bis 130 Schlägen pro Minute, wie er bei Ausdauersportarten erreicht wird, hat sogar den Vorteil, dass dann der Körper relativ viel Fett verbrennt und nicht hauptsächlich Kohlenhydrate.

Doch auch ohne Pulsmessgerät merken Sie, wenn es zu viel wird. Wenn Sie Ihr Herz schlagen spüren und der Kopf rot anläuft, machen Sie auf jeden Fall eine Pause oder fahren Sie mit weniger anstrengenden Bewegungen fort. Wenn Sie sich während des Trainings noch unterhalten können, überfordern Sie sich nicht.

Schwitzen und Muskelkater

Es stimmt nicht, dass Sport umso wirksamer ist, je mehr Sie schwitzen. Manche Menschen schwitzen einfach schneller und mehr als andere. Wenn Sie aber im Lauf der Zeit merken, dass Sie schneller zu schwitzen beginnen als vorher, ist das ein gutes Zeichen. Denn dann hat der Körper gelernt, zusätzlich entstehende Wärme schnell nach außen abzugeben und die Körpertemperatur stabil zu halten.

Muskelkater ist dagegen ein schlechtes Zeichen. Dann haben Sie Ihre Muskeln zu stark belastet, und die

> Check-up beim Arzt

Bei Menschen mit starkem Übergewicht sind Herz und Kreislauf, Knochen und Gelenke oft schon belastet und nicht mehr so leistungsfähig wie bei einem gleich alten normalgewichtigen Menschen. Deswegen bergen einige Sportarten für sie ein höheres Gesundheitsrisiko. Vereinbaren Sie aus diesem Grund einen Termin bei Ihrem Hausarzt, bevor Sie mit Sport beginnen. Lassen Sie sich sicherheitshalber durchchecken und beraten, was Sie sich sportlich zumuten dürfen und was besser noch nicht.

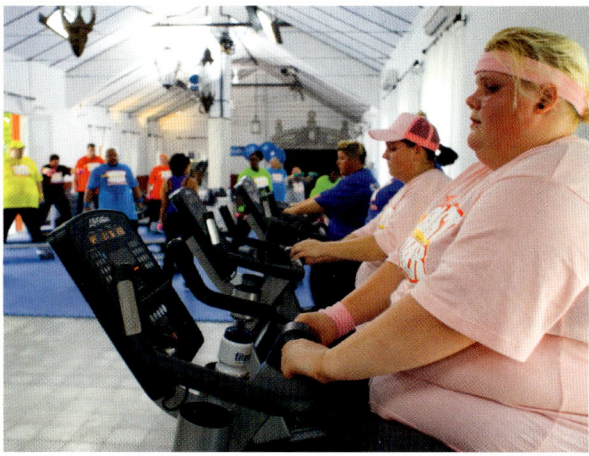

Bei dem anstrengenden Ausdauertraining im Biggest-Loser-Camp verbrennen die Kandidaten viel Fett.

Fasern haben schon Minirisse bekommen. Muskelkater ist eine Mikroverletzung und sollte möglichst vermieden werden. Doch gerade bei selteneren Bewegungsarten kommt man manchmal nicht ganz darum herum. Eine Bergwanderung zum Beispiel machen Sie sicher nicht jede Woche, sie dauert vielleicht ein paar Stunden, und Sie können auch nicht einfach unterwegs aufhören, wenn die Beine schwer werden. Wenn Sie am nächsten Tag Muskelkater haben, geben Sie Ihren Beinen ein paar Tage Zeit, bevor Sie sie wieder stärker belasten, und planen Sie die nächste Tour etwas kürzer oder mit geringeren Höhenunterschieden.

Regeneration und Erholung

Jeder, der sportlich trainiert, braucht danach eine Regenerationsphase, in der der Körper wieder auf Normalbetrieb herunterschaltet. Wer sich nach dem Training nicht sofort aufs Sofa fallen lässt und gar nichts mehr tut, sondern dem Körper Gelegenheit gibt, die Aktivität langsam herunterzufahren, steigert den Trainingserfolg. Das können nach der Anstrengung leichte Dehnübungen sein, eine aktive Entspannung mit gezielten Atem- und Konzentrationsübungen oder auch ein Bad oder eine Wechseldusche. Die abwechselnd warmen und kalten Wassergüsse beenden Sie am besten mit kalt, wenn Sie am Morgen trainiert haben, und mit warm, wenn es Abend ist.

Mit einem solchen Trainingsabschluss helfen Sie Ihrem Körper, die Belastungen besser zu verkraften, den Stoffwechsel zu aktivieren und die strapazierten Energiespeicher wieder aufzufüllen. So kann zum Beispiel auch nach dem Training weiter Fett abgebaut und umgebaut werden, um die beim Sport geleerten Kohlenhydratspeicher aufzufüllen. Dafür dürfen Sie aber nicht gleich nach dem Sport essen, sondern sollten eine Stunde warten, bis der Stoffwechsel wieder auf Normalbetrieb ist.

> Sport macht glücklich

Durch Bewegung und Sport nehmen Sie nicht nur ab, werden kräftiger und beweglicher, sondern auch glücklicher. Denn wer sich mehr bewegt, sorgt auch dafür, dass sich Prozesse im Körper und im Gehirn umstellen. Ein aktiver Körper produziert eine Reihe von Botenstoffen, die ähnlich wie Hormone auf das Gehirn wirken und dort für gute Stimmung sorgen. Darunter sind auch solche, die den Nervenzellen dabei helfen, sich besser zu verbinden. Man lernt dadurch leichter, sodass man sogar sagen kann: Sport macht nicht nur glücklich, sondern auch schlau.

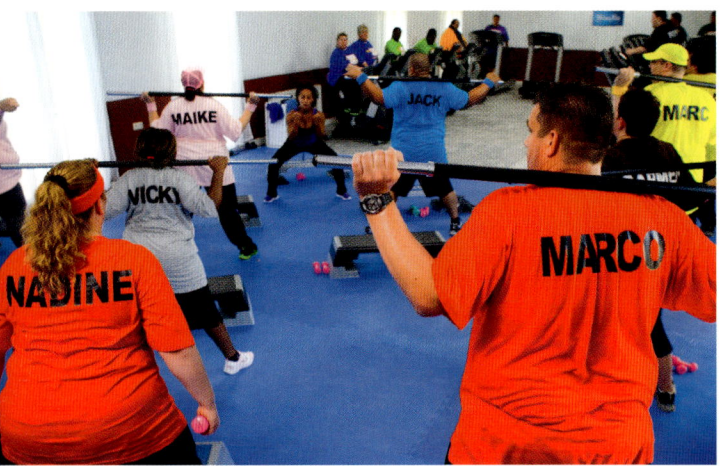

Hier kann jeder zeigen, was in ihm steckt. Leichtes Krafttrai-
ning baut Muskelmasse auf und Fett ab.

Die vier Trainingsstufen

Bauen Sie Ihr Training stufenweise auf, um sich langsam an die körperlichen Belastungen zu gewöhnen.

● **Stufe 1:** Beginnen Sie mit täglichen Alltags-Bewegungseinheiten. Zählen Sie zusammen, wie lange Sie
zu Fuß gegangen, Rad gefahren oder Treppen gestie-
gen sind. Die Tages-Gesamtzeit sollte mindestens
30 Minuten, später mindestens 45 Minuten betragen.

Suchen Sie sich in dieser Stufe eine Sportart aus, mit
der Sie beginnen wollen, erkundigen Sie sich nach
dem Angebot und buchen Sie eventuell einen Kurs.
Die erste Stufe dauert mindestens eine Woche.

● **Stufe 2:** Die Alltags-Bewegungseinheiten aus Stufe
1 behalten Sie bei. Nun beginnen Sie mit dem zusätzlichen sportlichen Ausdauertraining, das Sie sich aus-
gesucht haben, zwei- bis dreimal pro Woche. Machen
Sie sich langsam mit den Belastungen vertraut.
Schwimmen Sie am Anfang 15 Minuten oder walken
Sie fünf Kilometer. Die zweite Stufe dauert so lange,
bis Sie sich damit wohlfühlen. Normalerweise brauchen Sie zwei bis vier Wochen dazu.

● **Stufe 3:** Nun beginnen Sie mit der Leistungssteige-
rung. Zeigen Sie, was in Ihnen steckt – und trainieren
Sie bis knapp unter die Belastungsgrenze. Die Alltags-
Bewegungseinheiten behalten Sie weiterhin bei. Zusätzlich sollten Sie jetzt mit einem leichten Krafttraining beginnen, entweder in einem Fitnessstudio oder
zu Hause. Machen Sie diese Kraftübungen mindestens
einmal pro Woche, höchstens dreimal. Die dritte Stufe
kann viele Wochen dauern.

● **Stufe 4:** Inzwischen haben Sie sich an Ihr neues,
sportlicheres Leben gewöhnt. Bestimmt haben Sie
auch schon einiges an Gewicht verloren. Jetzt gilt es
noch gelegentlich gezielte Fatburner-Einheiten hinzu-
zufügen, zum Beispiel eine lange Wanderung, eine
große Schwimmstrecke oder eine ganztägige Radtour.

Die vierte Stufe dauert so lange, bis Sie Ihr Wohlfühlgewicht erreicht haben. Danach dürfen Sie zurück
auf Stufe 3, aber nicht mehr darunter! Sie wollen Ihre
Muskeln ja behalten und Ihr neues Gewicht auch.

> Anzeichen von Übertraining

Überfordern Sie sich nicht! Strengen Sie sich im Zweifel
weniger an, dafür aber länger und öfter. Wenn Sie zu
viel trainieren, reagiert Ihr Körper nach einiger Zeit mit
deutlichen Zeichen:

➜ Häufiger Muskelkater
➜ Müdigkeit am Tag
➜ Leistungsabfall
➜ Anstieg des Ruhepulses

➜ Trainings-Unlust
➜ Infektanfälligkeit

Sobald Sie diese Anzeichen bei sich bemerken, gehen Sie
es einfach ein bis zwei Wochen etwas ruhiger an. In
dieser Zeit behalten Sie Ihre Alltagsbewegungen bei,
streichen aber Ihre Sportaktivitäten. Sobald Sie sich besser fühlen, tasten Sie sich langsam wieder an das Training heran.

> Mein Bewegungsplan

Woche 1

Montag:	Alltagsbewegung:	30 Minuten Gehen
Dienstag:	Ausdauertraining:	20 Minuten Radfahren
Mittwoch:	Alltagsbewegung:	30 Minuten Gehen
Donnerstag:	Alltagsbewegung:	30 Minuten Gehen
Freitag:	Ausdauertraining:	15 Minuten Schwimmen
Samstag:	Alltagsbewegung:	30 Minuten Gehen
Sonntag:	Ausdauertraining:	1 Stunde Wandern oder Radfahren

Woche 2

Montag:	Alltagsbewegung:	20 Minuten Gehen, 10 Minuten Treppensteigen
Dienstag:	Ausdauertraining:	30 Minuten Radfahren
Mittwoch:	Alltagsbewegung:	20 Minuten Gehen, 10 Minuten Treppensteigen
Donnerstag:	Alltagsbewegung:	30 Minuten Putzen oder Gartenarbeit
Freitag:	Ausdauertraining:	20 Minuten Schwimmen
Samstag:	Alltagsbewegung:	30 Minuten Gehen
Sonntag:	Ausdauertraining:	1,5 Stunden Radfahren

Woche 3

Montag:	Alltagsbewegung:	20 Minuten Gehen, 10 Minuten Treppensteigen
Dienstag:	Ausdauertraining:	45 Minuten Radfahren
Mittwoch:	Alltagsbewegung:	30 Minuten Gehen, 10 Minuten Treppensteigen
Donnerstag:	Krafttraining:	15 Minuten Übungen, dazu 15 Minuten Stretching
Freitag:	Ausdauertraining:	20 Minuten Schwimmen
Samstag:	Alltagsbewegung:	30 Minuten Gehen
Sonntag:	Ausdauertraining:	1,5 Stunden Radfahren oder Wandern

Woche 4

Montag:	Krafttraining:	20 Minuten Übungen
Dienstag:	Ausdauertraining:	45 Minuten Nordic Walking oder Radfahren
Mittwoch:	Alltagsbewegung:	20 Minuten Gehen, 10 Minuten Treppensteigen
Donnerstag:	Krafttraining:	20 Minuten Übungen, plus 20 Minuten Koordination
Freitag:	Ausdauertraining:	25 Minuten Schwimmen
Samstag:	Alltagsbewegung:	30 Minuten Gehen
Sonntag:	Ausdauertraining:	2 Stunden Radfahren, Wandern oder Langlaufen

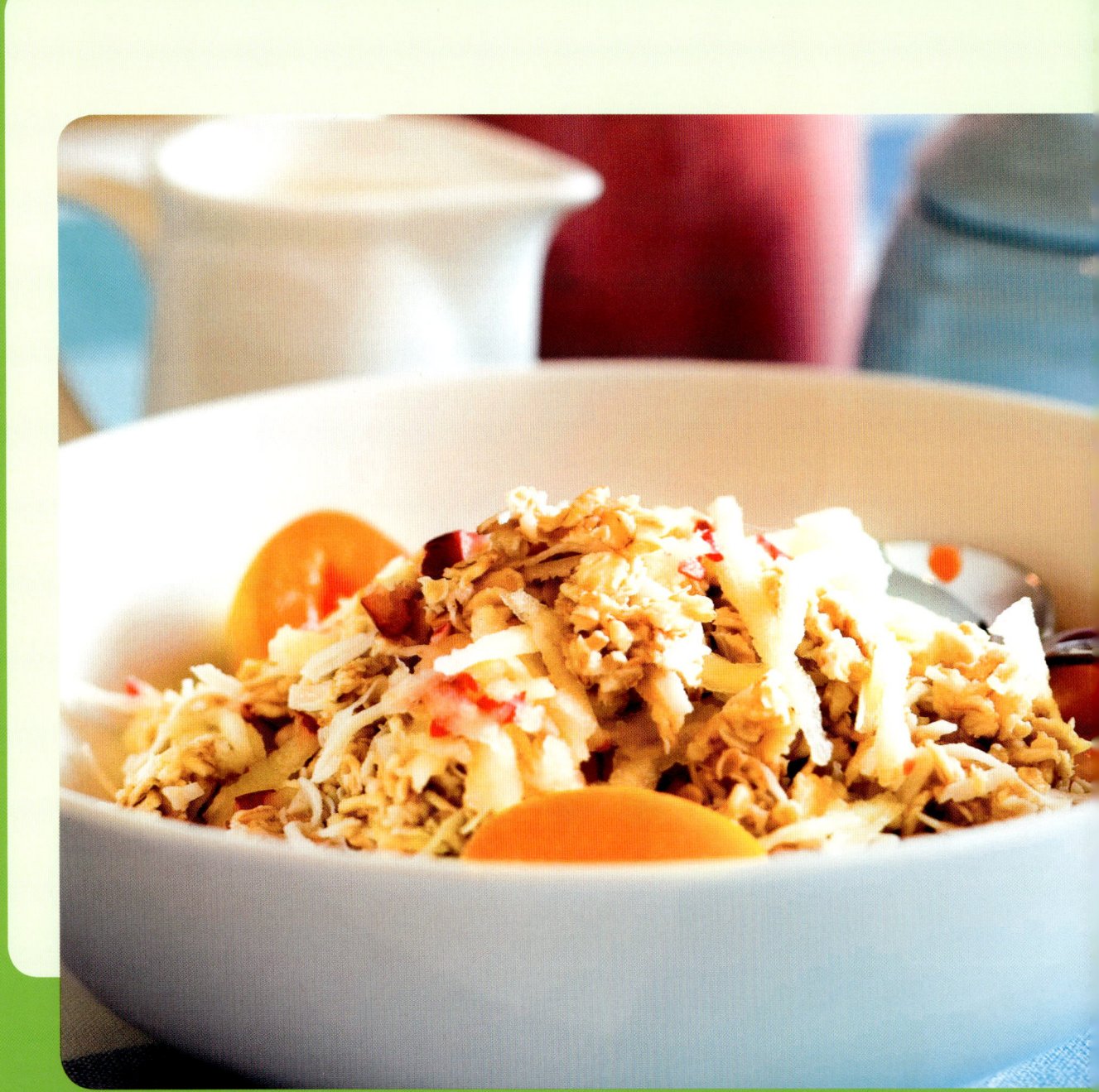

Zum Frühstück

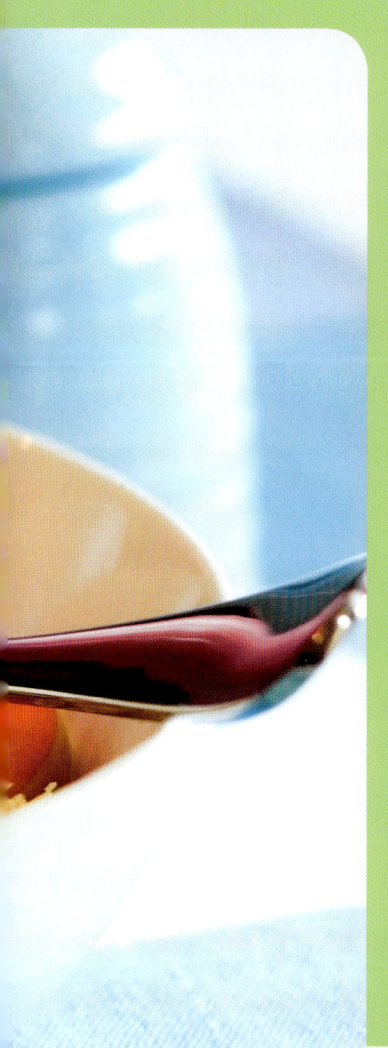

Ob süß oder herzhaft, ob Brot oder Müsli – ein gesundes Frühstück ist wichtig. Es soll die über Nacht geleerten Energiespeicher wieder auffüllen, nachhaltig satt machen und den Hunger für viele Stunden vertreiben. Es enthält eine Portion Eiweißstoffe, wertvolle Kohlenhydrate, viele Ballaststoffe und Vitamine. So vermeiden Sie Heißhungerattacken am Vormittag.

Birchermüsli mit Aprikosen

> SCHNELL ZUBEREITET

Zutaten für 4 Personen
(Abbildung siehe Seite 96)
2 Äpfel
2 EL Haselnusskerne (20 g)
160 g kernige Haferflocken
2 EL flüssiger Honig
400 ml Milch (1,5 % Fett)
200 g Naturjoghurt
(1,5 % Fett)
2 Spritzer Zitronensaft
8 Aprikosen (ca. 300 g; zum
Variieren beliebiges anderes
frisches Obst)

1 Die Äpfel gründlich waschen, trocken reiben, vierteln und die Kerngehäuse herausschneiden. Die Apfelviertel auf der Gemüsereibe grob raspeln. Die Haselnüsse grob hacken (siehe Tipp).

2 Die Apfelraspel und die Haselnüsse mit den Haferflocken, dem Honig, der Milch, dem Joghurt und dem Zitronensaft in einer Schüssel mischen und zugedeckt 10 Minuten durchziehen lassen.

3 Die Aprikosen waschen, halbieren und die Steine entfernen. Die Aprikosenhälften nach Belieben in dünne Spalten oder kleine Stücke schneiden. Das Birchermüsli auf Müslischalen verteilen und mit den Aprikosen garniert servieren.

4 Das Birchermüsli kann je nach Saison mit frischen Früchten variiert werden. Statt der Aprikosen können im Winter zum Beispiel Bananen- oder Zitrusfruchtstücke untergemischt werden, im Sommer eignet sich alles, was die Palette an Beerenfrüchten bereithält. Die ganzjährig verfügbaren Äpfel sollten allerdings in einem Birchermüsli nicht fehlen.

Pro Portion: 290 kcal
Eiweiß: 11 g
Fett: 8 g
Kohlenhydrate: 44 g
Ballaststoffe: 5 g
Zubereitung: 20 Min.

Tipp > *Auch wenn es Haselnüsse schon gehackt zu kaufen gibt, lohnt es sich, ganze Haselnusskerne möglichst direkt vor der Verwendung zu hacken. So schmecken die Nüsse besonders aromatisch, und die gesunden Fettsäuren und fettlöslichen Vitamine bleiben am besten erhalten.*

Gegrilltes Müsli mit Früchten

> FÜR DAS SONNTAGSFRÜHSTÜCK

Zutaten für 6 Personen

300 g kernige Haferflocken
1/4 l Birnen- oder Apfelsaft
3 EL Rosinen (ca. 60 g)
3 säuerliche Birnen
(oder Äpfel)
225 g Naturjoghurt
(1,5 % Fett)
2 Pfirsiche
2 Bananen
2 EL Butter (20 g)
2 EL brauner Zucker

1 Die Haferflocken mit dem Birnen- oder Apfelsaft, 75 ml Wasser und den Rosinen verrühren. 2 Birnen waschen, vierteln und die Kerngehäuse entfernen. Die Birnenviertel auf der Gemüsereibe grob raspeln. Die Birnenraspel und den Joghurt unter die Haferflocken rühren.

2 Die dritte Birne und die Pfirsiche waschen, halbieren und das Kerngehäuse beziehungsweise die Steine entfernen. Das Fruchtfleisch in feine Spalten schneiden. Die Bananen schälen und in dünne Scheiben schneiden.

3 Den Backofen auf 220 °C Oberhitze vorheizen oder den Backofengrill einschalten. Die Haferflockenmischung in sechs Gratinförmchen oder hitzebeständige Tassen geben und die geraspelten Früchte darauf verteilen. Die Butter in Flöckchen daraufgeben und mit dem Zucker bestreuen.

4 Das Müsli im Backofen auf der obersten Schiene etwa 5 Minuten gratinieren, bis die Früchte leicht gebräunt sind. Das gegrillte Müsli noch warm servieren – es lässt sich gut bis einschließlich Schritt 3 vorbereiten und kann dann kurz vor dem Servieren gratiniert werden.

Tipp > *Die Kombination der Zutaten schmeckt auch sehr gut, wenn das Müsli nicht im Ofen gratiniert wurde – Butter und Zucker einfach weglassen. Nach Belieben können Sie dann die Haferflocken zuvor mit 1 EL Zucker in einer beschichteten Pfanne goldbraun anrösten.*

Pro Portion: 395 kcal
Eiweiß: 10 g
Fett: 7 g
Kohlenhydrate: 73 g
Ballaststoffe: 7 g
Zubereitung: 20 Min.

99

Knuspermüsli mit gemischten Beeren

> REICH AN BALLASTSTOFFEN

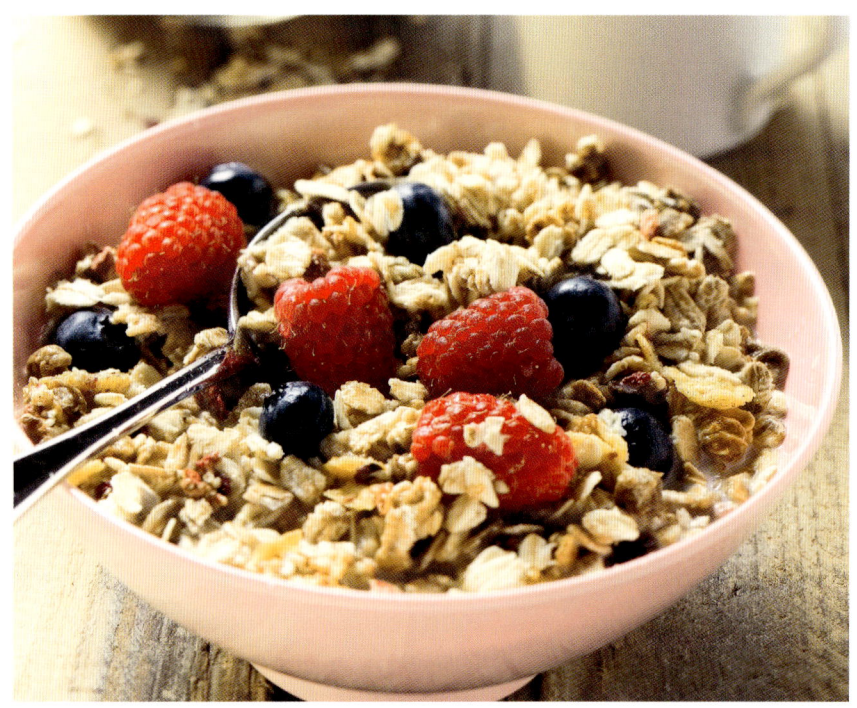

Zutaten für 4 Personen

160 g kernige Haferflocken
4 EL Cornflakes (am besten ungesüßte)
4 EL Rosinen (ca. 80 g)
4 EL getrocknete Erdbeeren (40 g; oder getrocknete Aprikosen)
800 ml Milch (1,5 % Fett)
4 EL flüssiger Honig
je 150 g Himbeeren und Heidelbeeren

1 Die Haferflocken in einer beschichteten Pfanne ohne Fett bei mittlerer Hitze hellbraun anrösten.

2 Die gerösteten Haferflocken mit den Cornflakes, den Rosinen und den getrockneten Erdbeeren auf Müslischalen verteilen.

3 Die Milch über das Müsli gießen und die Flocken kurz quellen lassen. Dann den Honig darüberträufeln (siehe Tipp).

4 Die frischen Beeren verlesen, abbrausen und mit Küchenpapier trocken tupfen. Das Müsli damit garnieren.

Pro Portion: 420 kcal
Eiweiß: 13 g
Fett: 7 g
Kohlenhydrate: 76 g
Ballaststoffe: 9 g
Zubereitung: 15 Min.

Tipp > *Bevor Sie das Müsli mit Honig beträufeln, sollten Sie es zunächst probieren. Eventuell reicht Ihnen die Süße der Trockenfrüchte schon, und Sie können den Honig ganz oder teilweise weglassen.*

Kiwi-Feigen-Salat mit Bananenmus

Zutaten für 4 Personen

4 Feigen
4 Kiwis
2 Nektarinen
100 ml Roter-Johannis-
beeren-Saft
1 EL gehackte Mandeln (10 g)
4 Datteln
1 Banane
4 kleine Minzezweige für
die Garnitur

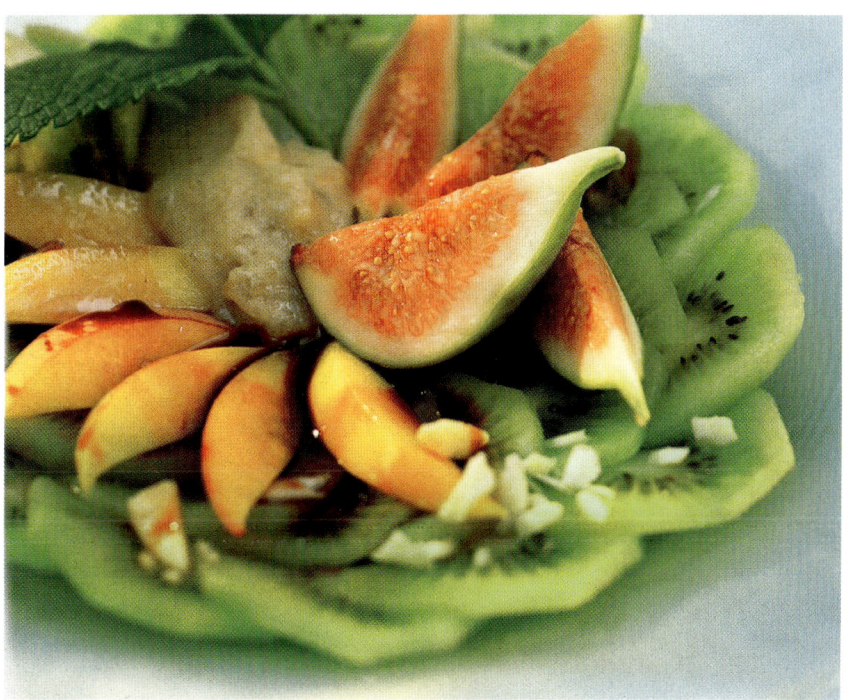

1 Die Feigen waschen und vierteln. Die Kiwis schälen und quer in dünne Scheiben schneiden. Die Kiwischeiben auf Tellern leicht überlappend kreisförmig anrichten und die Feigenviertel daraufsetzen.

2 Die Nektarinen waschen, halbieren und den Stein entfernen. Das Fruchtfleisch in schmale Spalten schneiden.

3 Den Johannisbeersaft in einem Topf sirupartig einkochen lassen. Die Nektarinenspalten und die Mandeln unterrühren und den Sirup aufkochen lassen. Den Sirup, die Nektarinen und die Mandeln auf den Kiwischeiben verteilen.

4 Die Datteln halbieren, den Stein entfernen und das Fruchtfleisch sehr fein hacken. Die Banane schälen, mit einer Gabel zerdrücken und unter die Datteln heben. Oder die Datteln und die Bananen zusammen in einem hohen Becher mit dem Stabmixer fein pürieren.

5 Jeweils 1 Klecks Bananenmus auf den Fruchtsalat geben. Den Salat mit je 1 Minzezweig garniert servieren.

Pro Portion: 185 kcal
Eiweiß: 3 g
Fett: 2 g
Kohlenhydrate: 39 g
Ballaststoffe: 6 g
Zubereitung: 25 Min.

Bunter Obstsalat mit Joghurt-Topping

> REICH AN VITAMIN C

Zutaten für 4 Personen

2 Orangen

2 kleine rotschalige
Äpfel

2 kleine Bananen

3 EL frisch gepresster
Orangensaft

2 Kiwis

100 g Herzkirschen

2 EL Acerolasaft (aus dem
Reformhaus; siehe Tipp)

250 g Naturjoghurt
(1,5 % Fett)

1 EL Zucker

1 Päckchen Vanillezucker

3–4 EL Körnermix (ca. 30 g;
z. B. Kürbiskerne, Sonnenblumenkerne, Sesamsamen)

1 Die Orangen schälen, in die einzelnen Fruchtspalten teilen und diese in Stücke schneiden. Die Äpfel waschen und vierteln, die Kerngehäuse entfernen. Die Apfelviertel in mundgerechte Stücke schneiden.

2 Die Bananen schälen, in dünne Scheiben schneiden und mit 1 EL Orangensaft beträufeln. Die Kiwis schälen, längs halbieren und die Hälften in Scheiben schneiden. Die Kirschen waschen, trocken tupfen und nach Belieben die Steine entfernen.

3 Das vorbereitete Obst in einer Schüssel mit dem restlichen Orangen- und dem Acerolasaft vorsichtig mischen. Den Obstsalat auf Gläser oder in Schälchen verteilen.

4 Den Joghurt mit dem Zucker und dem Vanillezucker glatt rühren und auf dem Obst verteilen.

5 Den Körnermix nach Belieben in einer beschichteten Pfanne ohne Fett goldbraun rösten, abkühlen lassen und den Obstsalat damit garnieren.

Pro Portion: 240 kcal
Eiweiß: 6 g
Fett: 5 g
Kohlenhydrate: 43 g
Ballaststoffe: 6 g
Zubereitung: 20 Min.

Tipp > *Der säuerlich schmeckende Acerolasaft wird aus der Acerolakirsche hergestellt, die in Mittel- und Südamerika wächst. Ihr Vitamin-C-Gehalt ist 30-mal so hoch wie der von Zitrone. Falls Sie keinen Acerolasaft zur Hand haben, können Sie ihn im Obstsalat durch Zitronensaft ersetzen.*

Joghurtcreme beerig oder schokoladig

> SCHNELL ZUBEREITET

Zutaten für je 4 Personen

Für die Himbeer-
Joghurt-Creme:
300 g Himbeeren
(siehe Tipp)
250 g Speisequark
(Magerstufe)
100 g saure Sahne
100 g Naturjoghurt
(1,5 % Fett)
2 Päckchen Vanillezucker
1 TL Puderzucker

Himbeer-Joghurt-Creme

1 Die Himbeeren verlesen, kurz abbrausen und trocken tupfen, etwa 50 g schöne Früchte für die Garnitur beiseitelegen. Die restlichen Himbeeren in einen hohen Becher geben und mit dem Stabmixer pürieren.

2 Das Himbeerpüree eventuell zum Entfernen der Kernchen durch ein feines Sieb streichen (siehe Tipp).

3 Den Quark mit der sauren Sahne und dem Joghurt in eine Schüssel geben und mit einem Schneebesen cremig verrühren. Den Vanillezucker und 200 g Himbeerpüree untermischen.

4 Die Himbeercreme mit Puderzucker abschmecken und auf Dessertschälchen verteilen. Das restliche Fruchtpüree mit einem Löffel auf die Creme verteilen und mit den beiseitegestellten Früchten garnieren.

Für die Stracciatella-
Joghurt-Creme:
250 g Speisequark
(Magerstufe)
100 g Naturjoghurt
(1,5 % Fett)
100 g saure Sahne
1 Pck. Vanillezucker
1 EL Puderzucker
20 g Zartbitterschoko-
ladenraspel

Stracciatella-Joghurt-Creme

1 Den Quark mit dem Joghurt, der sauren Sahne, dem Vanillezucker und dem Puderzucker in eine Schüssel geben und mit einem Schneebesen cremig verrühren.

2 Die Zartbitterschokoladenraspel vorsichtig unter die Quarkcreme ziehen. Die Creme in Dessertschälchen verteilen und sofort servieren.

Tipp > *Außerhalb der Beerensaison können Sie auch tiefgekühlte Himbeeren verwenden, die Sie vor dem Pürieren nur antauen lassen. Falls Sie die Himbeerkernchen nicht stören, sollten Sie das Fruchtpüree nicht durch ein Sieb streichen – das erhöht den Ballaststoffgehalt.*

Pro Portion: 120 / 135 kcal
Eiweiß: 11 / 11 g
Fett: 3 / 5 g
Kohlenhydrate: 12 / 10 g
Ballaststoffe: 1 / 1 g
Zubereitung: je 15 Min.

Buttermilch-Pancakes mit Beeren

> GUT FÜR DIE KNOCHEN

Zutaten für ca. 16 Stück

Für die Pancakes:
2 EL Butter (20 g)
200 g Weizenvollkornmehl
2 TL Backpulver
Salz
250 g Buttermilch
(oder 250 ml fettarme Milch)
2 Eier (Größe M)
2 EL Zucker
ca. 2 EL Butterschmalz zum
Ausbacken (20 g)

Für die Füllung:
500 g Speisequark
(Magerstufe)
2–3 EL Milch (1,5 % Fett)
1 Päckchen Vanillezucker
4 EL Zucker
600 g Himbeeren
(frisch oder tiefgekühlt)

1 Für die Pancakes die Butter in einem kleinen Topf bei schwacher Hitze zerlassen und lauwarm abkühlen lassen. Das Mehl mit dem Backpulver und 1 Prise Salz in einer Schüssel gut mischen.

2 In einer zweiten Schüssel die Buttermilch, die Eier und 2 EL Zucker mit den Quirlen des Handrührgeräts schaumig schlagen. Die Mehlmischung und die zerlassene Butter unterrühren und den Teig zugedeckt etwa 15 Minuten quellen lassen.

3 Den Backofen auf 70 °C Umluft vorheizen. Wenig Butterschmalz in einer großen beschichteten Pfanne erhitzen. Vom Teig jeweils 1 EL abnehmen, in die Pfanne setzen und zu kleinen Pfannkuchen verstreichen. Die Hitze reduzieren und die Pancakes 2 bis 3 Minuten backen. Dann wenden und auf der zweiten Seite weitere 2 bis 3 Minuten backen. Im Backofen warm halten.

4 Für die Füllung den Quark mit etwas Milch glatt rühren. Den Vanillezucker und 2 bis 3 EL Zucker unterrühren. Die frischen Himbeeren verlesen, abbrausen und trocken tupfen. Tiefgekühlte Himbeeren auftauen lassen. Einige Himbeeren für die Garnitur beiseitelegen, die restlichen Himbeeren in einem kleinen Topf mit 2 EL Wasser und dem übrigen Zucker zugedeckt 2 bis 3 Minuten erhitzen.

5 Zum Servieren nach Belieben die Pancakes getrennt mit der Quarkcreme und der Himbeersauce servieren oder jeweils abwechselnd einige Pancakes mit der Quarkcreme aufeinanderschichten und die Himbeersauce darauf anrichten. Mit den beiseitegelegten Himbeeren garnieren.

Pro Stück: 130 kcal
Eiweiß: 7 g
Fett: 4 g
Kohlenhydrate: 17 g
Ballaststoffe: 4 g
Zubereitung: 40 Min.

Tipp > *Die Pancakes schmecken auch pur sehr lecker, eventuell leicht mit Puderzucker bestäuben oder mit etwas Ahornsirup beträufeln.*

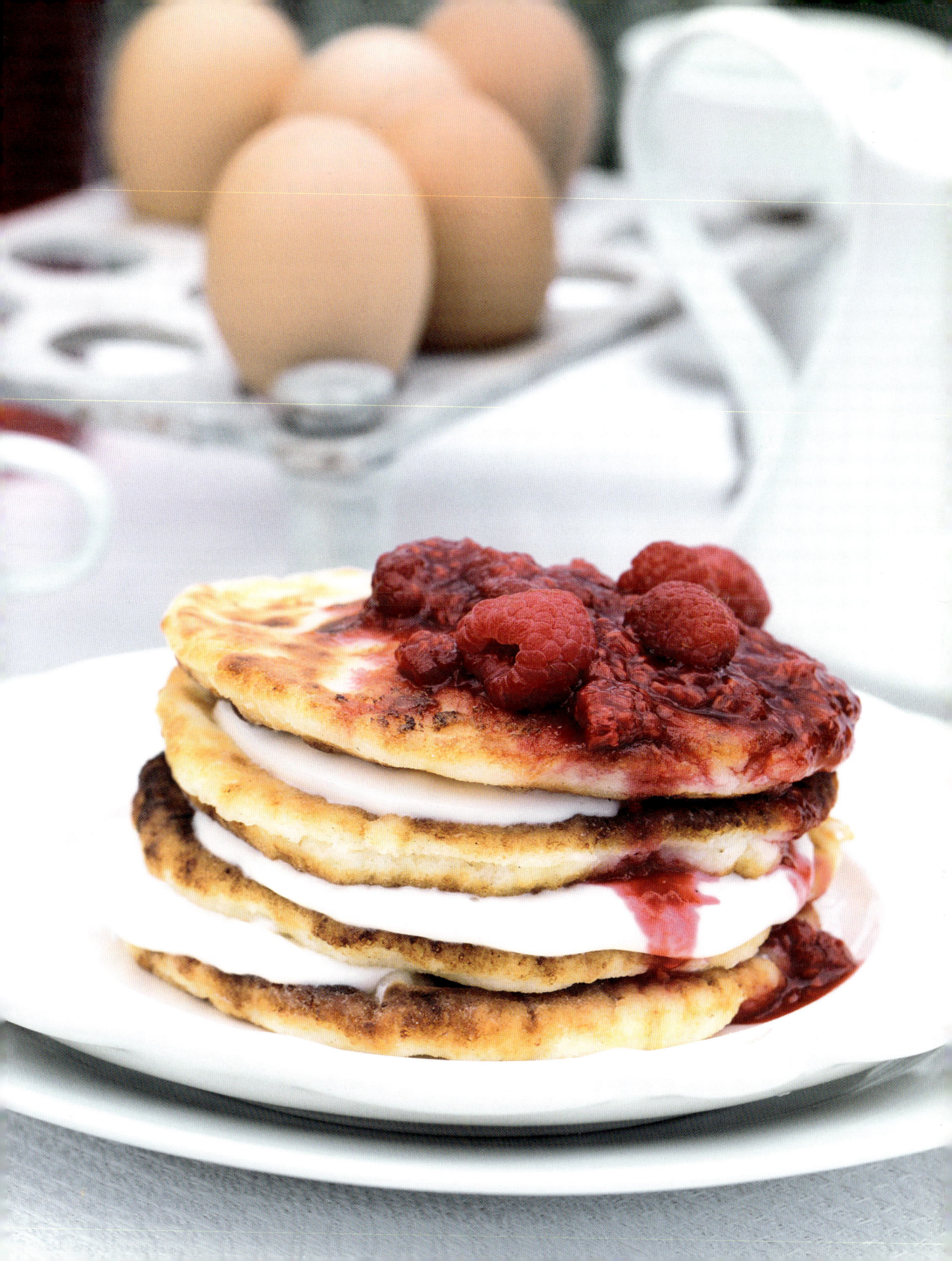

Hefemuffins mit Trockenfrüchten

Zutaten für 12 Stück

200 ml Milch (1,5 % Fett)

$1/2$ Würfel Hefe (21 g)

250 g Weizenvollkornmehl

50 g gemahlene Mandeln

2 EL Zucker

Salz

60 g weiche Butter

100 g Trockenfrüchte

(z. B. Aprikosen oder

Pflaumen)

Fett und Mehl für die Form

(oder Papierbackförmchen

für Muffins)

Mehl für die Arbeitsfläche

1 Die Milch in einem Topf bei mittlerer Hitze nur leicht erwärmen und die Hefe darin unter Rühren auflösen (siehe Tipp). Das Mehl, die Mandeln, den Zucker und 1 Prise Salz in einer Rührschüssel vermischen. Die Butter in Stücken dazugeben, die Hefemilch dazugießen und alles mit den Knethaken des Handrührgeräts oder mit den Händen zu einem noch eher weichen Teig kneten (siehe Tipp).

2 Den Hefeteig zugedeckt an einem warmen Ort etwa 45 Minuten gehen lassen, bis sich sein Volumen etwa verdoppelt hat. Inzwischen die Trockenfrüchte klein schneiden und mit lauwarmem Wasser bedeckt 10 Minuten einweichen. In ein Sieb abgießen, gut abtropfen lassen und in kleine Stücke schneiden. Die Vertiefungen einer Muffinform einfetten und mit Mehl bestäuben oder Papierbackförmchen hineinsetzen.

3 Den Teig auf der bemehlten Arbeitsfläche nochmals durchkneten, dabei die Trockenfrüchte unterarbeiten. Den Teig in 12 Portionen teilen, diese zu Kugeln formen und in die Vertiefungen der Muffinform setzen. Nochmals etwa 20 Minuten gehen lassen. Inzwischen den Backofen auf 180 °C vorheizen.

4 Die Muffins im Backofen auf der mittleren Schiene 25 bis 30 Minuten goldbraun backen. Aus dem Backofen nehmen und etwa 5 Minuten ruhen lassen. Die Muffins aus der Form lösen und abkühlen lassen. Nach Belieben dünn mit Puderzucker bestäuben und mit Konfitüre servieren.

Pro Stück: 150 kcal
Eiweiß: 4 g
Fett: 7 g
Kohlenhydrate: 18 g
Ballaststoffe: 3 g
Zubereitung: 1 Std. 40 Min.

Tipp > *Die Milch für das Auflösen der Hefe darf nicht zu warm werden, da die Hefepilze bei einer Temperatur ab 45 °C absterben und der Teig dann nicht mehr aufgehen würde. Hefeteig, der mit Vollkornmehl zubereitet wird, benötigt deutlich mehr Flüssigkeit als Teig aus weißem Mehl. Der Teig sollte vor dem ersten Gehenlassen noch leicht klebrig sein und sich nach dem zweiten Mal Durchkneten flaumig-weich und elastisch anfühlen. Ist der Teig zu fest, wird das Gebäck trocken.*

Quarkvariationen mit Vollkornbrot

> GUT FÜR DIE KNOCHEN

Zutaten für je 4 Personen

Für den Zucchiniquark:

1 Zucchino (ca. 200 g)

1/2 Bund Petersilie

150 g Speisequark
(Magerstufe)

2–3 EL Mineralwasser
(mit Kohlensäure)

1 EL gemahlene
Haselnusskerne (10 g)

Salz · Pfeffer aus der Mühle

4 Scheiben Vollkornbrot

Für die Frischkäsekugeln:

200 g Speisequark
(Magerstufe)

1 großes Bund Schnittlauch

Salz · Pfeffer aus der Mühle

4 Salatblätter

4 Radieschen

4 Scheiben Vollkornbrot

Zucchiniquark

1 Den Zucchino putzen, waschen und in sehr feine Stifte schneiden oder auf der Gemüsereibe grob raspeln. Die Petersilie waschen und trocken schütteln, die Blätter von den Stielen zupfen und fein hacken.

2 Den Quark in einer kleinen Schüssel mit etwas Mineralwasser glatt rühren (siehe Tipp). Die Zucchinistifte, die Haselnüsse und die Petersilie untermischen und den Quark mit Salz und Pfeffer würzen.

3 Den Zucchiniquark auf den Brotscheiben verteilen. Nach Belieben mit Petersilie garnieren und mit Tomatenvierteln anrichten.

Frischkäsekugeln im Kräutermantel

1 Einen Kaffeefilter aus Papier in ein Sieb geben. Den Quark hineingeben, mit einem kleinen Teller oder einer Tasse beschweren und mindestens 30 Minuten abtropfen lassen.

2 Inzwischen den Schnittlauch waschen, trocken schütteln, in Röllchen schneiden und auf einen Teller geben.

3 Den abgetropften Quark in einer Schüssel glatt rühren und mit Salz und Pfeffer würzen. Dann mit einem Löffel oder Eiskugelportionierer 4 Kugeln aus dem Quark formen und diese in den Schnittlauchröllchen wälzen. Die Kugeln sollten rundum mit Schnittlauch bedeckt sind.

4 Salat waschen, trocken schütteln und auf vier Teller geben. Radieschen waschen, putzen und in Scheiben schneiden. Frischkäsekugeln und Radieschen auf die Salatblätter legen und sofort mit Brot servieren.

Pro Portion: 140 / 130 kcal
Eiweiß: 9 / 12 g
Fett: 2 / 1 g
Kohlenhydrate: 22 / 18 g
Ballaststoffe: 5 / 4 g
Zubereitung: 15 / 35 Min.

Tipp > *Durch Mineralwasser mit viel Kohlensäure werden Quarkzubereitungen – oder auch Rühreier – luftig und voluminös. Auf dem Teller oder in der Schüssel sieht das Essen also gleich nach viel mehr aus. Dieser optische Trick hilft dabei, kleinere Mengen zu essen.*

Tomatenaufstrich mit Knäckebrot

> GUT VORZUBEREITEN

Zutaten für 4 Personen
1 Bund Schnittlauch
8 Cocktailtomaten
(siehe Tipp)
300 g Speisequark
(Magerstufe)
100 g Naturjoghurt
(1,5 % Fett)
50 g saure Sahne
Salz · Pfeffer aus der Mühle
8 Scheiben Knäckebrot

Als Variante:
1 kleine rote, gelbe oder
orange Paprikaschote

1 Den Schnittlauch waschen, trocken schütteln und in Röllchen schneiden (siehe Tipp). Die Cocktailtomaten waschen, halbieren, entkernen und in feine Streifen schneiden.

2 Den Quark mit dem Joghurt und der sauren Sahne in eine Schüssel geben und mit dem Schneebesen glatt verrühren.

3 Die Schnittlauchröllchen und die Tomatenstreifen vorsichtig unter die Quarkmasse heben und den Tomatenquark mit Salz und Pfeffer würzig abschmecken.

4 Zum Servieren den Tomatenquark nach Belieben in Gläser füllen und mit ganzen Cocktailtomaten und Schnittlauch garnieren. Zusammen mit Knäckebrot servieren.

5 Als Variante kann der Quark auch sehr gut mit Paprikaschoten zubereitet werden. Dazu eine rote, gelbe oder orange Paprikaschote halbieren, putzen und waschen. Die Schotenhälften zunächst in feine Streifen, diese anschließend in etwa 2 cm lange Stücke schneiden und den Aufstrich damit wie oben beschrieben zubereiten.

Pro Portion: 215 kcal
Eiweiß: 15 g
Fett: 3 g
Kohlenhydrate: 32 g
Ballaststoffe: 4 g
Zubereitung: 20 Min.

Tipp > *Falls Sie nur »normale« Tomaten zur Hand haben, sollten Sie diese entkernen, bevor Sie sie in Streifen schneiden – so wird der Quark später nicht durch zu viel Saft verwässert. Schnittlauch lässt sich wunderbar mit einer Schere in Röllchen beliebiger Länge schneiden.*

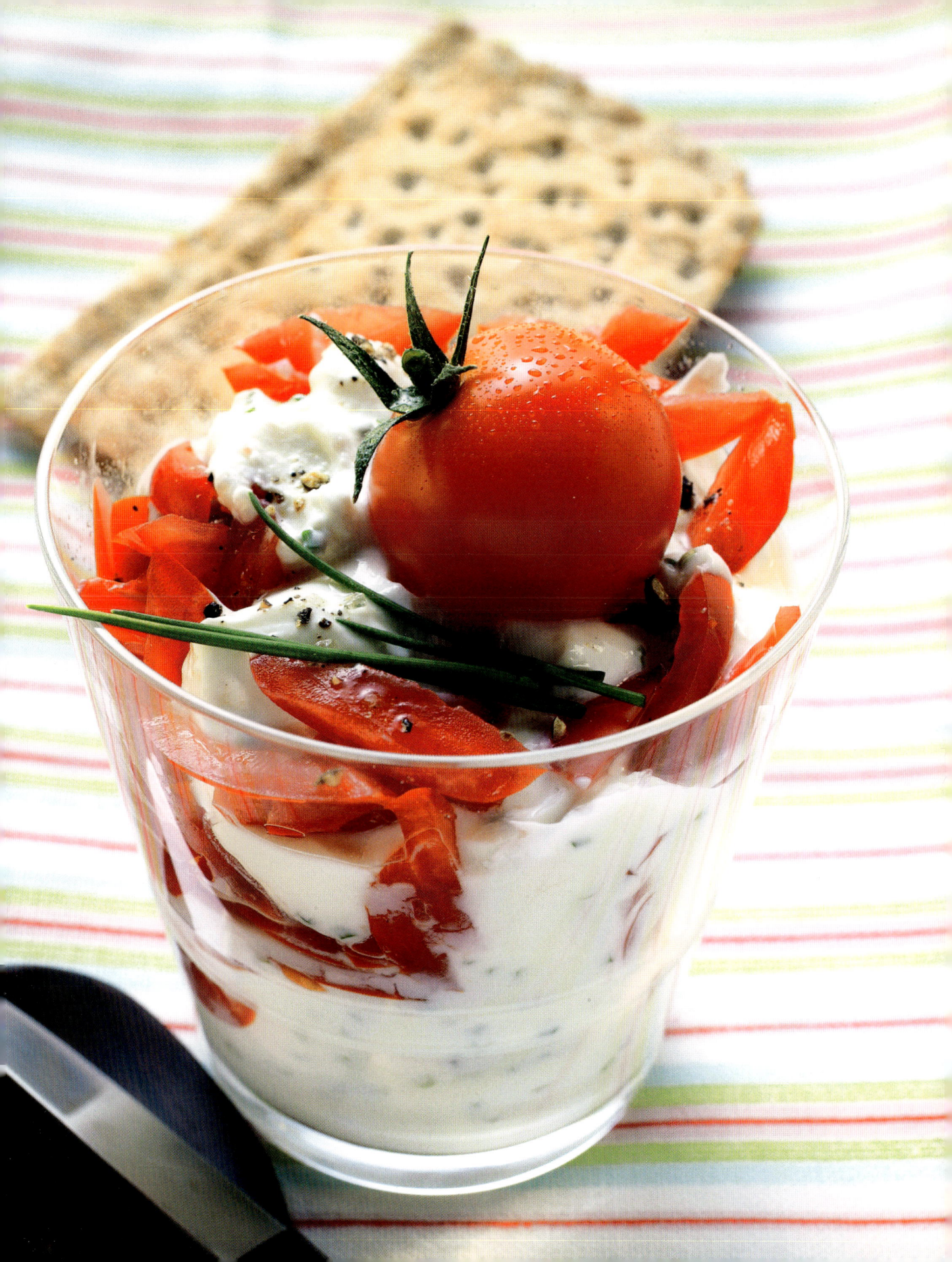

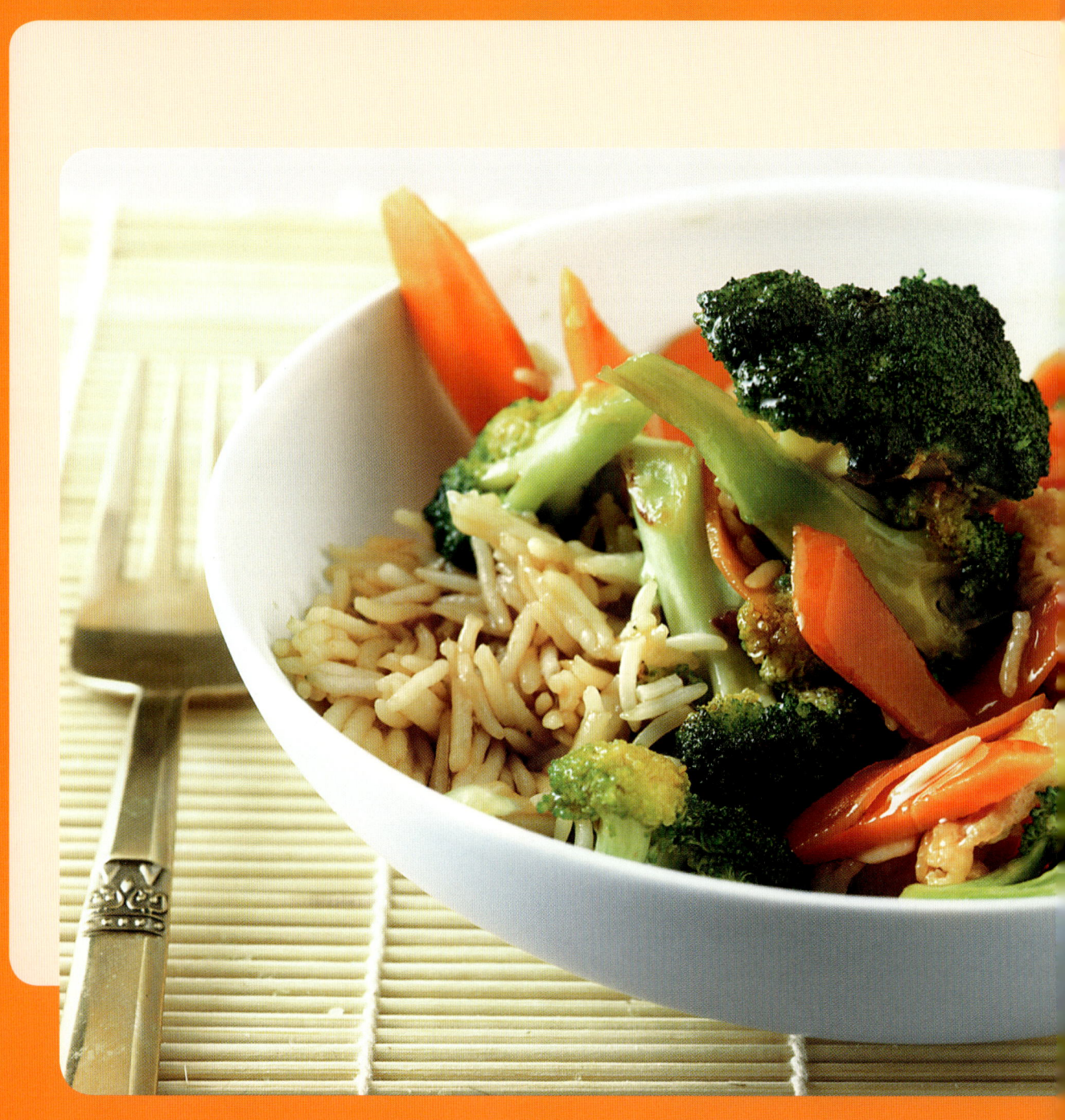

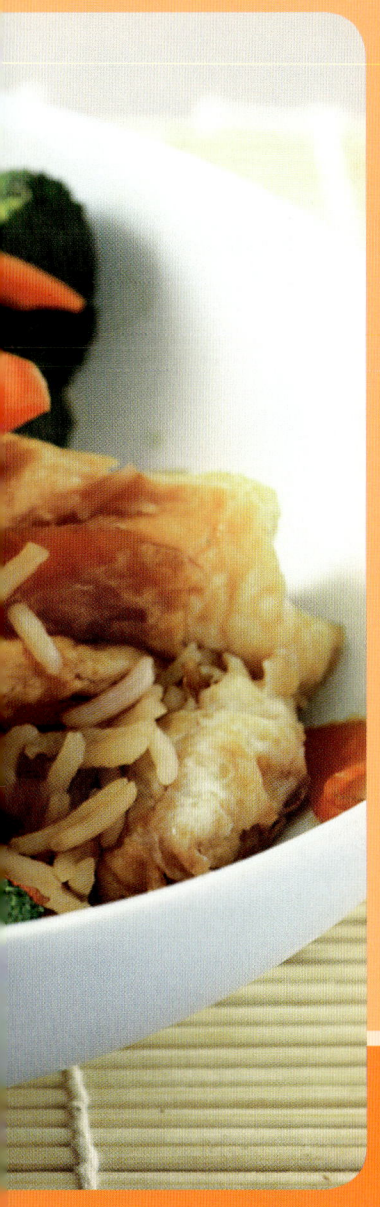

Für mittags

Ob zu Hause oder am Arbeitsplatz – ein gesundes Mittagessen lässt sich ohne großen Aufwand zubereiten oder vorbereitet mitnehmen. Es füllt die Energiespeicher auf, ohne müde zu machen, und bringt Kraft für die zweite Tageshälfte. Mittags ist die Zeit für Suppen, Salate und Rohkost. Jetzt dürfen auch Nudeln, Reis oder Kartoffeln auf dem Speiseplan stehen.

Kartoffel-Bohnen-Salat mit Schinken

> GUT VORZUBEREITEN

Zutaten für 4 Personen

600 g kleine fest-
kochende Kartoffeln
(siehe Tipp)
400 g dicke Bohnen
(aus der Dose)
1 rote Zwiebel
4 EL Weißweinessig
150 ml kräftige Gemüsebrühe
1/2 TL Senf
Salz · Pfeffer aus der Mühle
4 EL Olivenöl
100 g Rucola
100 g magerer Schinken-
speck (in hauchdünnen
Scheiben)

1 Die Kartoffeln waschen und in einen Topf geben. So viel Wasser angie-ßen, dass die Kartoffeln gerade bedeckt sind. Das Wasser zum Kochen bringen und die Kartoffeln etwa 25 bis 30 Minuten garen. In ein Sieb abgießen und etwas abdampfen lassen. Noch heiß pellen und in etwa 1/2 cm dicke Scheiben schneiden.

2 Die Bohnen in einem Sieb abbrausen, abtropfen lassen und unter die Kartoffelscheiben mischen. Die Zwiebel schälen, längs halbieren, quer in dünne Streifen schneiden und zu den Kartoffeln und Bohnen geben.

3 Für die Vinaigrette den Essig mit der Brühe, dem Senf, Salz sowie Pfeffer in einer Schüssel mit dem Schneebesen verrühren, dann das Öl unter-schlagen. Die Vinaigrette mit dem Gemüse mischen.

4 Den Rucola verlesen, waschen und trocken schütteln. Grobe Stiele ent-fernen, die Blätter nach Belieben ganz lassen oder in mundgerechte Stücke zupfen.

5 Zum Servieren den Rucola unter den Kartoffel-Bohnen-Salat mischen und alles nochmals mit Salz und Pfeffer abschmecken. Den Salat auf Teller verteilen und die Schinkenspeckscheiben dekorativ als Röllchen oder Rosetten darauf anrichten. Eventuell etwas frisches Vollkorn-baguette dazu servieren.

Pro Portion: 280 kcal
Eiweiß: 14 g
Fett: 13 g
Kohlenhydrate: 27 g
Ballaststoffe: 6 g
Zubereitung: 50 Min.

Tipp > *Wer seinen Speiseplan schon für eine Woche im Voraus plant, kann viel Zeit sparen und kommt gar nicht erst in Versuchung, doch noch schnell zur Tiefkühlpizza zu greifen. Für den Kartoffelsalat können Sie zum Beispiel sehr gut auch schon gegarte Kartoffeln vom Vortag verwenden. Wer etwa einen Tag zuvor einen Kartoffelauflauf zubereitet, kocht dann einfach schon die entsprechende Menge für den Salat mit.*

Lamm-Paprika-Wraps mit Harissa

> REICH AN EISEN

Zutaten für 4 Personen

1 kleine Aubergine
Salz
2 Zwiebeln
2 Knoblauchzehen
1 rote Paprikaschote
40 g schwarze Oliven
(entsteint)
150 g Feldsalat
400 g mageres Lammfleisch
1 EL Öl
Pfeffer aus der Mühle
8 Weizentortillas
(Fertigprodukt; am besten
aus Vollkornmehl)
1 TL gemahlener Kreuz-
kümmel
1 EL Zitronensaft
1–2 TL Harissapaste

1 Die Aubergine putzen, waschen, in kleine Würfel schneiden und diese mit 1/2 TL Salz bestreuen. Die Auberginenwürfel 30 Minuten Wasser ziehen lassen (siehe Tipp).

2 Inzwischen die Zwiebeln und die Knoblauchzehen schälen und in feine Würfel schneiden. Die Paprikaschote längs halbieren, entkernen, waschen und in kleine Würfel schneiden. Die Oliven in Ringe schneiden. Den Feldsalat verlesen, waschen und trocken schleudern. Das Lammfleisch in dünne Streifen schneiden.

3 Den Backofen auf 100 °C vorheizen. Das Öl in einer Pfanne erhitzen und das Lammfleisch darin unter Rühren 3 Minuten rundum kräftig anbraten. Mit Salz und Pfeffer würzen, herausnehmen und im Ofen warm halten. Die Tortillas ebenfalls in den Ofen geben und leicht erwärmen.

4 Die Zwiebel-, die Knoblauch- und die Paprikawürfel in der Pfanne im verbliebenen Bratfett etwa 1 Minute anbraten. Die Auberginenwürfel mit Küchenpapier trocken tupfen, ebenfalls in die Pfanne geben und alles weitere 2 bis 4 Minuten braten. Mit Salz, Pfeffer, Kreuzkümmel, Zitronensaft und Harissapaste würzen.

5 Die erwärmten Tortillas aus dem Ofen nehmen und jeweils mit etwas Feldsalat belegen, den restlichen Feldsalat beiseitelegen. Das Lammfleisch und den Gemüsemix mit den Olivenringen auf den Tortillas verteilen und diese aufrollen. Die Lamm-Paprika-Wraps sofort mit dem beiseitegelegten Feldsalat servieren.

Tipp > *Das Bestreuen der Auberginenwürfel mit Salz mildert nicht nur den manchmal etwas bitteren Geschmack des Gemüses ab, sondern sorgt auch dafür, dass zum Anbraten der Auberginenwürfel nur wenig Fett benötigt wird.*

Pro Portion: 535 kcal
Eiweiß: 40 g
Fett: 12 g
Kohlenhydrate: 67 g
Ballaststoffe: 8 g
Zubereitung: 45 Min.

Polentatörtchen mit Peperoni

> GUT VORZUBEREITEN

Zutaten für 4 Personen

1 Schalotte
1 Knoblauchzehe
1 kleine grüne Paprikaschote
1 grüne Peperoni
1 Zweig Rosmarin
3 Stiele Basilikum
2 EL Olivenöl
550 ml Gemüsebrühe
160 g Instant-Polenta
3 EL fein geriebener
Emmentaler (15 g)
1 TL kalte Butter (5 g)
Salz · Pfeffer aus der Mühle
3 EL fein geriebener
Pecorino (15 g)

Außerdem:
8 Förmchen (à ca. 7 cm
Durchmesser) oder
1 Muffinblech (mit
12 Mulden)

1 Die Schalotte und den Knoblauch schälen und in feine Würfel schneiden. Die Paprikaschote längs halbieren, entkernen, waschen und in kleine Würfel schneiden. Die Peperoni putzen, nach Belieben entkernen, waschen und in Ringe schneiden. Den Rosmarin und das Basilikum waschen und trocken schütteln, die Nadeln beziehungsweise Blätter abzupfen und fein schneiden.

2 In einem Topf 1/2 EL Olivenöl erhitzen und die Schalotten und den Knoblauch darin andünsten, die Brühe dazugießen und aufkochen lassen. Paprika, Peperoni und Rosmarin dazugeben. Die Polenta unter Rühren einrieseln lassen und etwa 2 Minuten leicht köcheln, bis sie anfängt einzudicken. Vom Herd nehmen.

3 Das Basilikum, den Emmentaler, 1/2 EL Olivenöl und die Butter unter die Polenta rühren und mit Salz und Pfeffer würzen. Die Förmchen oder acht Mulden der Muffinform mit wenig Öl einfetten. Die heiße Polenta in die Förmchen füllen, glatt streichen und die Oberfläche mit dem restlichen Olivenöl bestreichen. Die Polenta etwa 30 Minuten abkühlen lassen, sodass sie sich stürzen lässt.

4 Den Backofen auf 180 °C (Umluft) vorheizen. Ein Backblech mit Backpapier auslegen. Die Polentatörtchen auf das Blech stürzen und mit dem Pecorino bestreuen. Im Ofen auf der mittleren Schiene 5 bis 8 Minuten gratinieren. Die Törtchen herausnehmen und lauwarm oder ganz abkühlen lassen. Nach Belieben mit Peperoniringen garniert servieren.

Pro Portion: 255 kcal
Eiweiß: 7 g
Fett: 11 g
Kohlenhydrate: 32 g
Ballaststoffe: 4 g
Zubereitung: 40 Min.

Tipp > *Wer die Polentatörtchen kalt servieren möchte, kann sie am am Abend zuvor komplett zubereiten. Wer die Törtchen lauwarm zu Tisch bringen möchte, kann sie bis Schritt 4 vorbereiten und gratiniert sie am nächsten Tag nur noch im Ofen. Reichen Sie zu den Polentatörtchen noch einen knackigen Blattsalat mit Gurken- und Tomatenwürfeln, angemacht mit einem leichten Dressing – ein ideales Essen für heiße Sommertage.*

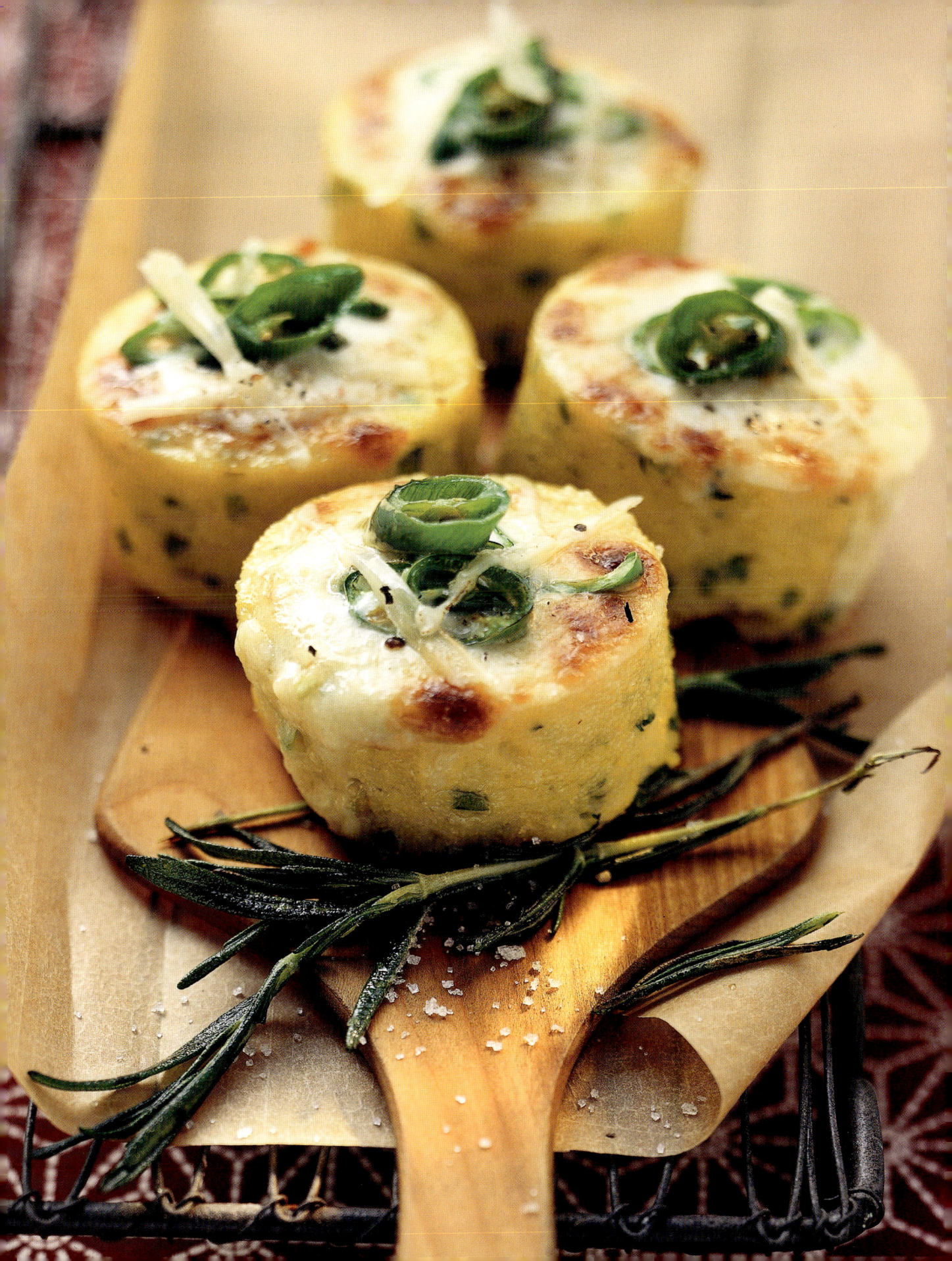

Kürbisstrudel mit Schnittlauchquark

> REICH AN VITAMINEN

Zutaten für 4 Personen

Für den Teig:
250 g Mehl (siehe Tipp)
2 EL Öl · Salz
Mehl für die Arbeitsfläche
Öl zum Bestreichen

Für die Füllung:
200 g Kürbisfleisch
(z. B. Hokkaido) · Salz
200 g festkochende, gegarte
Kartoffeln (vom Vortag)
50 g Schafskäse (Feta)
1 Ei · 20 g Paniermehl
Pfeffer aus der Mühle
Paprikapulver (edelsüß)
frisch geriebene Muskatnuss

Für den Quark:
1 Bund Schnittlauch
250 g Speisequark
(Magerstufe)
3–4 EL Milch (1,5 % Fett)
Salz · Pfeffer aus der Mühle

1 Für den Teig das Mehl, das Öl, 1 Prise Salz und 125 ml lauwarmes Wasser in eine Schüssel geben und zu einem glatten Teig verkneten, der sich vom Rand löst. Den Strudelteig auf der leicht bemehlten Arbeitsfläche zu einer Kugel formen, mit Öl bestreichen und in Frischhaltefolie wickeln. Den Strudelteig bei Zimmertemperatur etwa 1 Stunde ruhen lassen.

2 Inzwischen für die Füllung das Kürbisfleisch in etwa 1 cm große Würfel schneiden und in einem Topf in kochendem Salzwasser knapp 3 Minuten blanchieren. In ein Sieb abgießen und abtropfen lassen. Die Kartoffeln schälen und ebenfalls in kleine Würfel schneiden. Den Kürbis und die Kartoffeln in eine Schüssel geben. Den Schafskäse zerkrümeln und hinzufügen. Das Ei und das Paniermehl dazugeben und alles gut mischen. Mit Salz und Pfeffer sowie je 1 Prise Paprikapulver und Muskatnuss würzen. Den Backofen auf 180 °C vorheizen. Ein Backblech mit Backpapier auslegen.

3 Den Teig auf einem bemehlten Küchentuch zu einem Rechteck ausrollen (den Teig nicht mehr kneten!). Dann mit beiden Handrücken von der Mitte nach außen sehr dünn ausziehen. Die verbliebenen dicken Teigränder abschneiden. Die Kürbisfüllung in einem breiten Streifen auf dem unteren Drittel des Strudelteigs verteilen, dabei an den Rändern etwa 2 cm frei lassen. Den Strudel mithilfe des Küchentuchs vorsichtig aufrollen, dabei an der Seite mit der Kürbisfüllung beginnen. Die Seitenränder verschließen. Den Strudel auf das Blech setzen und im Ofen auf der mittleren Schiene etwa 40 Minuten knusprig backen.

4 Für den Quark den Schnittlauch waschen, trocken schütteln und in feine Röllchen schneiden. Den Quark mit der Milch glatt rühren, mit Salz und Pfeffer würzen und den Schnittlauch unterrühren. Den Strudel aus dem Ofen nehmen, in Stücke schneiden und mit dem Quark servieren.

Pro Portion: 420 kcal
Eiweiß: 22 g
Fett: 10 g
Kohlenhydrate: 61 g
Ballaststoffe: 5 g
Zubereitung: 2 Std.

Tipp > *Für Strudelteig eignen sich am besten helle Mehlsorten der Type 405 oder 550. Durch sie wird der Teig besonders elastisch und lässt sich dünn ausziehen. Wer jedoch gerne ein Mehl mit einem höheren Schalenanteil oder Vollkornmehl verwenden möchte, gibt etwas mehr Wasser zum Teig und zieht diesen nicht ganz so dünn aus. Wenn es einmal besonders schnell gehen muss, können Sie auch fertigen Strudelteig aus der Kühltheke des Supermarkts verwenden.*

Sellerie-Apfel-Suppe mit Curry

> **REICH AN MINERALSTOFFEN**

Zutaten für 4 Personen

1 kleine Sellerieknolle
(mit Grün; ca. 150 g)
1 Schalotte
1 kirschgroßes Stück Ingwer
1 1/2 EL Butter (15 g)
1 TL Currypulver
1 Msp. Safranpulver
600 ml Gemüsebrühe
1 säuerlicher Apfel
(z. B. Boskop)
1–2 EL Zitronensaft
2 Scheiben Vollkorntoastbrot
1 EL saure Sahne (15 g)
Salz · Pfeffer aus der Mühle

1 Den Sellerie putzen, schälen und in kleine Würfel schneiden. Das Selleriegrün waschen, trocken schütteln und beiseitelegen. Die Schalotte schälen und in feine Würfel schneiden. Den Ingwer schälen und ebenfalls in feine Würfel schneiden.

2 In einem Topf 1 EL Butter erhitzen und die Schalottenwürfel darin mit dem Ingwer andünsten. Die Selleriewürfel, das Currypulver und den Safran hinzufügen und kurz mitdünsten. Das Gemüse mit der Brühe ablöschen und zugedeckt etwa 30 Minuten leicht köcheln lassen.

3 Inzwischen den Apfel halbieren, entkernen und schälen. Das Fruchtfleisch in dünne Spalten schneiden und mit dem Zitronensaft beträufeln. Das Toastbrot entrinden und in etwas lauwarmem Wasser einweichen.

4 Etwa 5 Minuten vor Ende der Garzeit der Suppe den Toast ausdrücken und mit den Apfelspalten – bis auf etwa ein Viertel – in die Suppe geben. Die Suppe mit dem Stabmixer fein pürieren und eventuell durch ein Sieb streichen. Nochmals erhitzen, die saure Sahne mit dem Stabmixer unterschlagen und die Suppe mit Salz und Pfeffer würzen.

5 Die restliche Butter in einer Pfanne erhitzen und die beiseitegelegten Apfelspalten auf beiden Seiten anbraten. Die Suppe in tiefe Teller oder Suppentassen verteilen, jeweils 1 Apfelspalte hineingeben und mit dem Selleriegrün garniert servieren.

Tipp > *Zu besonderen Anlässen können Sie jeweils noch 1 hauchdünnen Selleriechip zur Suppe reichen. Dafür 1 Sellerieknolle schälen und halbieren. Aus der Mitte mit der Brotschneidemaschine 4 sehr dünne Scheiben schneiden und diese in Öl knusprig frittieren. Oder etwas kalorienärmer einfach getrocknete Apfelchips dazu servieren.*

Pro Portion: 105 kcal
Eiweiß: 2 g
Fett: 6 g
Kohlenhydrate: 11 g
Ballaststoffe: 3 g
Zubereitung: 50 Min.

Minestrone mit Artischocken

> REICH AN BALLASTSTOFFEN

Zutaten für 4 Personen

16 Cocktailtomaten
(an der Rispe)
2 Zweige Rosmarin
2 EL Olivenöl
4 große Artischocken
(siehe Tipp)
1 Knoblauchzehe
3 Schalotten
800 ml Gemüsebrühe
120 g kleine Suppennudeln
Salz
150 g weiße Bohnen
(aus der Dose; siehe Tipp)
5 Stiele Petersilie
20 g Parmesan (am Stück)

1 Den Backofen auf 160 °C (Umluft) vorheizen. Die Cocktailtomaten vorsichtig waschen und trocken tupfen, dabei an der Rispe belassen. Den Rosmarin waschen, trocken schütteln und die Nadeln abzupfen. Die Cocktailtomaten mit dem Rosmarin und 1 EL Olivenöl in eine ofenfeste Form geben und zugedeckt im Ofen auf der mittleren Schiene 8 Minuten schmoren.

2 Die Artischocken waschen, den Stiel abschneiden und die unteren, trockenen Blätter zu zwei Dritteln abschneiden. Die verbleibenden Hüllblätter rund um die Artischockenböden mit einer Schere abschneiden. Das feine »Heu« mit einem Löffel entfernen. Die Artischockenböden halbieren und mit dem Gemüsehobel oder einem sehr scharfen Messer in sehr dünne Scheiben schneiden. Das restliche Olivenöl in einem Topf erhitzen und die Artischockenscheiben darin anbraten.

3 Den Knoblauch schälen und andrücken. Die Schalotten schälen und in feine Streifen schneiden. Beides zu den Artischocken geben und kurz mitbraten. Mit der Brühe ablöschen und aufkochen lassen. Die Suppennudeln dazugeben und mit etwas Salz würzen. Alles zugedeckt bei mittlerer Hitze 6 bis 8 Minuten gar köcheln.

4 Die Bohnen in ein Sieb abgießen, abbrausen, bis das Wasser klar abläuft, und abtropfen lassen. Die Petersilie waschen und trocken schütteln, die Blätter abzupfen und fein hacken. Die Bohnen und die Petersilie zur Suppe geben. Die Minestrone in tiefen Tellern anrichten und mit den geschmorten Tomaten aus dem Ofen garnieren. Den Parmesan in Spänen darüberhobeln und mit dem Tomaten-Schmorsaft beträufeln.

Pro Portion: 290 kcal
Eiweiß: 13 g
Fett: 12 g
Kohlenhydrate: 32 g
Ballaststoffe: 19 g
Zubereitung: 40 Min.

Tipp > *Sollte Ihnen das Vorbereiten der Artischocken zu aufwendig sein, können Sie auch eingelegte Artischockenböden (in Lake) verwenden. Da diese schon gegart sind, kommen sie erst zusammen mit den Bohnen in die Suppe. Wer getrocknete Bohnen verwenden möchte, weicht 75 g davon über Nacht in kaltem Wasser ein und kocht sie am nächsten Tag in reichlich Wasser in etwa 45 Minuten weich.*

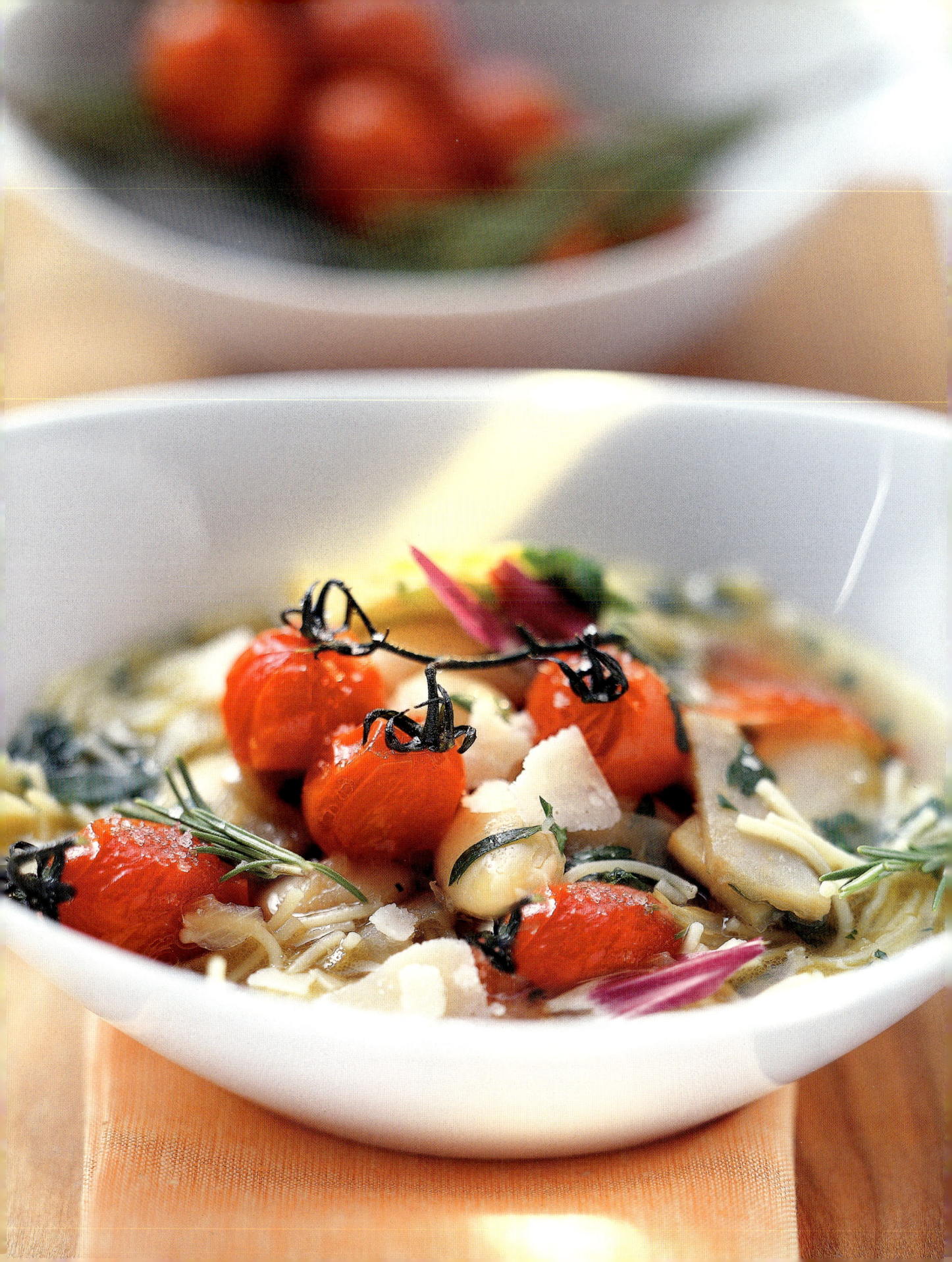

Gefüllte Paprika mit Couscous

Zutaten für 4 Personen

1 unbehandelte Zitrone
3 EL Mandelblättchen
1 rote Peperoni
1/4 l Gemüsebrühe
40 g Korinthen
1 EL Senfkörner
1 TL Korianderkörner
200 g Instant-Couscous
2 EL Butter (20 g)
Salz · Pfeffer aus der Mühle
4 rote Paprikaschoten
8–12 Stiele Koriander
1 Zwiebel · 1 Knoblauchzehe
1 EL Olivenöl
1/2 EL Zucker
2 EL Zitronensaft
800 g stückige Tomaten
(aus der Dose)
2–3 getrocknete Curryblätter
(aus dem Asienladen)
gemahlener Kreuzkümmel
80 g Ziegenfrischkäse
(siehe Tipp)
ca. 2 EL Orangensaft

1 Die Zitrone heiß waschen, trocken reiben und in Stücke schneiden. Die Mandelblättchen in einer Pfanne ohne Fett goldbraun rösten. Die Peperoni putzen, waschen und in Ringe schneiden, nach Belieben entkernen. Die Brühe mit den Zitronenstücken, den Peperoniringen, den Korinthen, den Senf- und den Korianderkörnern aufkochen.

2 Den Couscous in einer Schüssel mit der heißen Brühe übergießen und 5 Minuten quellen lassen. Dann mit einer Gabel auflockern, dabei die Butter und die gerösteten Mandelblättchen unterrühren. Die Füllung mit Salz und Pfeffer würzen.

3 Von jeder Paprikaschote einen Deckel abschneiden, die Schoten entkernen, waschen und mit dem Couscous füllen. Die Deckel wieder auf die Schoten setzen. Koriander waschen, trocken schütteln und auf die gefüllten Paprika verteilen.

4 Den Backofen auf 160 °C (Umluft) vorheizen. Die Zwiebel und den Knoblauch schälen und in feine Würfel schneiden. Das Olivenöl in einem Schmortopf erhitzen und die Zwiebel und den Knoblauch darin andünsten. Mit dem Zucker bestreuen und leicht karamellisieren. Mit 1 EL Zitronensaft ablöschen, die Dosentomaten und Curryblätter hinzufügen. Die Sauce mit Salz, Pfeffer und Kreuzkümmel würzen.

5 Die gefüllten Paprikaschoten in die Sauce setzen und zugedeckt im Ofen auf der mittleren Schiene etwa 50 Minuten schmoren.

6 Inzwischen für den Ziegenfrischkäse-Dip den Käse mit dem Orangensaft und dem restlichen Zitronensaft verrühren, mit Salz und Pfeffer würzen. Die gefüllten Paprikaschoten mit der Schmorsauce auf Tellern anrichten. Den Dip dazu servieren.

Pro Portion: 430 kcal
Eiweiß: 14 g
Fett: 16 g
Kohlenhydrate: 57 g
Ballaststoffe: 14 g
Zubereitung: 1 Std. 20 Min.

Tipp > *Die Paprikaschoten lassen sich wunderbar schon am Abend zuvor vorbereiten und werden dann am nächsten Tag im Ofen geschmort – wenn Sie auch den Dip schon am Abend zubereitet haben, müssen Sie fürs Mittagessen also nur noch den Ofen einschalten. Falls Ihnen der intensive Geschmack von Ziegenkäse nicht zusagt, können Sie stattdessen auch Schaf- oder Kuhmilchfrischkäse für den Dip verwenden.*

Gebratener Reis mit Gemüse

> BESONDERS PREISWERT

Zutaten für 4 Personen
(Abbildung siehe Seite 110)
250 g Naturreis
Salz
3 Knoblauchzehen
1 rote Paprikaschote
200 g Brokkoli
2 EL Öl
3 Eier (Größe M)
2 EL Fischsauce
2 EL Sojasauce
1 TL Zucker

1 Den Reis in ein Sieb geben und kalt abbrausen. In einem Topf mit gut schließendem Deckel in reichlich Salzwasser (Reis und Wasser etwa im Verhältnis 1:2) etwa 30 Minuten garen. Den Reis in ein Sieb abgießen und abkühlen lassen.

2 Inzwischen den Knoblauch schälen und hacken. Die Paprikaschote putzen, entkernen, waschen und in mundgerechte Stücke schneiden. Den Brokkoli putzen, waschen und in kleine Röschen teilen, die Stiele schälen und in Scheiben schneiden. Die Brokkoliröschen und -stiele 1 bis 2 Minuten in kochendem Salzwasser blanchieren, in ein Sieb abgießen, kalt abschrecken und gut abtropfen lassen.

3 Das Öl in einem Wok oder in einer Pfanne erhitzen und den Knoblauch darin goldgelb anbraten. Die Eier jeweils einzeln in eine Tasse aufschlagen, zum Knoblauch in die Pfanne oder den Wok geben, verrühren und goldbraun braten.

4 Die Brokkoliröschen und -stiele sowie die Paprikastücke in die Pfanne geben und unter Wenden etwa 3 Minuten mitbraten.

5 Den Reis unter das Gemüse in der Pfanne rühren und erhitzen. Das Gericht mit Fischsauce, Sojasauce und Zucker würzig abschmecken. In kleinen Schalen oder auf Tellern anrichten.

Tipp > *Wurde bislang weißer Reis bevorzugt, fällt die Umstellung auf Naturreis eventuell nicht leicht. Eine gute Alternative ist dann parboiled Reis: In einem speziellen Verfahren wird ein Großteil der Vitamine und Mineralstoffe aus den Randschichten des Korns nach innen »gedrückt«, anschließend wird der Reis geschält. Im Ballaststoffgehalt unterscheidet sich parboiled Reis nicht von weißem Reis. Langfristig sollte man deshalb auf jeden Fall häufiger einmal Naturreis verwenden.*

Pro Portion: 375 kcal
Eiweiß: 14 g
Fett: 12 g
Kohlenhydrate: 53 g
Ballaststoffe: 5 g
Zubereitung: 40 Min.

121

Kartoffelpfanne mit Kräutern

> REICH AN VITAMINEN

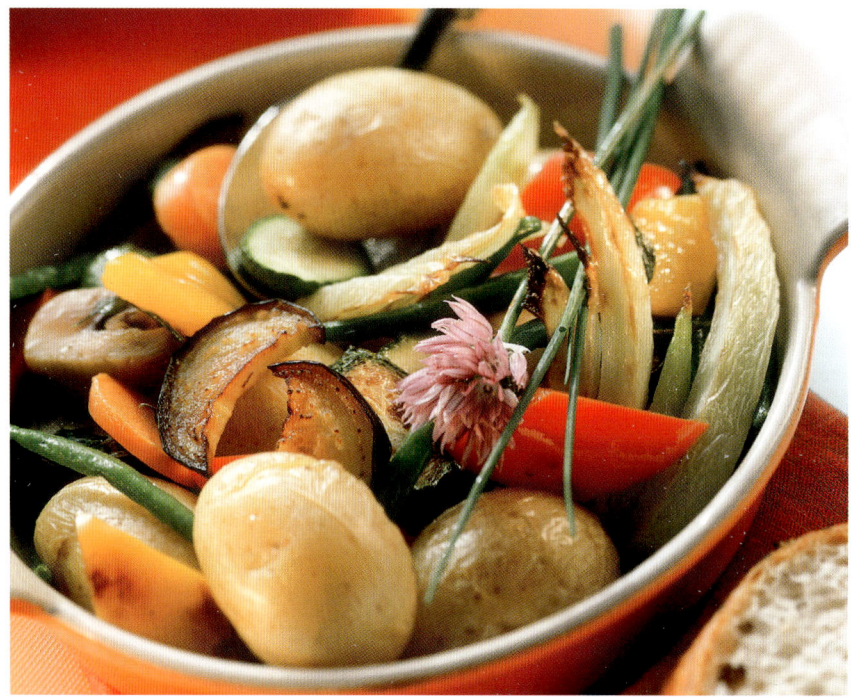

Zutaten für 4 Personen

800 g kleine neue Kartoffeln
Salz
100 g grüne Bohnen
2 Möhren (ca. 150 g)
1 Fenchelknolle (ca. 150 g)
je $1/2$ kleine rote, grüne
und gelbe Paprikaschote
(à ca. 80 g)
2 kleine Zucchini (ca. 200 g)
8 Zweige Thymian
2 Zweige Rosmarin
4 EL Olivenöl
Pfeffer aus der Mühle
Schnittlauch zum Garnieren

Pro Portion: 265 kcal
Eiweiß: 8 g
Fett: 11 g
Kohlenhydrate: 33 g
Ballaststoffe: 10 g
Zubereitung: 40 Min.

1 Kartoffeln unter fließendem Wasser gründlich waschen und in wenig Salzwasser etwa 20 Minuten garen. Kartoffeln in ein Sieb abgießen, gut abtropfen lassen, zurück in den Topf geben und zugedeckt warm halten. Bohnen putzen, waschen, in kochendem Salzwasser etwa 3 Minuten blanchieren, abgießen und abtropfen lassen.

2 Möhren putzen, schälen und in dünne Scheiben schneiden. Fenchel putzen, waschen, halbieren und in dünne Scheiben schneiden. Paprika- hälften entkernen, waschen und in mundgerechte Stücke schneiden. Zucchini putzen, waschen und in dünne Scheiben schneiden. Kräuter waschen und trocken schütteln. Thymianblättchen abstreifen, Rosmarin- nadeln ebenfalls abstreifen und fein hacken.

3 Das Öl in einer Pfanne erhitzen. Möhren, Fenchel und Paprikastücke un- ter Wenden etwa 3 Minuten braten. Dann Zucchinischeiben, Bohnen und die ganzen, ungeschälten Kartoffeln dazugeben und weitere 5 Mi- nuten braten. Mit Salz und Pfeffer würzen und noch 2 Minuten braten. Thymian und Rosmarin untermischen und die Kartoffelpfanne nach Be- lieben mit Schnittlauch und Schnittlauchblüten garniert servieren.

Tomaten-Frittata mit Basilikum

Zutaten für 4 Personen

500 g Tomaten
2 EL Olivenöl
Salz
5 Eier
20 g geriebener Parmesan
2 EL gehacktes Basilikum
Pfeffer aus der Mühle

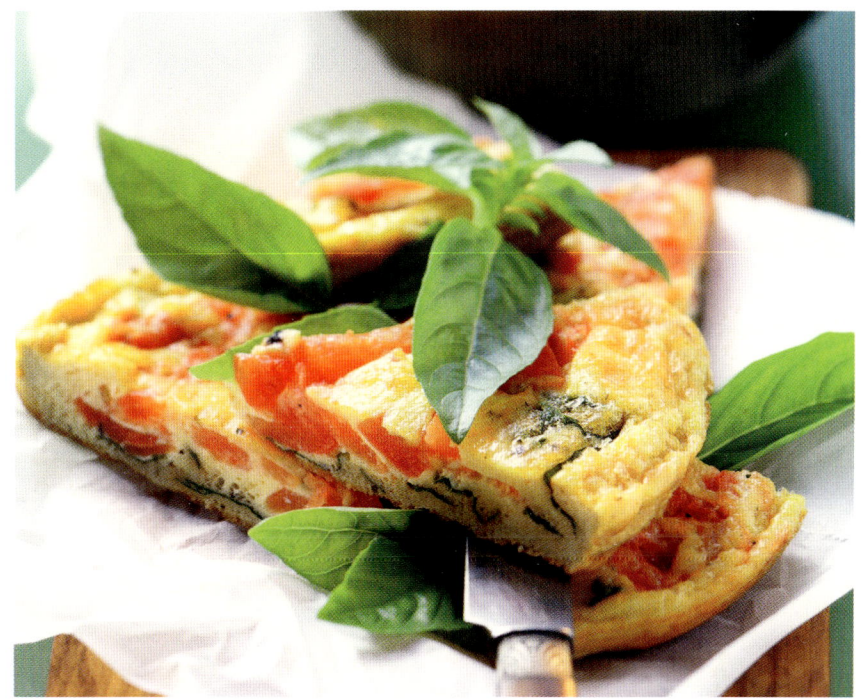

1 Die Tomaten kreuzweise einritzen, überbrühen, häuten, vierteln, entkernen und in grobe Würfel schneiden.

2 In einer großen Pfanne 1 EL Olivenöl erhitzen, die Tomaten hinzufügen, mit Salz würzen und etwa 5 Minuten dünsten. Herausnehmen und beiseitestellen.

3 Die Eier in einer Schüssel mit dem Schneebesen gründlich verquirlen. Die Tomaten, den Parmesan und das Basilikum hinzufügen, mit Salz und Pfeffer würzen und die Mischung gut verrühren.

4 Das restliche Öl in der Pfanne erhitzen und die Eier-Tomaten-Mischung hineingeben. Die Frittata bei mittlerer Hitze stocken lassen, wenden (auf den Deckel oder einen großen Teller gleiten lassen und umgedreht in die Pfanne stürzen) und fertig backen.

5 Die Frittata in Stücke schneiden, nach Belieben mit Basilikumblättchen garnieren und lauwarm oder kalt servieren.

Pro Portion: 205 kcal
Eiweiß: 13 g
Fett: 15 g
Kohlenhydrate: 4 g
Ballaststoffe: 1 g
Zubereitung: 15 Min.

Schweinesteaks mit Zucchinigemüse

Zutaten für 4 Personen

5 kleine Zucchini (ca. 500)

2 EL Öl

Salz · Pfeffer aus der Mühle

150 ml Gemüsebrühe

50 g Sahne

4 magere Schweinesteaks

(à 120 g)

1 Die Zucchini putzen, waschen und in dünne Scheiben schneiden oder auf der Gemüsereibe hobeln.

2 In einer beschichteten Pfanne 1 EL Öl erhitzen und die Zucchinischeiben darin unter gelegentlichem Wenden 3 bis 4 Minuten anbraten. Die Zucchini mit Salz und Pfeffer würzen.

3 Die Hitze reduzieren und die Brühe und die Sahne angießen. Die Zucchini zugedeckt kurz köcheln lassen, bis sie gerade weich sind.

4 Die Steaks waschen und mit Küchenpapier trocken tupfen. Das restliche Öl in einer zweiten Pfanne erhitzen und die Steaks darin auf jeder Seite 2 bis 3 Minuten braten.

5 Das Zucchinigemüse mit den Steaks auf Tellern anrichten und nach Belieben mit Schnittlauch garnieren. Dazu passt Kartoffelpüree oder Reis.

Pro Portion: 270 kcal
Eiweiß: 29 g
Fett: 16 g
Kohlenhydrate: 3 g
Ballaststoffe: 2 g
Zubereitung: 20 Min.

Tipp > *Die Sahne im Zucchinigemüse können Sie auch durch die fettärmere saure Sahne ersetzen. Diese darf allerdings nicht mehr mitköcheln, da die Sauce sonst ausflockt. Lassen Sie die Zucchinischeiben dann nur in der Brühe garen und rühren Sie erst ganz am Schluss die saure Sahne unter.*

Gebratene Nudeln mit Rindfleisch

> MIT LEICHTER SCHÄRFE

Zutaten für 4 Personen

250 g dünne Vollkornband-
nudeln (z. B. Tagliatelle)

Salz

40 g Sojabohnensprossen

3 Knoblauchzehen

2 rote Chilischoten

300 g mageres Rindfleisch

60 g Schnittknoblauch
(ersatzweise Schnittlauch)

2 EL Öl

40 g Erbsen (tiefgekühlt)

2 EL Fischsauce

2 EL Zitronensaft

2 TL brauner Zucker

Pfeffer aus der Mühle

2 Frühlingszwiebeln

nach Belieben 2 unbehandelte Zitronen zum Servieren

1 Die Bandnudeln nach Packungsanweisung in reichlich kochendem Salzwasser bissfest garen, in ein Sieb abgießen, abschrecken, abtropfen lassen und beiseitestellen. Die Sojabohnensprossen kurz mit kochendem
Wasser überbrühen, in ein Sieb abgießen, abschrecken und gut abtropfen lassen.

2 Die Knoblauchzehen schälen und fein hacken. Die Chilischoten putzen,
entkernen, waschen und ebenfalls fein hacken. Das Rindfleisch waschen,
mit Küchenpapier trocken tupfen und in dünne Scheiben schneiden. Den
Schnittknoblauch waschen, trocken tupfen und hacken.

3 Das Öl im heißen Wok (siehe Tipp) erhitzen. Den Knoblauch, die Chilischoten und das Rindfleisch dazugeben und 4 Minuten unter Rühren
braten. Die Nudeln dazugeben, zudecken und 1 Minute braten.

4 Die Erbsen, die Fischsauce, den Zitronensaft und den Zucker in den Wok
geben und die Zutaten gut durchrühren, bis alles gleichmäßig erhitzt ist.

5 Die Sojabohnensprossen hinzufügen und alles mit Salz und Pfeffer abschmecken. Die Frühlingszwiebeln putzen, waschen, in feine Ringe
schneiden und zu den gebratenen Nudeln in den Wok geben.

6 Die gebratenen Nudeln auf Tellern anrichten. Nach Belieben mit Zitrone
servieren: Dafür die unbehandelten Zitronen waschen, trocken reiben
und halbieren oder vierteln und auf die Nudeln geben.

Tipp > *Ein Wok eignet sich aufgrund seiner gewölbten Form sehr gut
zum fettarmen Anbraten von Fleisch, Gemüse, Reis und Nudeln. Sollten
Sie keinen Wok zur Hand haben, können Sie die Zutaten jedoch auch in
einer beschichteten Pfanne anbraten.*

Pro Portion: 270 kcal
Eiweiß: 22 g
Fett: 12 g
Kohlenhydrate: 19 g
Ballaststoffe: 4 g
Zubereitung: 25 Min.

Nudelfleckerl mit Spitzkohl

> BESONDERS PREISWERT

Zutaten für 4 Personen

Für die Nudelfleckerl
(siehe Tipp):
250 g Mehl
100 g Hartweizengrieß
3 Eier (Größe M) · 1 Eigelb
2 EL Olivenöl
Salz
Mehl zum Ausrollen

Für den Spitzkohl:
300 g Spitzkohl
1 EL Öl
1 TL Puderzucker
100 ml Gemüsebrühe
Salz · Pfeffer aus der Mühle
gemahlener Kümmel
1/2 TL Paprikapulver
(edelsüß)
1 EL kalte Butter (10 g)

1 Für die Nudelfleckerl das Mehl, den Grieß, die Eier, das Eigelb, das Olivenöl und 1 Prise Salz zu einem glatten, elastischen Teig verkneten. Den Teig in Frischhaltefolie wickeln und etwa 30 Minuten kühl stellen.

2 Den Teig mithilfe der Nudelmaschine oder dem bemehlten Nudelholz dünn ausrollen. Aus der Teigplatte mit einem gezackten Teigrad Quadrate von 3 bis 4 cm Seitenlänge schneiden. Die Nudelfleckerl in reichlich Salzwasser 3 Minuten sehr bissfest garen. In ein Sieb abgießen und abtropfen lassen.

3 Für den Spitzkohl vom Kohl die äußeren Blätter und den Strunk entfernen. Die restlichen Blätter waschen, trocken schütteln und in 2 bis 3 cm große Rauten schneiden.

4 Das Öl in einer Pfanne erhitzen und den Spitzkohl darin bei mittlerer Hitze anbraten. Den Puderzucker darüberstäuben und leicht karamellisieren lassen. Mit der Gemüsebrühe ablöschen und den Spitzkohl mit Salz und Pfeffer würzen.

5 Die Nudelfleckerl zum Spitzkohl in die Pfanne geben und etwa 2 Minuten darin erwärmen. Mit Salz, Pfeffer, 1 Prise Kümmel und dem Paprikapulver abschmecken. Zum Schluss die Butter unterrühren. Die Nudelfleckerl mit Spitzkohl in tiefen Tellern anrichten.

Pro Portion: 490 kcal
Eiweiß: 17 g
Fett: 18 g
Kohlenhydrate: 65 g
Ballaststoffe: 7 g
Zubereitung: 1 Std.

Tipp > *Für die Nudelfleckerl können Sie natürlich auch gekaufte Nudeln verwenden, zum Beispiel Farfalle – am besten als Vollkornvariante. Diese garen Sie nach Packungsanleitung bissfest und bereiten sie dann wie im Rezept beschrieben mit dem Spitzkohl zu.*

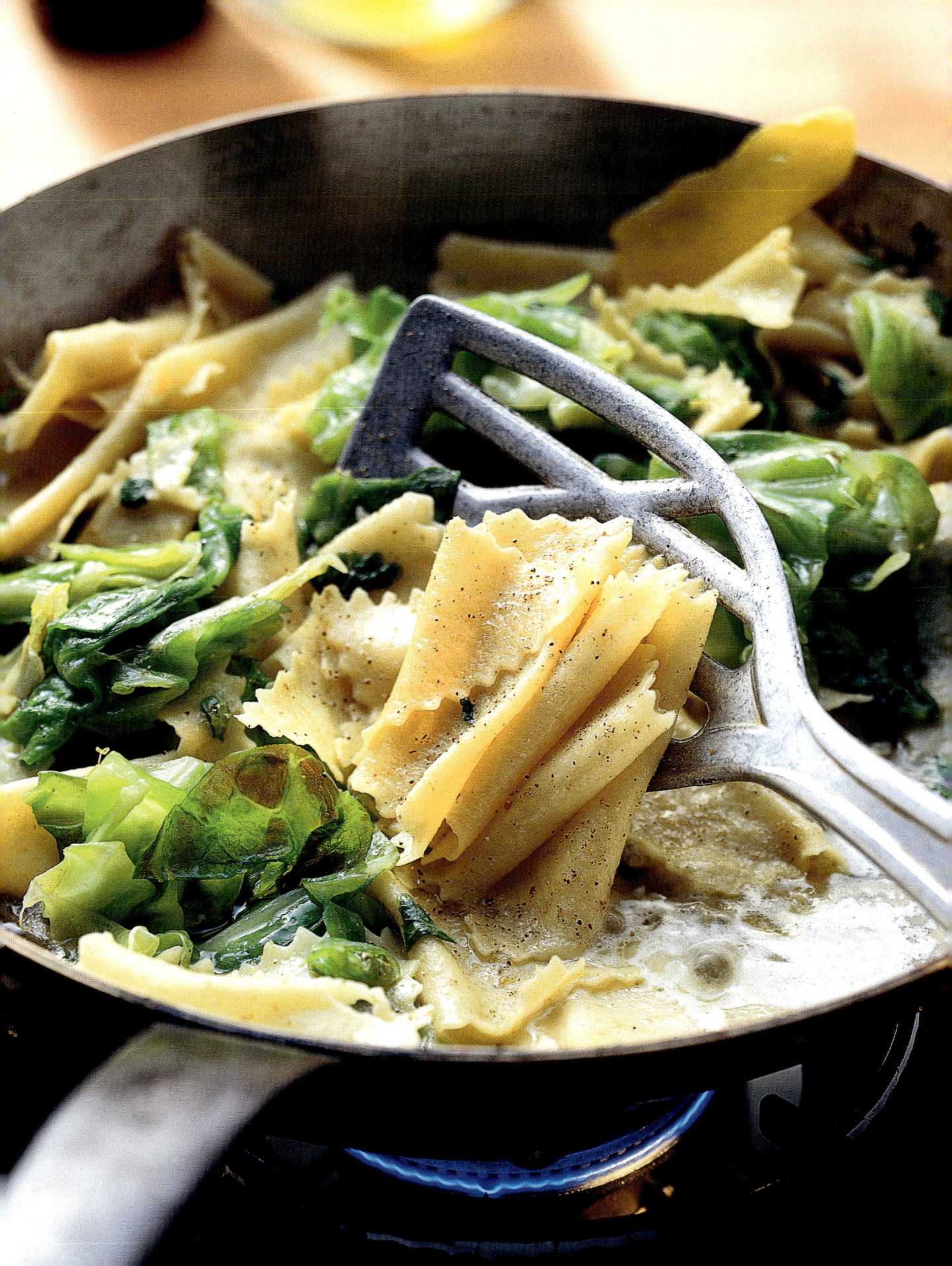

Gemüsecurry mit Koriander

> **REICH AN MINERALSTOFFEN**

Zutaten für 4 Personen

100 g Gemüsezwiebeln
(siehe Tipp)
1 Knoblauchzehe
2 rote Paprikaschoten
240 g Kichererbsen
(aus der Dose)
200 g Zuckerschoten
600 g Kürbis (siehe Tipp)
2 EL Öl
1 TL gemahlene Kurkuma
1 TL gemahlener
Kreuzkümmel
1/2 TL Chilipulver
1/2 TL gemahlener Koriander
1/2 l Gemüsebrühe
50 g Sahne
1 EL Mehl
ca. 4 EL Zitronensaft
Salz · Pfeffer aus der Mühle

1 Die Gemüsezwiebeln und den Knoblauch schälen und beides in feine Würfel schneiden. Die Paprikaschoten längs halbieren, entkernen und waschen. Die Paprikahälften zunächst längs in etwa 2 cm breite Spalten schneiden, dann quer halbieren.

2 Die Kichererbsen in ein Sieb abgießen, kalt abbrausen und gut abtropfen lassen. Die Zuckerschoten putzen und waschen. Den Kürbis schälen, entkernen und in mundgerechte Würfel schneiden.

3 Das Öl in einem Topf erhitzen. Die Gemüsezwiebeln, den Knoblauch, die Kurkuma, den Kreuzkümmel, das Chilipulver und den Koriander darin kurz anbraten.

4 Die Kürbisstücke zur Zwiebelmasse in den Topf geben und kurz andünsten. Die Gemüsebrühe dazugießen und alles zugedeckt bei starker Hitze aufkochen lassen.

5 Die Paprikastücke, die Kichererbsen sowie die Zuckerschoten hinzufügen und alles offen 5 Minuten kochen lassen. Die Sahne mit dem Mehl verrühren, unter das Gemüsecurry rühren und kurz köcheln lassen. Das Curry mit Zitronensaft, Salz und Pfeffer abschmecken.

Pro Portion: 260 kcal
Eiweiß: 7 g
Fett: 13 g
Kohlenhydrate: 29 g
Ballaststoffe: 11 g
Zubereitung: 30 Min.

Tipp > *Statt der Gemüsezwiebeln können Sie natürlich auch die kleineren Küchenzwiebeln verwenden, die etwas schärfer sind und weniger süßlich schmecken als ihre großen Verwandten. Festfleischige Kürbissorten wie Hokkaido- oder Butternusskürbis eignen sich für das Curry besonders gut. Diese Sorten behalten beim Garen gut ihre Form und haben einen intensiven Eigengeschmack.*

Gedämpfter Kabeljau mit Spargel

Zutaten für 4 Personen

800 g mehligkochende
Kartoffeln · Salz
1 Knoblauchzehe
1 walnussgroßes
Stück Ingwer
1 Lorbeerblatt
1 TL Fenchelsamen
Meersalz
4 Kabeljaufilets (à 150 g;
küchenfertig)
500 g grüner Spargel
(siehe Tipp)
1/4 l Gemüsebrühe
3 EL Crème fraîche
je 1 EL scharfer und
süßer Senf
Pfeffer aus der Mühle
200 ml Milch (1,5 % Fett)
40 g Butter
frisch geriebene Muskatnuss
1 EL abgeriebene unbehan-
delte Zitronenschale
2 EL braune Senfkörner
1 TL Chiliflocken

1 Die Kartoffeln schälen, waschen und je nach Größe eventuell halbieren oder vierteln. Die Kartoffelstücke zugedeckt etwa 20 Minuten in Salzwasser weich garen.

2 Inzwischen den Knoblauch und den Ingwer schälen und in Stücke schneiden. Etwas Wasser in einem Topf mit passendem Dämpfeinsatz erhitzen. Die Knoblauch- und Ingwerstücke mit Lorbeerblatt, Fenchelsamen und 1 EL Meersalz hinzufügen. Die Kabeljaufilets waschen, mit Küchenpapier trocken tupfen und in den Dämpfeinsatz legen. Den Fisch zugedeckt im Würzsud 7 bis 8 Minuten dämpfen.

3 Den Spargel waschen und nur im unteren Drittel schälen, die holzigen Enden abschneiden. Spargelstangen schräg in große Stücke schneiden, dickere Stangen eventuell längs halbieren. Die Brühe aufkochen und die Spargelstücke darin zugedeckt 3 bis 4 Minuten garen. Spargel herausheben. Crème fraîche in den Spargelsud rühren und kurz leicht sämig einkochen. Den Topf vom Herd nehmen, den scharfen und den süßen Senf in die Sauce rühren. Die Sauce mit Salz und Pfeffer abschmecken. Die Spargelstücke wieder in die Senfsauce geben und warm halten.

4 Die Kartoffeln abgießen, kurz ausdampfen lassen und durch die Kartoffelpresse in eine große Schüssel drücken. Die Milch in einem Topf erhitzen und nach und nach unter den Kartoffelschnee rühren. 1 TL Butter hinzufügen und das Püree mit Salz und Muskatnuss würzen.

5 Kurz vor dem Servieren die restliche Butter in einer Pfanne erhitzen. Die Zitronenschale, die Senfkörner und die Chiliflocken dazugeben, kurz aufschäumen lassen und mit Meersalz würzen.

6 Den Spargel in der Senfsauce mit dem Kabeljaufilet auf Tellern anrichten. Jeweils etwas Kartoffelpüree auf den Fisch geben und mit der Würzbutter beträufeln.

Pro Portion: 405 kcal
Eiweiß: 35 g
Fett: 16 g
Kohlenhydrate: 30 g
Ballaststoffe: 6 g
Zubereitung: 40 Min.

Tipp > *Grüner Spargel spart Vorbereitungszeit, denn er muss im Gegensatz zum weißen Spargel maximal im unteren Drittel der Stangen geschält werden. Wer allerdings das intensivere Aroma des grünen Spargels nicht mag, kann hier ebenso gut weißen Spargel verwenden.*

Rotbarsch mit Gemüse und Reis

Zutaten für 4 Personen

200 g Naturreis · Salz
500 g Rotbarschfilet
2 Knoblauchzehen
2 kleine Zucchini
200 g Lauch (nur das Weiße und Hellgrüne)
je 1 rote und grüne Paprikaschote
100 g Champignons
2 EL Öl
1 EL Meerrettich
2–3 EL Sojasauce
Saft und Zesten von 1 unbehandelten Limette (siehe Tipp)
Pfeffer aus der Mühle

1 Den Reis gründlich mit kaltem Wasser waschen, dann mit etwa der doppelten Menge leicht gesalzenem Wasser aufkochen und zugedeckt bei schwacher Hitze etwa 30 Minuten garen.

2 Inzwischen das Rotbarschfilet waschen, mit Küchenpapier trocken tupfen und in mundgerechte Stücke schneiden. Den Knoblauch schälen und fein hacken. Die Zucchini putzen, waschen und in schmale Stifte schneiden. Den Lauch putzen, waschen und in Streifen schneiden.

3 Die Paprikaschoten putzen, entkernen, waschen und in Streifen schneiden. Die Champignons mit Küchenpapier trocken abreiben (nicht waschen!) und die Stielenden abschneiden. Große Champignons halbieren oder vierteln, kleinere Pilze ganz lassen.

4 Das Öl in einer großen beschichteten Pfanne erhitzen und Knoblauch sowie Meerrettich darin andünsten. Die Fischstücke in die Pfanne geben und von allen Seiten 2 bis 3 Minuten goldbraun anbraten. Den Fisch aus der Pfanne nehmen und warm halten. Das Gemüse im Bratfett zugedeckt etwa 7 Minuten dünsten.

5 Den Reis abgießen, zusammen mit dem Fisch unter das Gemüse mischen und alles weitere 5 Minuten garen. Mit Sojasauce, Limettensaft und Pfeffer würzen und mit Limettenzesten bestreut in kleinen Schälchen oder auf Tellern servieren.

Pro Portion: 420 kcal
Eiweiß: 31 g
Fett: 12 g
Kohlenhydrate: 47 g
Ballaststoffe: 6 g
Zubereitung: 40 Min.

Tipp > *Limetten sind etwas milder und feiner im Geschmack als Zitronen. Wer nur eine Zitrone zur Hand hat, sollte beim Würzen des Gerichts damit sparsamer als mit dem Limettensaft umgehen.*

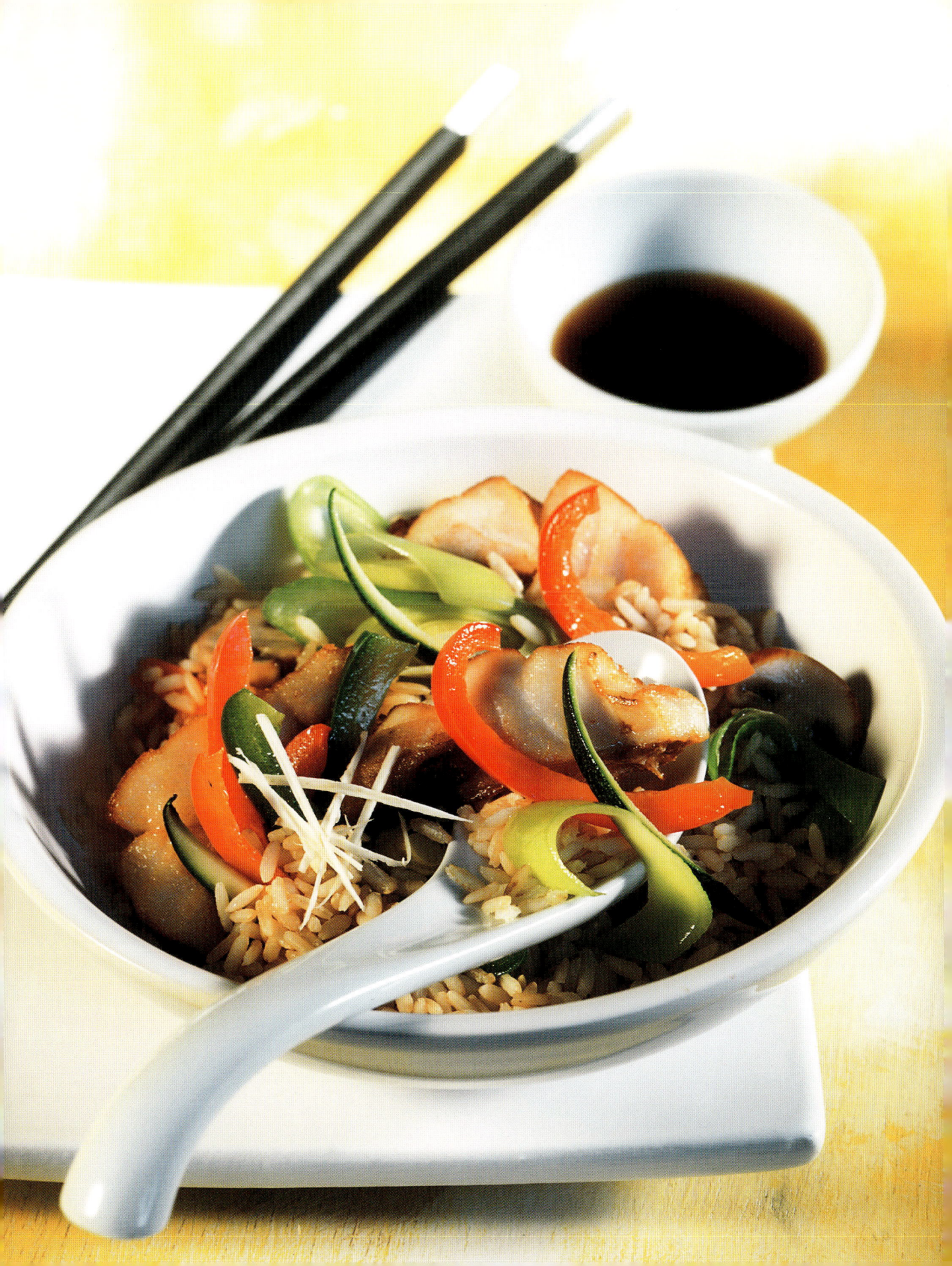

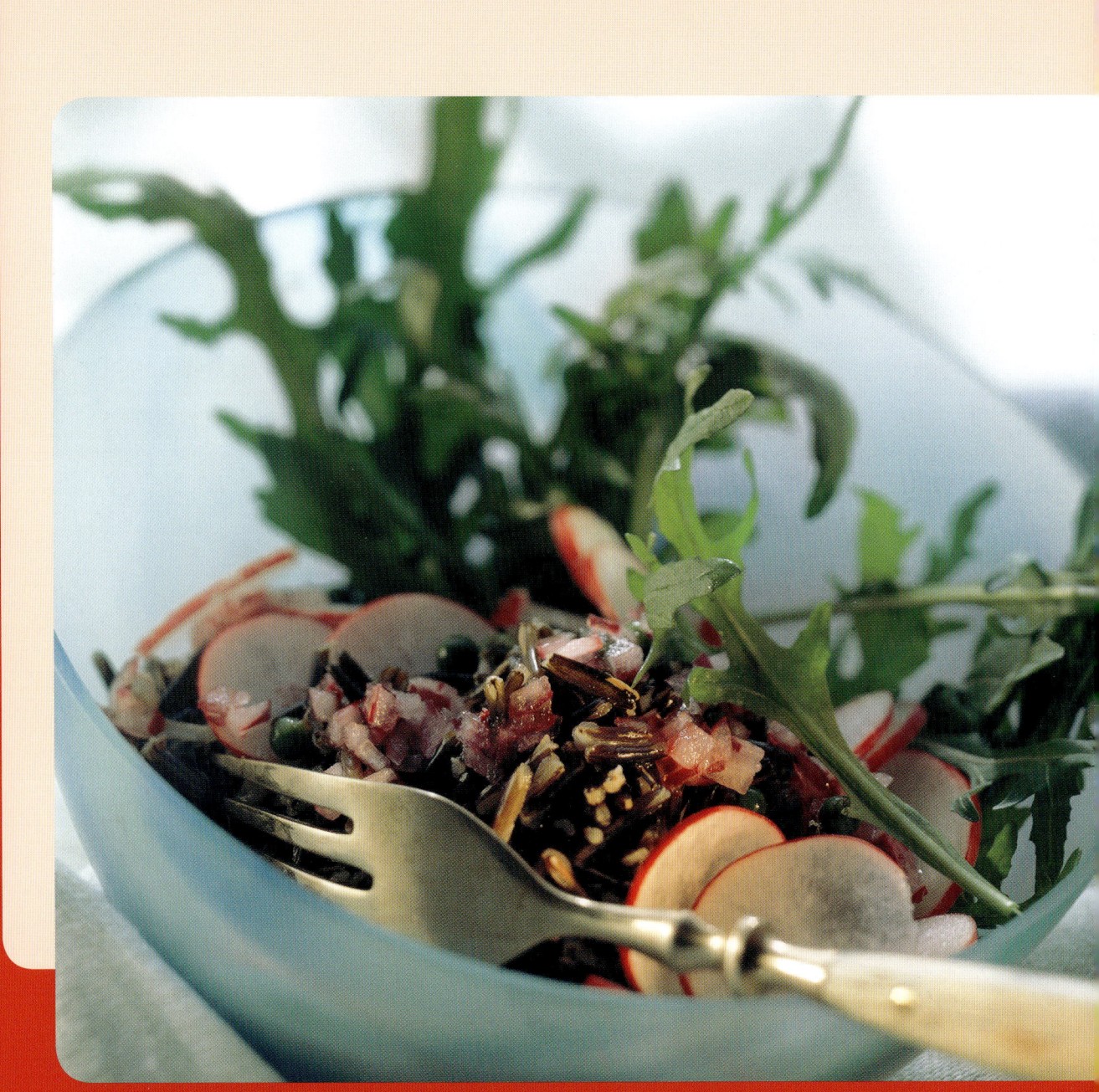

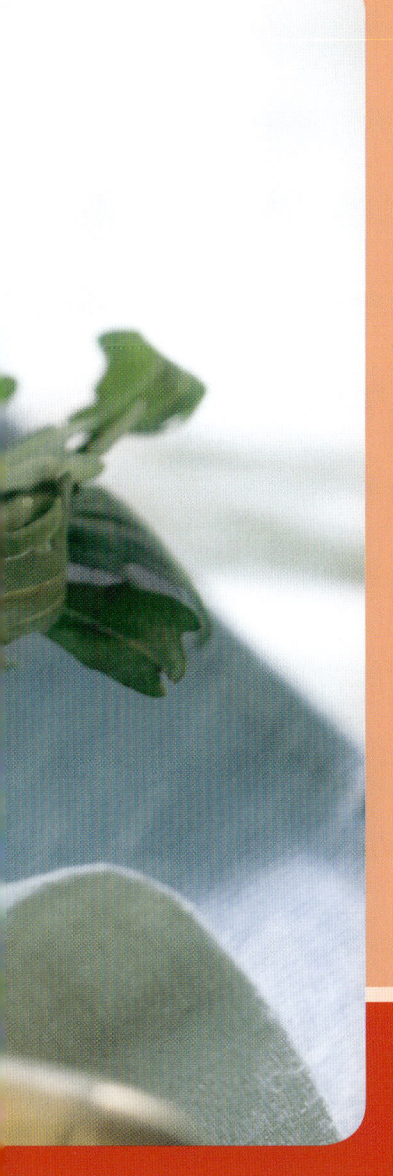

Gesunde Snacks

Heißhungerattacken sind nichts für die schlanke Linie – so weit sollten Sie es also gar nicht erst kommen lassen. Doch zwischendurch immer nur Obst und Gemüse knabbern? Das ist auch nicht jedermanns Sache. Diese pfiffigen Snack-Rezepte bringen Abwechslung in die Arbeitspausen und lassen Schokoriegel oder süße Teilchen vom Bäcker ganz schön alt aussehen.

Bananen-Shake zweimal anders

Zutaten für je 2 Personen

Für den Bananen-Shake mit
Buttermilch (Bild rechts):

1 reife Banane

1 EL Limettensaft

2 reife Feigen

Mark von 1 Vanilleschote
(siehe Tipp)

$^1/_4$ TL Zimtpulver

200 g Buttermilch
(siehe Tipp)

150 ml Mineralwasser
(ohne Kohlensäure)

Für den Bananen-Shake
mit Ananas:

1 Banane

250 g Ananasfruchtfleisch

4 Eiswürfel

300 ml Milch (1,5 % Fett)

evtl. 2 Ananasspalten (mit
Schale) zum Garnieren

Bananen-Shake mit Buttermilch

1 Die Banane schälen, 3 bis 4 Scheiben abschneiden und in kleine Würfel schneiden. Mit dem Limettensaft beträufeln und für die Garnitur beiseitelegen. Die restliche Banane grob zerkleinern.

2 Die Feigen halbieren, das Fruchtfleisch mit einem Löffel herauslösen und zusammen mit den Bananenstücken, dem Vanillemark, dem Zimtpulver und der Buttermilch im Mixer fein pürieren.

3 Das Mineralwasser mit einem Löffel vorsichtig unterrühren und den Bananen-Shake in hohe Gläser gießen. Die Bananenwürfel in die Gläser geben und die Shakes mit Strohhalmen servieren.

Bananen-Shake mit Ananas

1 Die Banane schälen und ebenso wie die Ananas in grobe Stücke schneiden. Die Eiswürfel in ein sauberes Küchentuch geben und grob zerstoßen (etwa mithilfe eines Fleischklopfers).

2 Die Früchte und die zerstoßenen Eiswürfel in einen Mixer geben und fein pürieren. Die Milch dazugeben und nochmals kurz durchmixen.

3 Den Shake in Gläser füllen und nach Belieben mit Ananasspalten garnieren und mit einem Strohhalm servieren.

Pro Portion: 150 / 100 kcal
Eiweiß: 4 / 3 g
Fett: 1 / 1 g
Kohlenhydrate: 31 / 20 g
Ballaststoffe: 3 / 2 g
Zubereitung: je 10 Min.

Tipp > *Anstelle der Vanilleschote können Sie auch das etwas preiswertere Vanillepulver, für das ganze getrocknete Vanilleschoten vermahlen wurden, für die Zubereitung des Bananen-Shakes verwenden. Die Buttermilch kann durch Naturjoghurt (1,5 % Fett) ersetzt werden.*

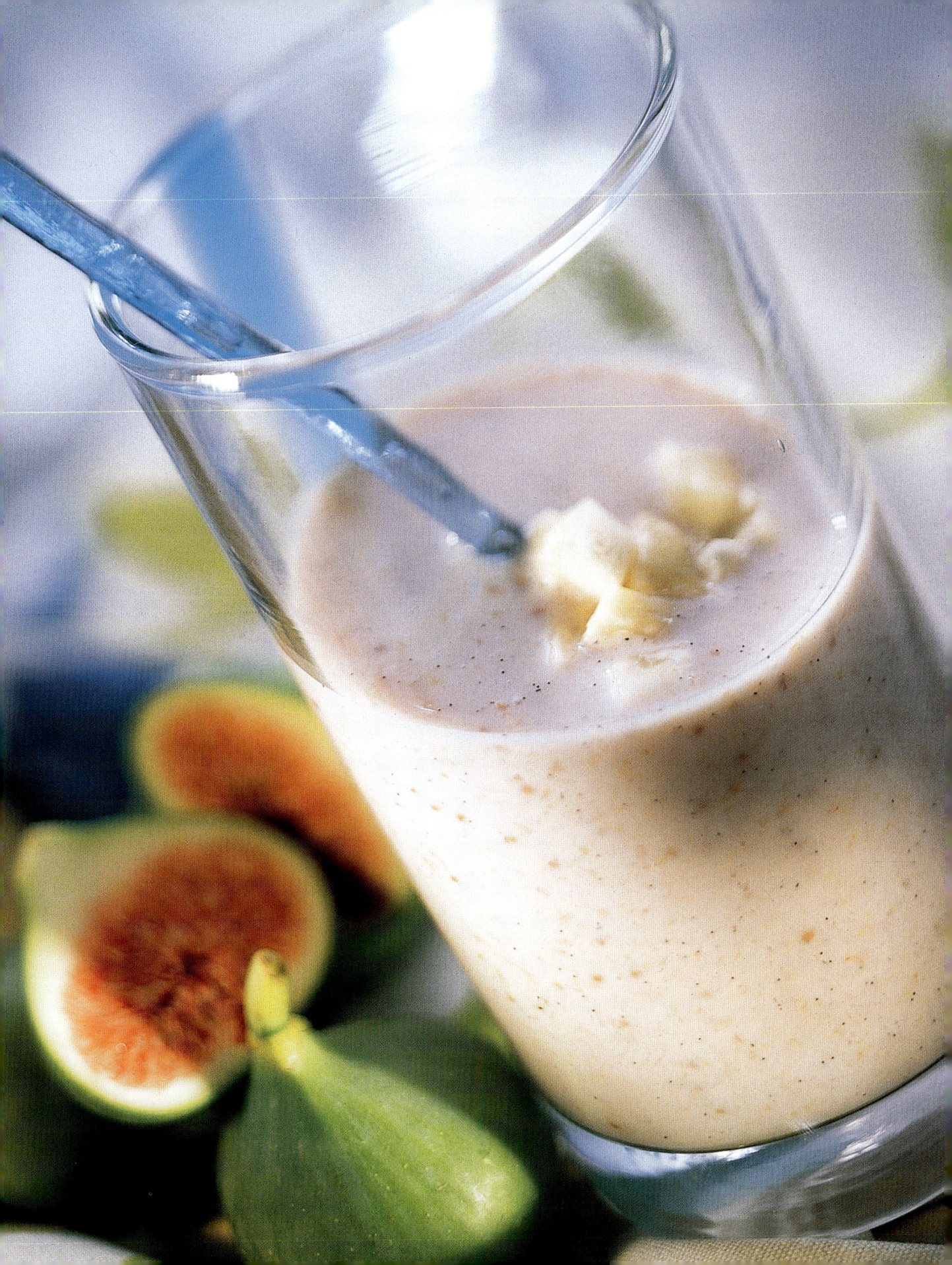

Fitness-Drinks mit Früchten

Zutaten für je 1 Person

Für den Apfel-Ingwer-Drink:

1 kleiner Apfel

1 Scheibe Ananas

1 haselnussgroßes

Stück Ingwer

eiskaltes Mineralwasser mit

Kohlensäure zum Auffüllen

(siehe Tipp)

Für den Müsli-Drink:

1/4 reife Banane (ca. 50 g)

100 ml Möhrensaft (am besten frisch gepresst)

80 ml Apfelsaft (am besten frisch gepresst)

1 TL Honig

4 TL Naturjoghurt (1,5 % Fett)

je 1 TL Sonnenblumen- und Kürbiskerne

evtl. je 1 Apfel- und Möhrenscheibe zum Garnieren

Apfel-Ingwer-Drink

1 Den Apfel schälen, vierteln und entkernen. Die Ananas ebenfalls schälen und ebenso wie den Apfel in Stücke schneiden. Den Ingwer schälen und zerkleinern. Die Früchte und den Ingwer im Mixer fein pürieren.

2 Das Früchtemus in ein Cocktailglas geben und mit Mineralwasser auffüllen. Nach Belieben 1 Apfelspalte an den Glasrand stecken.

Müsli-Drink

1 Die Banane schälen und in Scheiben schneiden. Mit Möhren- und Apfelsaft, Honig, Joghurt, Sonnenblumen- und Kürbiskernen in einen Mixer geben und alles fein pürieren.

2 Den Müsli-Drink in ein hohes Glas geben und nach Belieben mit je 1 Apfel- und Möhrenscheibe garnieren.

Pro Portion: 105 / 165 kcal
Eiweiß: 0 / 3 g
Fett: 1 / 4 g
Kohlenhydrate: 24 / 29 g
Ballaststoffe: 4 / 2 g
Zubereitung: je 10 Min.

Tipp > *Mineralwasser kann einen wertvollen Beitrag zur Versorgung mit den Mineralstoffen Magnesium und Kalzium leisten. Achten Sie deshalb beim Einkauf darauf, dass der Kalziumgehalt über 150 mg pro Liter Wasser, der Magnesiumgehalt über 50 mg pro Liter Wasser liegt. Diese Mineralwässer dürfen auch mit »kalziumhaltig« beziehungsweise »magnesiumhaltig« gekennzeichnet sein.*

Asia-Röllchen mit Tofu und Möhren

> GUT ZUM MITNEHMEN

Zutaten für 4 Personen

2 Möhren
ca. 150 g Knollensellerie
1 Mini-Salatgurke
8 große Salatblätter
(z. B. Chinakohl,
Eisbergsalat)
150 g Tofu (siehe Tipp)
Salz
ca. 2 TL Wasabi-Paste
(japan. Meerrettich)
Sojasauce zum Dippen

1 Die Möhren und den Knollensellerie putzen und schälen. Die Möhren zunächst längs in dünne Scheiben, diese dann in feine Streifen schneiden. Den Sellerie ebenfalls in feine Streifen schneiden. Die Gurke waschen, längs halbieren, entkernen und in dünne Streifen schneiden. Die Salatblätter waschen, trocken tupfen und dickere Blattrippen mit dem Messer flach schneiden.

2 Die Möhren- und Selleriestreifen in kochendem Salzwasser kurz blanchieren. Die Salatblätter in ein Sieb geben und die Gemüsestreifen mit dem heißen Wasser über die Salatblätter gießen – so werden auch die Salatblätter weicher und lassen sich später leichter aufrollen. Alles kalt abschrecken, abtropfen lassen und trocken tupfen.

3 Den Tofu waschen, gut trocken tupfen und in dünne Scheiben schneiden. Die Salatblätter am unteren Rand jeweils mit 1 bis 2 Scheiben Tofu belegen und mit etwas Wasabi-Paste bestreichen. Die Gurken-, Möhren- und Selleriestreifen darauflegen und die Salatblätter fest aufrollen. Die Asia-Röllchen halbieren und mit der Sojasauce servieren.

4 Wer die Röllchen als Pausensnack essen möchte, fixiert die fertigen Röllchen mit Zahnstochern oder wickelt sie in Frischhaltefolie. So können sie problemlos in einer gut schließenden Dose transportiert werden. Die Sojasauce separat mitnehmen.

Tipp > *Für die Asia-Röllchen eignet sich besonders gut geräucherter Tofu, da er etwas würziger im Geschmack ist als der ungeräucherte – vor allem für Liebhaber der deftigen Küche ist er hier deshalb zu empfehlen.*

Pro Portion: 85 kcal
Eiweiß: 8 g
Fett: 4 g
Kohlenhydrate: 4 g
Ballaststoffe: 4 g
Zubereitung: 20 Min.

Mais-Tortillas mit Grillgemüse

> SCHÖN FÜR GÄSTE

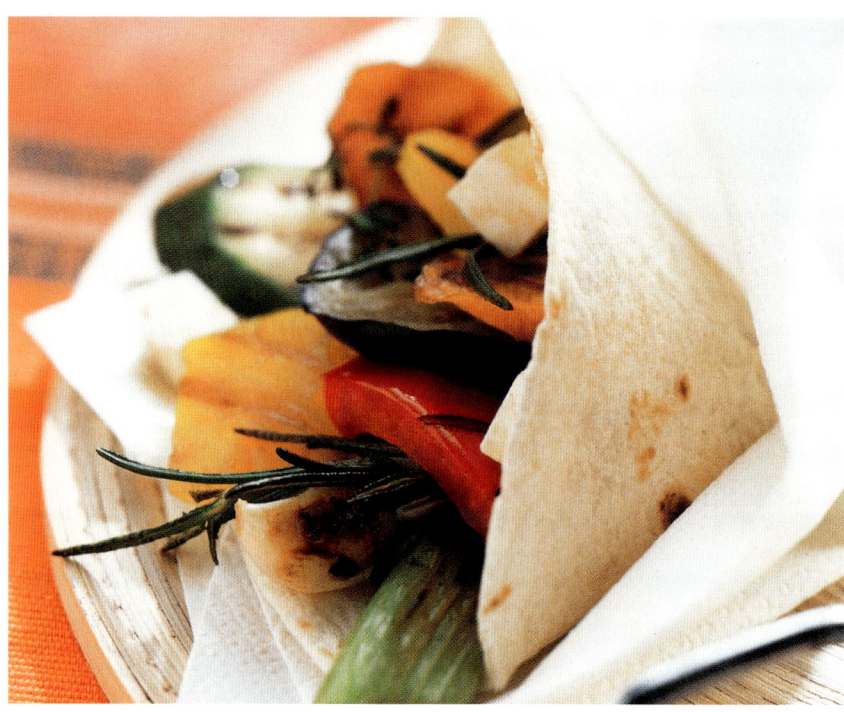

Zutaten für 6 Personen
Für den Teig:
100 g Maismehl
100 g Weizenmehl · 1 TL Salz
Mehl für die Arbeitsfläche
Für das Gemüse:
1,5 kg gemischtes Gemüse
(z. B. Möhren, Zucchini,
Aubergine, Paprikaschote,
Staudensellerie)
3 Zweige Rosmarin
3 EL Olivenöl
1 Knoblauchzehe
2 EL Zitronensaft
3 EL Gemüsebrühe
Salz · Pfeffer aus der Mühle
150 g Fetakäse

Pro Portion: 255 kcal
Eiweiß: 9 g
Fett: 12 g
Kohlenhydrate: 30 g
Ballaststoffe: 6 g
Zubereitung: 1 Std.

1   Für den Teig beide Mehlsorten, Salz und etwa 125 ml lauwarmes Wasser zu einem weichen Teig verrühren. Zugedeckt 20 Minuten quellen lassen.

2   Inzwischen das Gemüse je nach Sorte putzen und waschen oder schälen. Möhren, Zucchini und Auberginen in Scheiben, Paprika und Sellerie in Stücke schneiden, Knoblauchzehen ganz lassen. Den Rosmarin waschen, trocken schütteln und die Zweige in kleinere Stücke teilen. Das Gemüse mit Rosmarin und 2 EL Olivenöl in einer Schüssel gut mischen.

3   Den Knoblauch schälen. Das restliche Olivenöl mit Zitronensaft und Brühe verrühren und mit Salz und Pfeffer würzen. Den Knoblauch dazupressen. Den Fetakäse in Würfel schneiden und untermischen.

4   Aus dem Teig 6 gleich große Kugeln formen und diese auf der bemehlten Arbeitsfläche zu dünnen Fladen von etwa 15 cm Durchmesser ausrollen. In einer beschichteten Pfanne ohne Fett nacheinander auf beiden Seiten etwa 1 Minute backen. Die heißen Tortillas zu Tüten formen.

5   Den Backofengrill anschalten und das Gemüse etwa 10 Minuten grillen, dabei einmal wenden. Das Gemüse mit dem Feta in den Tortillas reichen.

Gemüsesalat in Kohlrabi

> REICH AN VITAMINEN

Zutaten für 4 Personen

4 mittelgroße Kohrabi
1 rote Paprikaschote
1/2 Bund Radieschen
1 Salatgurke
1 Zwiebel
1 Knoblauchzehe
3 EL Kürbiskerne
je 1/2 Bund Petersilie, Dill,
Estragon und Kerbel
3 EL Apfelessig
Salz, Pfeffer aus der Mühle
3 EL Keimöl
1 EL Kürbiskernöl

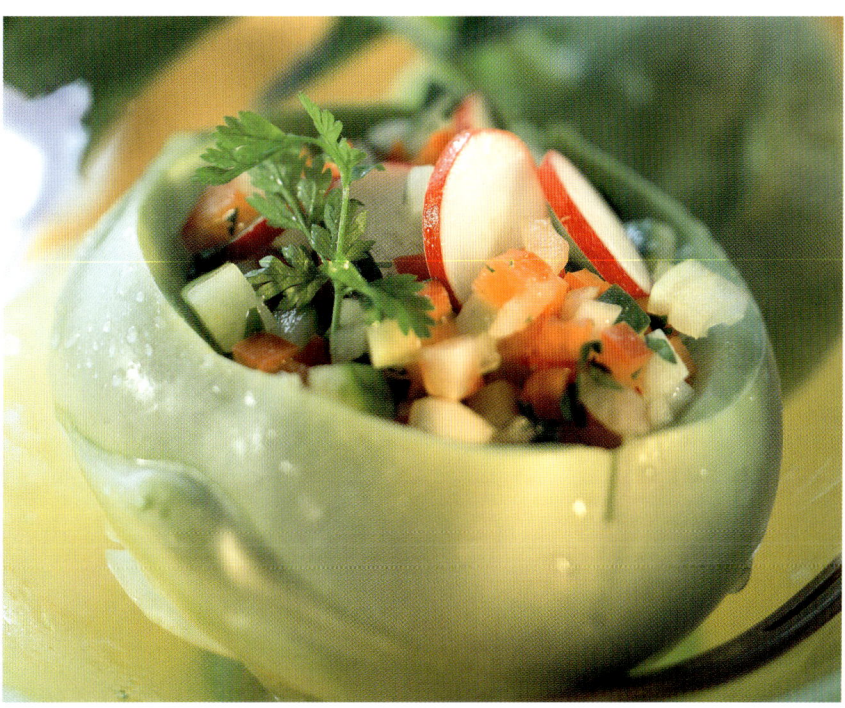

1 Die Kohlrabi putzen (etwas Grün beiseitelegen), schälen und je einen Deckel abschneiden. Die Kohlrabi mit einem Löffel aushöhlen, dabei
einen etwa 1 cm breiten Rand lassen. Das Kohlrabifruchtfleisch in kleine
Würfel schneiden.

2 Die Paprikaschote längs halbieren, entkernen und waschen. Die Paprikahälften in kleine Würfel schneiden. Die Radieschen putzen, waschen und
in feine Scheiben schneiden. Die Gurke waschen und längs halbieren,
die Kerne mit einem Löffel entfernen. Die Gurkenhälften in kleine Würfel
schneiden. Das Gemüse in einer Schüssel mischen.

3 Zwiebel und Knoblauch schälen und in feine Würfel schneiden. Die Kürbiskerne hacken. Die Kräuter waschen und trocken schütteln, die Blätter
bzw. Spitzen abzupfen und mit dem Kohlrabigrün fein hacken. Zwiebel,
Knoblauch, Kürbiskerne und Kräuter unter das Gemüse mischen.

4 Für die Vinaigrette Essig mit Salz und Pfeffer verrühren, nach und nach
beide Ölsorten unterschlagen. Vinaigrette mit dem Gemüse mischen.
kurz ziehen lassen, abschmecken und in die Kohlrabi füllen.

Pro Portion: 175 kcal
Eiweiß: 5 g
Fett: 13 g
Kohlenhydrate: 10 g
Ballaststoffe: 5 g
Zubereitung: 20 Min.

Wildreissalat mit Rucola

> GUT ALS BÜROMAHLZEIT

Zutaten für 4 Personen
(Abbildung siehe Seite 132)
200 g Wildreis (siehe Tipp)
Salz
1/2 TL Kreuzkümmelpulver
Saft und abgeriebene Schale
von 2 unbehandelten
Zitronen
15 g Ingwer
2 rote Zwiebeln
2 TL flüssiger Honig
Pfeffer aus der Mühle
2 TL grüne Pfefferkörner
1 Bund Rucola
1 Bund Radieschen
5 EL Olivenöl

1 Den Wildreis in einem Sieb mit Wasser abbrausen. Mit 400 ml Wasser, Salz, Kreuzkümmel und Zitronenschale in einen Topf mit gut schließendem Deckel geben, aufkochen und zugedeckt bei schwacher Hitze 45 Minuten quellen lassen.

2 Inzwischen den Ingwer schälen und fein reiben. Die Zwiebeln schälen und in feine Würfel schneiden. Den Zitronensaft mit Honig, Pfeffer und grünen Pfefferkörnern in einer Schüssel mischen. Zwiebeln und Ingwer dazugeben und alles etwa 30 Minuten ziehen lassen.

3 Den Reis vom Herd nehmen und abkühlen lassen. Den Rucola putzen, waschen und trocken schütteln. Grobe Stiele entfernen, einige Blätter für die Garnitur beiseitelegen und die restlichen Blätter in mundgerechte Stücke zupfen. Die Radieschen putzen, waschen und in dünne Scheiben schneiden oder hobeln.

4 Den Wildreis mit dem Rucola und den Radieschen in einer Schüssel mischen. Das Olivenöl unter die Zwiebel-Ingwer-Marinade schlagen. Die Marinade mit Salz und Pfeffer würzen und mit dem Reissalat mischen.

5 Den Wildreissalat in kleinen Salatschälchen anrichten und mit den ganzen Rucolablättern garniert servieren.

Pro Portion: 340 kcal
Eiweiß: 5 g
Fett: 14 g
Kohlenhydrate: 49 g
Ballaststoffe: 2 g
Zubereitung: 1 Std.

Tipp > *Wer keinen Wildreis erhält oder wem diese Spezialität für den Alltag zu teuer ist, der kann den Salat genauso gut mit Naturreis oder einer Mischung aus Wild- und Naturreis zubereiten.*

Feine Brottaler mit Lachs oder Rind

> SCHÖN FÜR GÄSTE

Zutaten für je 12 Stück

Für die Räucherlachs-Taler:
12 Scheiben Vollkorn-toastbrot
1/2 Zitrone
150 g cremiger Frischkäse oder Frischkäsezubereitung (Magerstufe)
Salz · Pfeffer aus der Mühle
12 kleine Scheiben Räucherlachs (600 g)
4 Stiele Petersilie
1 EL eingelegte Kapern

Für die Rindertatar-Taler:
3 rote Zwiebeln
500 g mageres Rindertatar
3 sehr frische Eigelb
2 TL Dijon-Senf
Salz · Pfeffer aus der Mühle
12 Kopfsalatblätter
12 Scheiben Vollkorn-toastbrot

Räucherlachs-Taler

1 Die Brotscheiben toasten oder unter dem Backofengrill goldbraun rösten. Mit einem runden Ausstecher (etwa 6 cm Durchmesser; siehe Tipp) Brottaler aus den Toastscheiben ausstechen.

2 Den Zitronensaft auspressen. Den Frischkäse mit 1 EL Zitronensaft verrühren und mit Salz und Pfeffer abschmecken. Mit einem Löffel jeweils 1 Klecks Frischkäse auf die Brottaler setzen.

3 Jeweils 1 Scheibe Räucherlachs dekorativ auf dem Frischkäse anrichten. Die Petersilie waschen und trocken schütteln, die Blätter von den Stielen zupfen und fein hacken. Die Kapern abtropfen lassen und grob hacken.

4 Die Petersilie und die Kapern mit dem restlichen Zitronensaft mischen und jeweils 1/2 TL der Mischung auf den Räucherlachs geben.

Rindertatar-Taler

1 Die Zwiebeln schälen, 1/2 Zwiebel beiseitelegen, die restlichen Zwiebeln in sehr feine Wüfel schneiden. Das Tatar in einer Schüssel mit den Zwiebeln, den Eigelben und dem Senf gründlich vermischen und mit Salz und Pfeffer würzen.

2 Die Salatblätter waschen und trocken schleudern. Die Brotscheiben toasten oder unter dem Backofengrill goldbraun rösten. Mit einem runden Ausstecher (etwa 6 cm Durchmesser; siehe Tipp) Brottaler aus den Toastbrotscheiben ausstechen.

3 Jede Toastbrotscheibe mit 1 Salatblatt belegen und das Tatar darauf verteilen. Die beiseitegelegte Zwiebelhälfte in feine Ringe schneiden. Die Brottaler mit Zwiebelringen garniert servieren.

Tipp > *Aus den Toastbrotscheiben können auch gut beliebige andere Formen ausgestochen werden. In Haushaltswarengeschäften gibt es mittlerweile eine große Vielfalt an Formen in geeigneter Größe, etwa Herzen oder Figuren.*

Pro Stück: 165 / 180 kcal
Eiweiß: 14 / 13 g
Fett: 4 / 6 g
Kohlenhydrate: 18 / 18 g
Ballaststoffe: 3 / 3 g
Zubereitung: je 15 Min.

Melonensalat mit Orangensauce

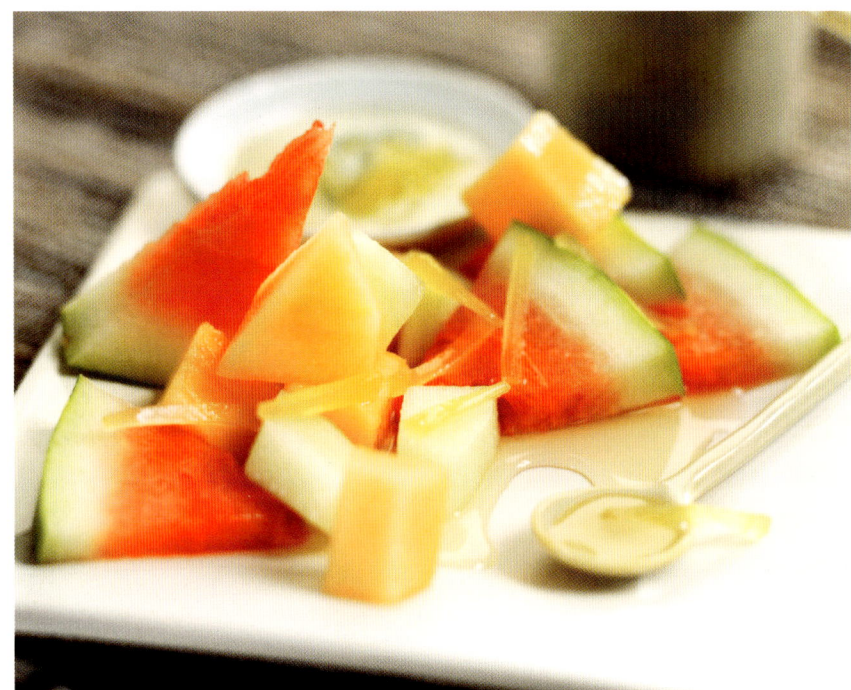

Zutaten für 4 Personen

$^1/_4$ Wassermelone

$^1/_2$ Cantaloup-Melone

$^1/_4$ Honigmelone

ca. 30 g kandierter Ingwer

150 ml frisch gepresster
Orangensaft

2 EL Honig

ca. 1 EL Zitronensaft

1 Die Wassermelone nach Belieben schälen. Das Melonenstück quer in dünne Spalten schneiden und die Kerne herauslösen. Die beiden anderen Melonensorten ebenfalls entkernen, schälen und das Fruchtfleisch in Würfel schneiden.

2 Den kandierten Ingwer in feine Streifen schneiden. Mit dem Orangensaft und dem Honig in einen kleinen Topf geben und aufkochen lassen. Die Ingwer-Orangen-Sauce 5 Minuten ziehen lassen und mit Zitronensaft abschmecken.

3 Die Melonenstücke auf Dessertteller verteilen und die Ingwer-Orangen-Sauce darüberträufeln.

Pro Portion: 155 kcal
Eiweiß: 3 g
Fett: 1 g
Kohlenhydrate: 33 g
Ballaststoffe: 2 g
Zubereitung: 15 Min.

Tipp > *Mit frisch gepresstem Orangensaft schmeckt die Sauce für den Melonensalat einfach am besten. Wer Orangensaft aus der Flasche verwenden möchte, sollte den sogenannten Direktsaft bevorzugen, der nicht aus Fruchtkonzentrat hergestellt wurde.*

Pikante Muffins mit Käse

> GUT VORZUBEREITEN

Zutaten für 12 Muffins

Fett und Mehl für die Form
oder 12 Papierbackförmchen
für Muffins
150 g Weizenvollkornmehl
150 g Maismehl
Salz · 2 TL Backpulver
$1/2$ TL Paprikapulver
(rosenscharf)
1 TL Kräuter der Provence
125 g fettarmer Schnitt- oder
Hartkäse (z. B. Gouda,
ca. 16 % Fett i. Tr.)
400 g Buttermilch
1 Ei
4 EL Öl

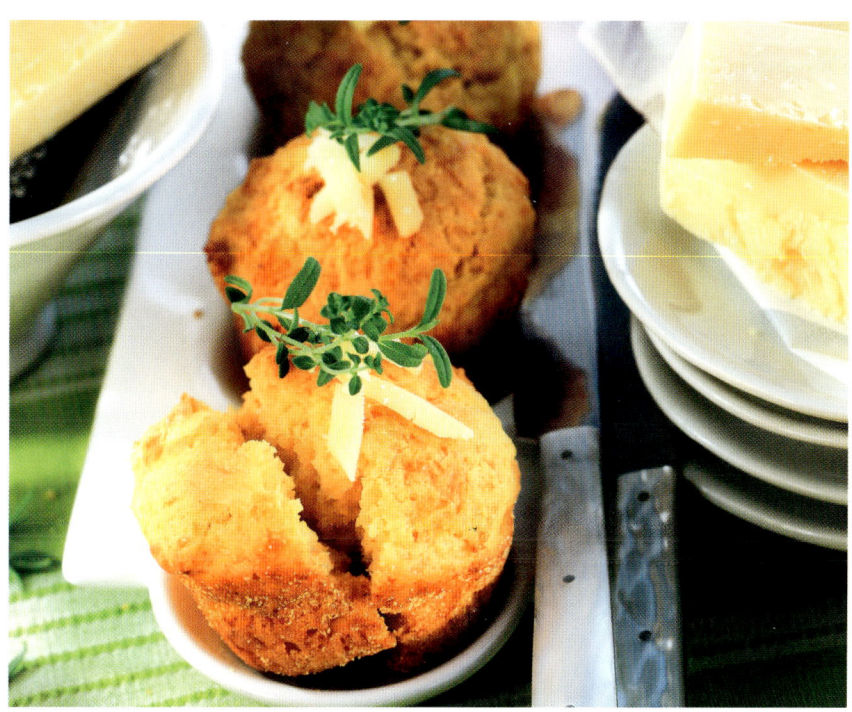

1 Den Backofen auf 180 °C vorheizen. Die Vertiefungen einer Muffinform einfetten und mit Mehl bestäuben oder die Papierbackförmchen in die Vertiefungen setzen.

2 Das Weizenvollkornmehl mit dem Maismehl, $1/2$ TL Salz, dem Backpulver, dem Paprikapulver sowie den Kräutern der Provence in einer Schüssel mischen. Den Käse fein reiben und unter die Mehlmischung rühren.

3 Die Buttermilch mit dem Ei und dem Öl in einer zweiten Schüssel verrühren. Die Mehl-Käse-Mischung dazugeben und nur so lange mit einem Kochlöffel unterrühren, bis alle Zutaten feucht sind.

4 Den Teig in die Vertiefungen der Muffinform oder die Papierförmchen füllen. Die Muffins im Backofen (Umluft 160 °C) auf der mittleren Schiene etwa 30 Minuten goldbraun backen.

5 Die Muffins aus dem Backofen nehmen und etwa 5 Minuten ruhen lassen. Dann aus der Form lösen oder mitsamt den Papierförmchen herausheben. Die Muffins nach Belieben lauwarm oder kalt mit Käseraspeln und Kräuterblättern garniert servieren.

Pro Stück: 145 kcal
Eiweiß: 7 g
Fett: 5 g
Kohlenhydrate: 18 g
Ballaststoffe: 2 g
Zubereitung: 40 Min.

Waffeln mit Haselnüssen oder Kakao

> SCHMECKT KINDERN

Zutaten für je 4 Personen

Für die Haselnusswaffeln:
3 EL Öl (siehe Tipp)
35 g Puderzucker
Salz · 2 Eier (Größe M)
30 g gemahlene Haselnüsse
100 ml Milch (1,5 % Fett)
100 g Weizenvollkornmehl
1 1/2 TL Backpulver
1/2 TL Zimtpulver
evtl. Fett für das Waffeleisen
Puderzucker zum Servieren

Für die Kakaowaffeln:
3 EL Öl (siehe Tipp)
35 g Puderzucker
1/2 Päckchen Vanillezucker
Salz · 2 Eier (Größe M)
100 ml Milch (1,5 % Fett)
100 g Weizenvollkornmehl
1 1/2 TL Backpulver
30 g Kakaopulver (stark
entölt; siehe Tipp)
evtl. Fett für das Waffeleisen
Puderzucker zum Servieren

Pro Portion: 270 / 250 kcal
Eiweiß: 8 / 9 g
Fett: 16 /12 g
Kohlenhydrate: 24 / 26 g
Ballaststoffe: 3 / 5 g
Zubereitung: je 40 Min.

Haselnusswaffeln

1 Für die Haselnusswaffeln das Öl mit dem Puderzucker und 1 Prise Salz in eine Schüssel geben und mit dem Schneebesen oder den Quirlen des Handrührgeräts verrühren. Nach und nach die Eier, die Nüsse und die Milch unterrühren. Das Mehl mit dem Backpulver und dem Zimt mischen, über die Ölmasse sieben und alles zu einem glatten Teig verrühren. Den Teig zugedeckt 10 Minuten quellen lassen.

2 Den Backofen auf 100 °C vorheizen. Den Teig kurz durchrühren. Das Waffeleisen vorheizen und, falls nötig, mit einem Pinsel dünn einfetten. Etwa 3 EL Teig daraufgeben, das Eisen zuklappen und den Teig zu einer goldbraunen Waffel backen. Aus dem restlichen Teig nach und nach weitere Waffeln backen und im Ofen auf dem Kuchengitter warm halten. Nach Belieben leicht mit Puderzucker bestäubt servieren.

Kakaowaffeln

1 Für die Kakaowaffeln das Öl mit dem Puderzucker, dem Vanillezucker und 1 Prise Salz in eine Schüssel geben und mit dem Schneebesen oder den Quirlen des Handrührgeräts verrühren. Nach und nach die Eier und die Milch unterrühren. Das Mehl mit dem Backpulver und dem Kakao mischen, über die Ölmasse sieben und alles zu einem glatten Teig verrühren. Den Teig zugedeckt 10 Minuten quellen lassen.

2 Den Backofen auf 100 °C vorheizen. Den Teig kurz durchrühren. Das Waffeleisen vorheizen und, falls nötig, mit einem Pinsel dünn einfetten. Etwa 3 EL Teig daraufgeben, das Eisen zuklappen und den Teig zu einer knusprigen Waffel backen. Aus dem restlichen Teig nach und nach weitere Waffeln backen und im Ofen auf dem Kuchengitter warm halten. Nach Belieben leicht mit Puderzucker bestäubt servieren.

Tipp > *Verwenden Sie für den Waffelteig ein möglichst geschmacksneutrales Öl, etwa Sonnenblumenöl. Kakaopulver ist stark oder schwach entölt erhältlich. Achten Sie beim Einkauf darauf, dass bei Ihnen das stark entölte – und damit kalorienärmere – Kakaopulver im Korb landet.*

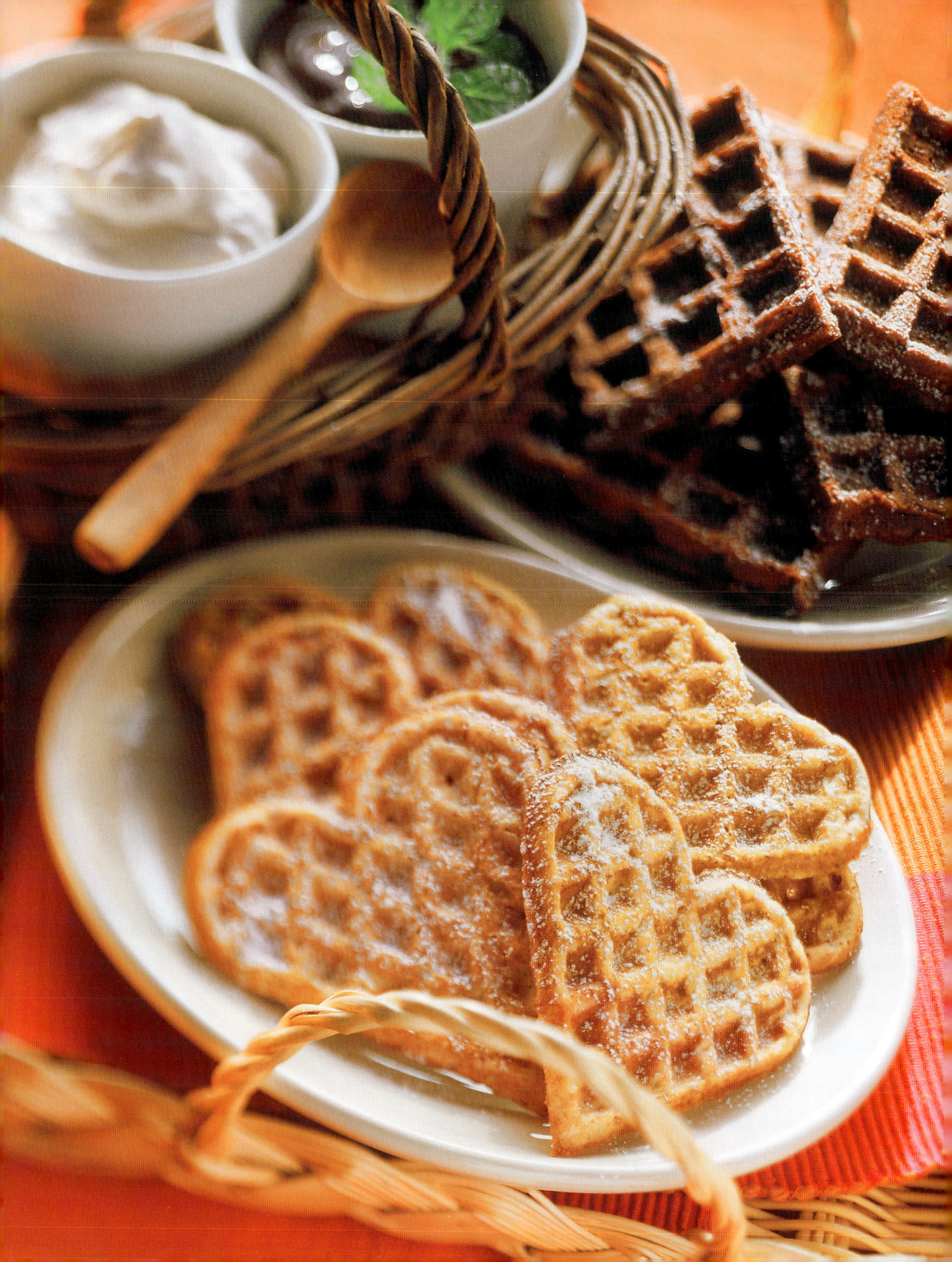

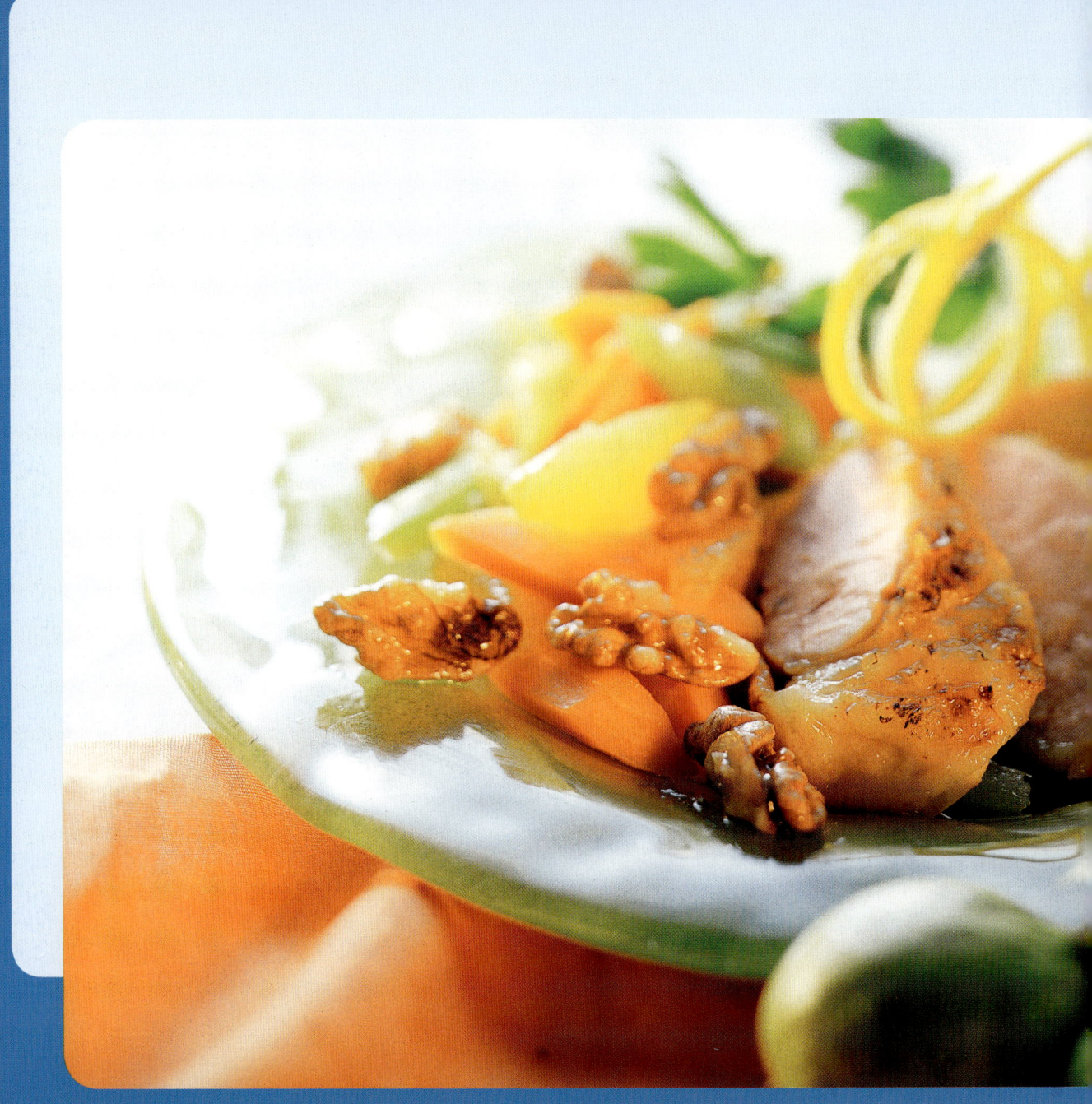

Für abends

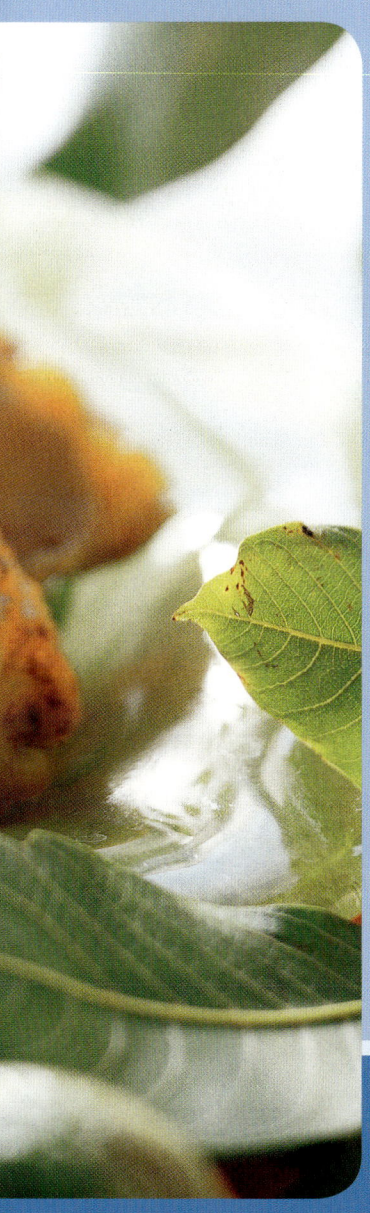

Ob kalt oder warm: Ein gesundes Abendessen ist leicht und hat nur wenige Kohlenhydrate, dafür viele Eiweißstoffe. Eine große Portion Gemüse bringt wertvolle Vitamine und Pflanzenstoffe in den Körper. Dann kann der Schlaf bald kommen und wird auch nicht durch nächtliche Hungerattacken gestört.

Kopfsalat mit Garnelen und Chili

> SCHNELL ZUBEREITET

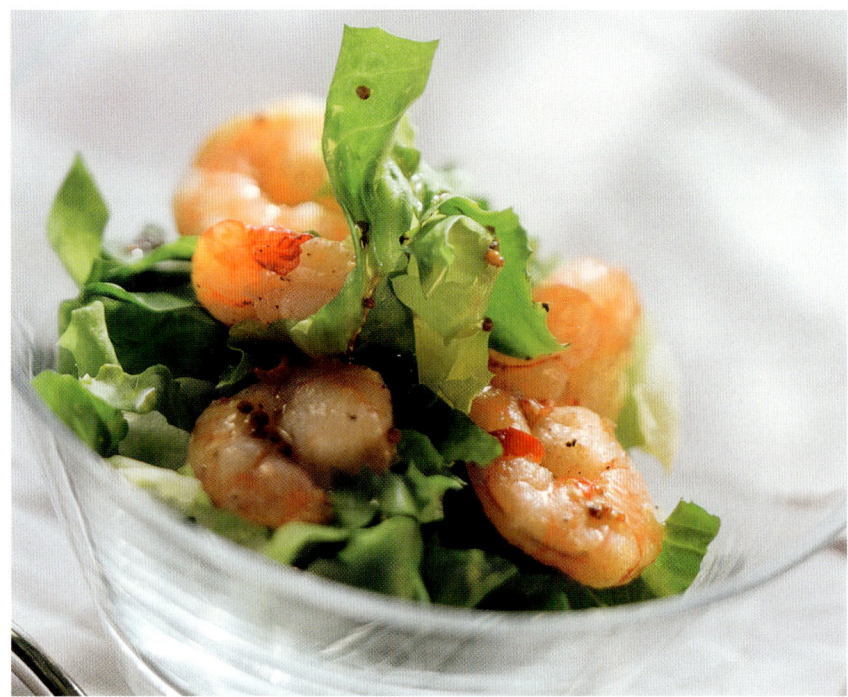

Zutaten für 4 Personen
1 Kopfsalat (ca. 200 g)
2 rote Chilischoten
(siehe Tipp)
12–16 Garnelen
(küchenfertig)
5 EL Olivenöl
Salz
4 EL Weißweinessig
2 TL grobkörniger Senf
2 EL Gemüsebrühe
Pfeffer aus der Mühle
Zucker

Pro Portion: 220 kcal
Eiweiß: 20 g
Fett: 15 g
Kohlenhydrate: 1 g
Ballaststoffe: 1 g
Zubereitung: 20 Min.

1 Den Kopfsalat putzen, in reichlich kaltem Wasser gründlich waschen und trocken schleudern. Die Blätter in Streifen schneiden und in eine Schüssel geben. Die Chilischoten längs halbieren, entkernen, waschen und in kleine Würfel schneiden.

2 Die Garnelen in einem Sieb kalt abbrausen und trocken tupfen. In einer beschichteten Pfanne 1 EL Olivenöl erhitzen, die Garnelen darin mit den Chiliwürfeln 3 bis 4 Minuten braten und leicht mit Salz würzen.

3 Für die Vinaigrette Essig mit Senf, Brühe, Salz, Pfeffer und 1 Prise Zucker verrühren, nach und nach das restliche Olivenöl unterschlagen.

4 Den Kopfsalat mit der Vinaigrette beträufeln und gut vermischen. Den Salat in Schälchen anrichten und die Garnelen mit den Chiliwürfeln darauf verteilen.

Tipp > *Wer auf die scharfen Chilischoten lieber verzichten möchte, ersetzt sie durch 2 fein gehackte Knoblauchzehen. Einfach mit dem Olivenöl erhitzen und die Garnelen im Knoblauchöl anbraten.*

Rote-Bete-Salat mit Orangen

> FÜR VITAMINE IM WINTER

Zutaten für 4 Personen

4 kleine Rote Beten
(ca. 600 g; alternativ 500 g
vakuumverpackte gegarte
Rote Beten)
Salz
1 Zwiebel
125 ml Gemüsebrühe
3 EL Obstessig
4 EL Walnussöl
Pfeffer aus der Mühle
2 Orangen
(davon 1 unbehandelt)
200 g Feldsalat
40 g grob gehackte
Walnusskerne

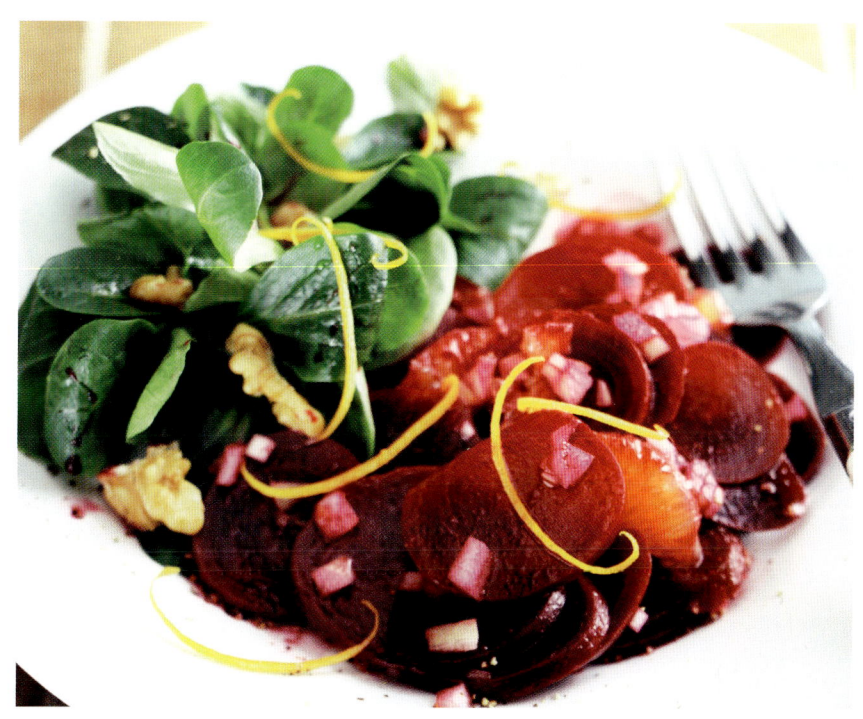

1 Rote Beten putzen, waschen und in reichlich Salzwasser etwa 45 Minuten weich garen. Herausnehmen, einige Minuten in kaltes Wasser legen und dann schälen (am besten mit Einweghandschuhen, da die Knollen abfärben). In dünne Scheiben schneiden und in eine Schüssel geben.

2 Zwiebel schälen, in feine Würfel schneiden und mit der Brühe aufkochen lassen. Mit Essig und Öl verrühren und mit Salz und Pfeffer abschmecken. Die Hälfte der Vinaigrette über die Rote-Bete-Scheiben gießen.

3 Die unbehandelte Orange heiß waschen, trocken reiben, die Schale dünn abschälen und in feine Streifen schneiden. Beide Orangen mit einem Messer so großzügig schälen, dass die weiße Haut mit entfernt wird. Fruchtfilets aus den Trennhäuten schneiden, den austretenden Saft auffangen und 2 EL davon zur restlichen Vinaigrette geben. Fruchtfilets unter die Roten Beten mischen und alles 30 Minuten ziehen lassen.

4 Feldsalat putzen, waschen und trocken schleudern. Mit dem Rote-Bete-Salat auf Tellern anrichten, die restliche Vinaigrette über den Feldsalat träufeln. Mit Orangenzesten und Walnüssen bestreut servieren.

Pro Portion: 255 kcal
Eiweiß: 6 g
Fett: 17 g
Kohlenhydrate: 19 g
Ballaststoffe: 7 g
Zubereitung: 1 Std. 30 Min.

Spinatsalat mit Kichererbsen

> REICH AN BALLASTSTOFFEN

Zutaten für 4 Personen

500 g junger Blattspinat
1 Dose Kichererbsen
(ca. 400 g)
$^1/_2$ reife Avocado
2 Fleischtomaten
8 Pflaumen oder Zwetschgen
3 Frühlingszwiebeln
2 EL Apfelessig
2 EL Gemüsebrühe
1 TL Senf
Zucker
Salz · Pfeffer aus der Mühle
3 EL Olivenöl

1 Den Spinat verlesen und grobe Stiele entfernen. Die Blätter in reichlich kaltem Wasser gründlich waschen und anschließend trocken schleudern.

2 Die Kichererbsen in ein Sieb abgießen und abtropfen lassen. Die Avocado halbieren und den Stein entfernen. Die Avocadohälfte schälen und das Fruchtfleisch in Würfel schneiden.

3 Die Fleischtomaten waschen, halbieren, entkernen und in kleine Würfel schneiden, dabei die Stielansätze entfernen. Die Pflaumen oder Zwetschgen waschen, halbieren und die Steine entfernen. Die Fruchthälften in dünne Spalten schneiden. Die Frühlingszwiebeln putzen, waschen und fein hacken.

4 Für die Vinaigrette den Essig mit der Gemüsebrühe, dem Senf, 1 bis 2 Prisen Zucker, Salz und Pfeffer verrühren, nach und nach das Olivenöl unterschlagen. Zuletzt die Frühlingszwiebeln unterrühren.

5 Den Spinat, die Kichererbsen, die Avocado, die Tomaten und die Pflaumen in einer großen Schüssel mischen. Auf Tellern anrichten und mit der Vinaigrette beträufeln.

Pro Portion: 280 kcal
Eiweiß: 10 g
Fett: 17 g
Kohlenhydrate: 22 g
Ballaststoffe: 10 g
Zubereitung: 30 Min.

Tipp > *Eine Vinaigrette lässt sich prima als Vorrat für 3 bis 4 Tage zubereiten. Die Menge der Zutaten dafür entsprechend erhöhen und in ein Glas mit Schraubdeckel geben. Das Glas verschließen und durch kräftiges Schütteln eine sämige Vinaigrette herstellen. Die Reste jeweils im Kühlschrank aufbewahren und vor der Entnahme von Vinaigrette einfach kurz erneut im Glas aufschütteln.*

Chicoréesalat mit Hähnchenbrust

Zutaten für 4 Personen
2 Hähnchenbrustfilets
(à ca. 160 g)
Salz
Cayennepfeffer
1 EL Honig
1 EL Sesamöl
300 g weißer Spargel
3 EL Weißweinessig
Zucker
4 EL Öl
1 EL Butter (10 g)
4 Stauden Chicorée
(à ca. 100 g)
300 g Erdbeeren

1 Die Hähnchenbrustfilets waschen, mit Küchenpapier trocken tupfen und mit Salz und Cayennepfeffer würzen. Den Honig mit dem Sesamöl zu einer Marinade verrühren, die Hähnchenbrustfilets darin wenden und etwas durchziehen lassen.

2 Den Spargel schälen und holzige Enden kürzen. Die Spargelstangen schräg in 1/2 cm dicke Scheiben schneiden. Die Spargelscheiben in reichlich kochendem Salzwasser etwa 12 Minuten garen. In ein Sieb abgießen, kalt abschrecken und abtropfen lassen.

3 Für die Vinaigrette den Essig mit je 1 Prise Salz und Zucker verrühren, nach und nach das Öl unterschlagen. Spargelscheiben mit der Vinaigrette vermischen und durchziehen lassen.

4 Die Butter in einer Pfanne zerlassen und die Hähnchenbrustfilets darin auf beiden Seiten 2 Minuten anbraten. Die Hitze reduzieren und die Filets 8 bis 10 Minuten fertig garen, dabei gelegentlich wenden.

5 Den Chicorée putzen, in reichlich kaltem Wasser gründlich waschen und trocken schleudern. Die Blätter in breite Streifen schneiden. Die Erdbeeren waschen, putzen und vierteln.

6 Den Chicorée mit den Erdbeeren auf Tellern anrichten, den Spargel mit der Vinaigrette dazugeben. Die marinierten Hähnchenbrustfilets quer in Scheiben schneiden und auf dem Salat anrichten.

Tipp > *Durch die Zugabe von frischen Früchten wie Erdbeeren oder Melonen erhalten herzhafte Salate eine angenehm fruchtige Note und sehen sehr appetitlich aus. Verleihen Sie auch Ihren eigenen Salatrezepten auf diese Weise häufiger einmal etwas mehr Pfiff!*

Pro Portion: 320 kcal
Eiweiß: 22 g
Fett: 21 g
Kohlenhydrate: 11 g
Ballaststoffe: 4 g
Zubereitung: 50 Min.

Tomatensuppe mit Käsewürfeln

> BESONDERS PREISWERT

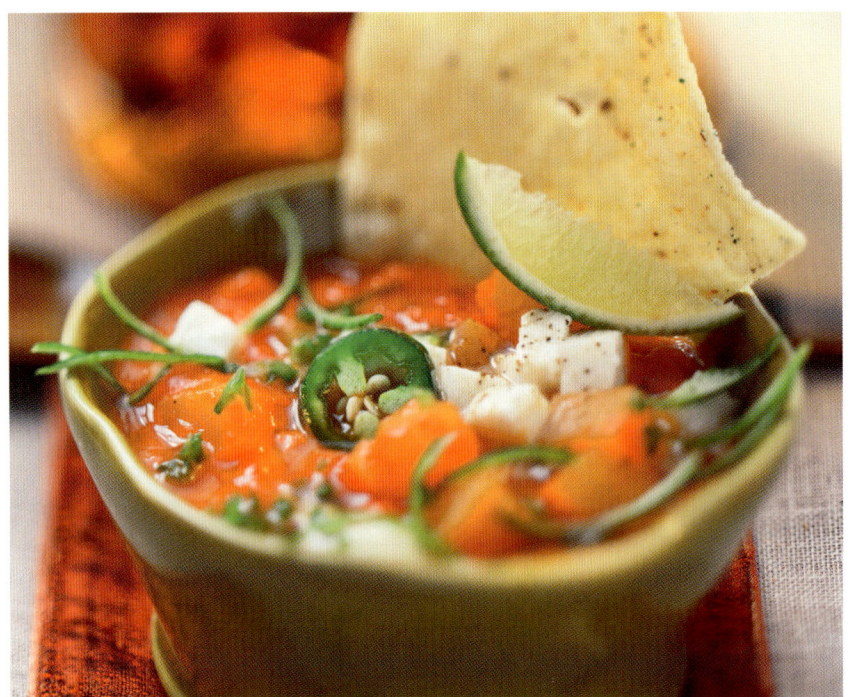

Zutaten für 4 Personen

3 Frühlingszwiebeln
1 grüne Peperoni
2 Knoblauchzehen
1 unbehandelte Limette
1 EL Olivenöl
2 EL brauner Zucker
2 Dosen stückige Tomaten
(à 240 g Abtropfgewicht)
400 ml Gemüsebrühe
1 Kugel Mozzarella
(125 g; 20 % Fett i. Tr.)
Salz · Pfeffer aus der Mühle

1 Die Frühlingszwiebeln putzen, waschen und in feine Würfel schneiden. Die Peperoni putzen, waschen und in Ringe schneiden. Den Knoblauch schälen und in feine Würfel schneiden. Die Limette heiß waschen, trocken reiben und die Schale mit dem Zestenreißer in feinen Streifen abziehen. Die Limette halbieren, eine Hälfte auspressen, die andere Hälfte in Spalten schneiden.

2 Das Olivenöl in einem Topf erhitzen und die Frühlingszwiebeln – bis auf 2 EL zum Bestreuen – mit der Peperoni und dem Knoblauch bei schwacher Hitze 2 Minuten darin dünsten. Mit dem braunen Zucker bestreuen und 1 bis 2 Minuten unter Rühren leicht karamellisieren.

3 Den Limettensaft und die Dosentomaten hinzufügen, die Brühe dazugießen und alles bei schwacher bis mittlerer Hitze 5 Minuten köcheln lassen. Inzwischen den Mozzarella in kleine Würfel schneiden.

4 Die Suppe mit Salz und Pfeffer würzen und in Schälchen verteilen. Mit Käsewürfeln, Frühlingszwiebeln sowie Limettenzesten bestreuen und mit den Limettenspalten garnieren. Eventuell je 1 Tortillachip dazureichen.

Pro Portion: 135 kcal
Eiweiß: 6 g
Fett: 7 g
Kohlenhydrate: 12 g
Ballaststoffe: 2 g
Zubereitung: 25 Min.

Chili con Carne mit Mais

> REICH AN EISEN

Zutaten für 4 Personen

750 g mageres Rindfleisch
(aus der Lende)
2 Zwiebeln
3 Knoblauchzehen
3 rote Chilischoten
4 Stangen Staudensellerie
2 grüne Paprikaschoten
1 EL Öl · $1/2$ l Rinderbrühe
800 g stückige Tomaten
(aus der Dose)
je 250 g Kidneybohnen
und Maiskörner (aus
der Dose)
Salz · Pfeffer aus der Mühle
$1/2$ TL gemahlener Kreuzkümmel

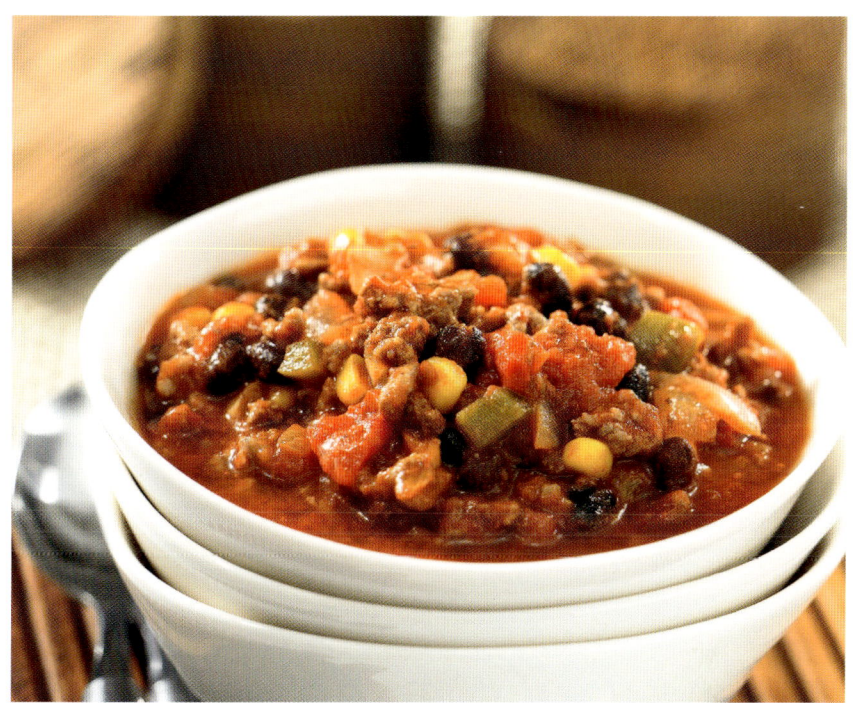

1 Das Rindfleisch in sehr kleine Würfel schneiden oder durch den Fleisch-
wolf drehen. Die Zwiebeln und den Knoblauch schälen und in feine
Würfel schneiden. Die Chilischoten längs halbieren, entkernen, waschen
und ebenfalls in feine Würfel schneiden. Den Sellerie putzen und waschen, die Paprikaschoten längs halbieren, entkernen und waschen.
Beides in kleine Würfel schneiden.

2 Das Öl in einer großen Pfanne erhitzen und das Fleisch darin portionsweise anbraten. Dann das gesamte Fleisch wieder zurück in die Pfanne
geben. 300 ml Brühe dazugießen und etwa 20 Minuten köcheln lassen.

3 Zwiebel-, Knoblauch-, Chili- und Gemüsewürfel hinzufügen und kurz mit
andünsten. Dosentomaten und restliche Brühe dazugeben, die Tomaten
leicht zerdrücken. Alles zugedeckt bei schwacher Hitze weitere 30 Minuten schmoren lassen.

Pro Portion: 300 kcal
Eiweiß: 37 g
Fett: 10 g
Kohlenhydrate: 15 g
Ballaststoffe: 8 g
Zubereitung: 1 Std. 15 Min.

4 Die Bohnen und Maiskörner abtropfen lassen und untermischen. Das
Chili mit Salz, Pfeffer und Kreuzkümmel würzen und nochmals 15 Minuten schmoren. Chili con Carne nach Belieben mit Baguette servieren.

Lauchkuchen mit Kräutern

> SCHÖN FÜR GÄSTE

Zutaten für 8 Stücke

Für den Hefeteig
(siehe Tipp):
1/2 Würfel Hefe (21 g)
200 ml lauwarme Milch
(1,5 % Fett)
250 g Mehl (Type 812)
Zucker · 1 EL Olivenöl

Für den Belag:
400 g Gemüsezwiebeln
2 Stangen Lauch (ca. 300 g)
1 TL Butter (5 g)
80 ml trockener Weißwein
(ersatzweise Gemüsebrühe)
Salz · Pfeffer aus der Mühle
250 ml Milch (1,5 % Fett)
3 Eier (Größe M)
2 EL Zitronensaft
1 Bund Petersilie
1 Bund Thymian

Außerdem:
Mehl für die Arbeitsfläche
Backpapier

1 Die Hefe in der Milch auflösen. Vom Mehl 1 EL (ca. 15 g) für den Belag beiseitestellen. Das restliche Mehl mit 1 Prise Zucker und dem Öl in eine Schüssel geben. Die Hefemilch dazugießen und alles mit den Knethaken des Handrührgeräts oder mit den Händen etwa 10 Minuten zu einem glatten elastischen Teig verkneten, der sich gut vom Schüsselrand löst. Den Hefeteig an einem warmen Ort zugedeckt mindestens 30 Minuten gehen lassen.

2 Inzwischen für den Belag die Zwiebeln schälen und in Ringe schneiden. Den Lauch putzen, waschen und ebenfalls in Ringe schneiden. Die Butter in einer Pfanne zerlassen, Zwiebeln und Lauch darin etwa 5 Minuten andünsten. Den Wein dazugießen und das Gemüse etwa 15 Minuten garen, bis die Flüssigkeit verdampft ist. Mit Salz und Pfeffer würzen.

3 Die Milch mit den Eiern, dem Zitronensaft und dem Mehl in einer Schüssel verquirlen. Die Petersilie und den Thymian waschen und trocken schütteln, die Blätter von den Stielen beziehungsweise den Zweigen zupfen, fein hacken und unter die Eiermasse rühren. Die Eiermasse mit Salz und Pfeffer kräftig würzen.

4 Den Boden einer Tarte- oder Springform (30 cm Durchmesser) mit Backpapier auslegen. Den Teig auf der bemehlten Arbeitsfläche etwas größer als die Form ausrollen. In die Form legen und dabei einen kleinen Rand hochziehen. Den Teigboden zugedeckt etwa 20 Minuten gehen lassen. Inzwischen den Backofen auf 200 °C vorheizen.

5 Die Lauch-Zwiebel-Mischung gleichmäßig auf dem Teigboden verteilen und die Eiermasse daraufgießen. Die Lauchquiche im Backofen auf der mittleren Schiene etwa 40 Minuten goldbraun backen. Zum Servieren in 16 Stücke schneiden und je 2 Stücke auf einen Teller geben. Nach Belieben noch mit Petersilienblättchen garnieren.

Pro Stück: 215 kcal
Eiweiß: 10 g
Fett: 7 g
Kohlenhydrate: 28 g
Ballaststoffe: 3 g
Zubereitung: 1 Std. 30 Min.

Tipp > *Liebhaber von klassischen Quiches, die normalerweise mit sehr fettreichem Mürbeteig zubereitet werden, werden sich über diese leichte pikante Kuchenvariante mit Hefeteig sehr freuen. Wenn es einmal etwas schneller gehen muss, können Sie auch Fertig-Hefeteig aus der Kühltheke verwenden. Der Belag kann nach Belieben und je nach Saison mit anderen Gemüsesorten variiert werden.*

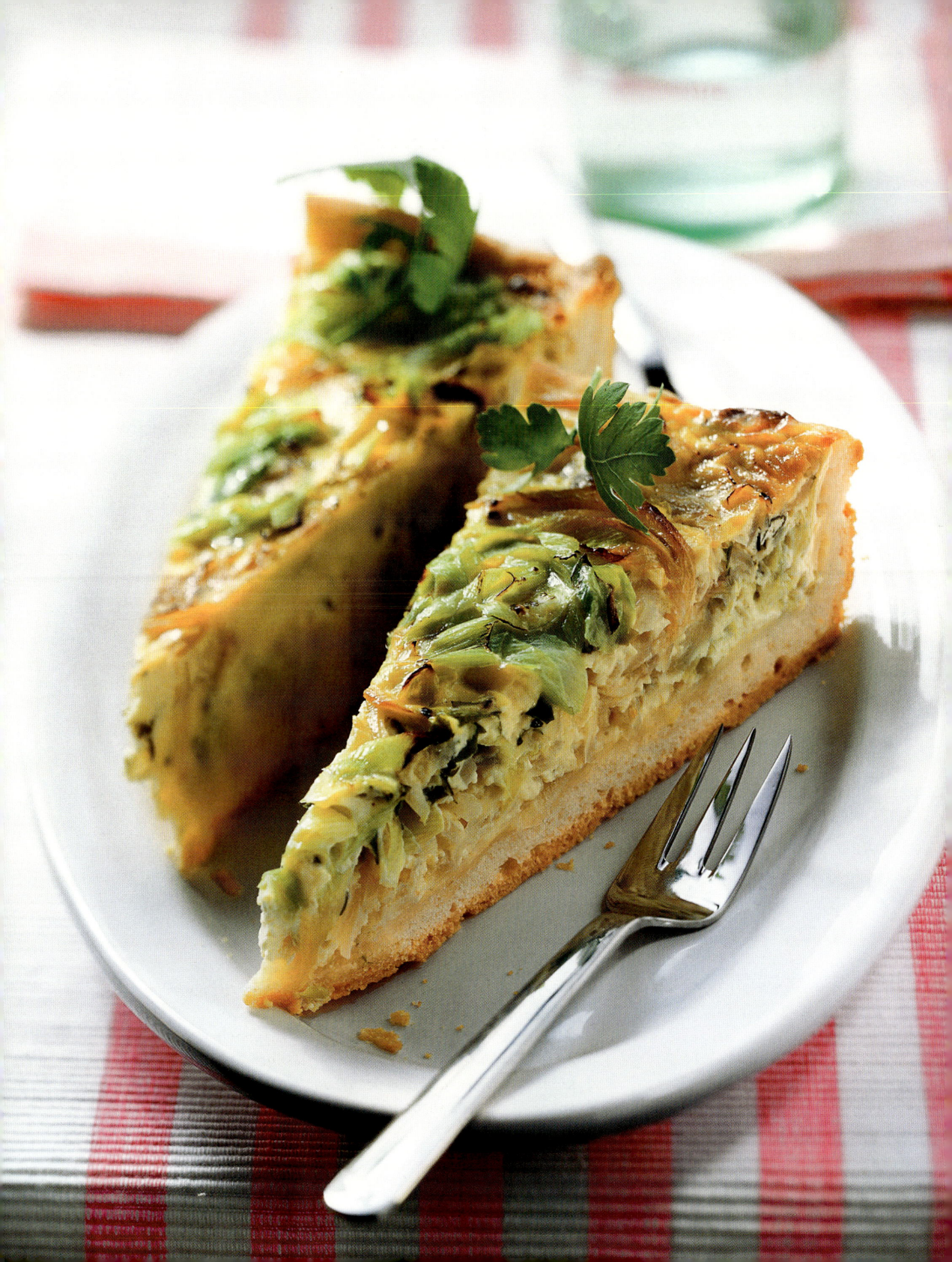

Buntes Gemüse mit Tofu und Pilzen

Zutaten für 4 Personen

100 g Schalotten
150 g Austernpilze
100 g Zuckerschoten
40 g Sojabohnensprossen
100 g Mini-Maiskolben
2 Knoblauchzehen
1 walnussgroßes
Stück Ingwer
200 g Tofu (siehe Tipp)
2 EL Sesamöl
3 EL Limettensaft
3–4 EL helle Sojasauce

1 Die Schalotten schälen und je nach Größe halbieren oder ganz lassen. Die Austernpilze putzen, trocken abreiben und in mundgerechte Stücke schneiden. Die Zuckerschoten putzen, waschen und halbieren. Die Sojabohnensprossen in ein Sieb geben, mit kochend heißem Wasser übergießen und abtropfen lassen. Die Mini-Maiskolben waschen und in Stücke schneiden. Den Knoblauch und den Ingwer schälen und in feine Würfel schneiden. Den Tofu waschen, trocken tupfen und in Streifen schneiden.

2 Das Sesamöl in einer Pfanne oder in einem Wok erhitzen. Die Tofustreifen darin bei starker Hitze 1 bis 2 Minuten anbraten, wieder herausnehmen und auf einem Teller beiseitestellen. Die Mini-Maiskolben in die Pfanne geben und ebenfalls kurz anbraten.

3 Die Schalotten, die Austernpilze, den Knoblauch und den Ingwer zu den Maiskolbenstücken in die Pfanne geben und alles unter Rühren weitere 2 Minuten braten.

4 Den Limettensaft, die Sojasauce und 50 ml Wasser hinzufügen und alles einmal aufkochen lassen. Die Zuckerschoten und die Sojasprossen unterrühren. Die Tofustreifen in die Gemüsepfanne geben und alles nochmals kurz erhitzen. Das Gemüse nach Belieben mit Salz und Pfeffer abschmecken und sofort servieren.

Pro Portion: 200 kcal
Eiweiß: 13 g
Fett: 11 g
Kohlenhydrate: 12 g
Ballaststoffe: 4 g
Zubereitung: 20 Min.

Tipp > *Tofu erhalten Sie problemlos in asiatischen Lebensmittelgeschäften, Bioläden und Reformhäusern, mittlerweile häufig jedoch auch in gut sortierten Supermärkten.*

Fischfrikadellen mit Senfdip

> GUT VORZUBEREITEN

Zutaten für 4 Personen

Für die Frikadellen:

¹/₄ l Milch (1,5 % Fett)

100 g Vollkorntoastbrot

2 Zwiebeln · 1 TL Butter (5 g)

800 g Kabeljaufilet
(siehe Tipp)

3 Eier (Größe M)

1 EL gehackter Dill

2 EL gehackte Petersilie

Salz · Pfeffer aus der Mühle

Cayennepfeffer

3–4 EL Öl

Für den Dip:

100 g saure Sahne

1 EL scharfer Senf

¹/₂ TL geriebener
Meerrettich

Salz · Pfeffer aus der Mühle

Cayennepfeffer

Zucker

evtl. 1 EL Kresseblättchen

1 Für die Frikadellen die Milch erhitzen. Das Toastbrot in grobe Stücke schneiden und in der Milch einweichen. Die Zwiebeln schälen und fein hacken. Die Butter in einer beschichteten Pfanne erhitzen und die Zwiebeln darin glasig dünsten.

2 Das Fischfilet waschen, mit Küchenpapier trocken tupfen, im Küchenmixer fein pürieren und in eine Schüssel geben. Das Toastbrot ausdrücken, mit den Zwiebeln und den Eiern zum Fischpüree geben und gut unterkneten. Den Dill und die Petersilie unter die Fischmasse mischen und diese mit Salz, Pfeffer und Cayennepfeffer würzen.

3 Aus der Masse mit angefeuchteten Händen Frikadellen mit etwa 4 cm Durchmesser formen. Etwas Öl in einer beschichteten Pfanne erhitzen und die Fischküchlein darin portionsweise auf beiden Seiten goldbraun braten. Herausheben und auf Küchenpapier abtropfen lassen.

4 Für den Dip die saure Sahne mit dem Senf und dem Meerrettich in eine Schüssel geben und gut verrühren. Den Senfdip mit Salz, Pfeffer und je 1 Prise Cayennepfeffer und Zucker würzen und eventuell noch Kresseblättchen unterrühren. Zusammen mit den Frikadellen servieren.

Tipp > *Falls Sie tiefgekühlten Kabeljau verwenden, lassen Sie diesen zunächst vor der Weiterverarbeitung ganz auftauen. Sie können die Mini-Fischfrikadellen auch als Burger servieren: Dafür die Frikadellen zwischen 2 kleine Brötchenhälften geben, mit Salatgurken- und Tomatenscheiben belegen und mit Senf bestreichen. So haben Sie eine leicht bekömmliche Mittagsmahlzeit fürs Büro.*

Pro Portion: 440 kcal
Eiweiß: 45 g
Fett: 22 g
Kohlenhydrate: 15 g
Ballaststoffe: 2 g
Zubereitung: 30 Min.

Tomatencurry mit Eiern

> MIT ZUTATEN AUS DEM VORRAT

Zutaten für 4 Personen

6 Eier (Größe M)

2 Zwiebeln

1 Knoblauchzehe

1 rote Chilischote

1 EL Ghee oder
Butterschmalz (10 g)

$1/2$ TL gemahlener
Kreuzkümmel

$1/2$ TL gemahlene Kurkuma

1 TL geriebener Ingwer

425 g stückige Tomaten
(aus der Dose)

1 EL Tomatenmark

1 TL Garam Masala

Salz · $1/2$ TL Cayennepfeffer

50 g Naturjoghurt
(3,5 % Fett)

Koriander zum Garnieren

1 Die Eier in einem Topf mit Wasser bedeckt etwa 8 Minuten hart kochen. Den Topf von der Herdplatte ziehen und die Eier bis zur Verwendung im heißen Wasser warm halten.

2 Die Zwiebeln und den Knoblauch schälen und in feine Würfel schneiden. Die Chilischote längs halbieren, entkernen, waschen und in feine Streifen schneiden.

3 Das Ghee oder Butterschmalz in einer tiefen Pfanne zerlassen. Den Kreuzkümmel sowie die Kurkuma einrühren und kurz im Fett anschwitzen. Die Zwiebeln, den Knobauch, die Chilistreifen und den Ingwer dazugeben und kurz mit anbraten.

4 Die Tomatenstücke und das Tomatenmark in die Pfanne geben. Alles einmal durchrühren und etwa 4 Minuten köcheln lassen. Das Tomatencurry mit Garam Masala, Salz und Cayennepfeffer würzen. Zum Schluss den Joghurt unterrühren, dabei nicht mehr köcheln lassen.

5 Die warmen Eier aus dem Topf nehmen, kurz mit kaltem Wasser abschrecken, pellen und längs halbieren.

6 Das Tomatencurry auf tiefe Teller verteilen. Je 3 Eierhälften mit der Schnittseite nach oben in jede Curryportion legen. Nach Belieben mit Korianderblättern bestreut servieren. Dazu passt Pappadam oder Chapati (aus dem Asienladen).

Pro Portion: 195 kcal
Eiweiß: 14 g
Fett: 13 g
Kohlenhydrate: 5 g
Ballaststoffe: 1 g
Zubereitung: 20 Min.

Tipp > *Frischen Ingwer bewahrt man am besten im Gemüsefach des Kühlschranks auf – dort hält er sich etwa 1 Woche. Junge Ingwerwurzeln liefern ein fruchtig-mildes, ältere ein intensiveres, schärferes Aroma.*

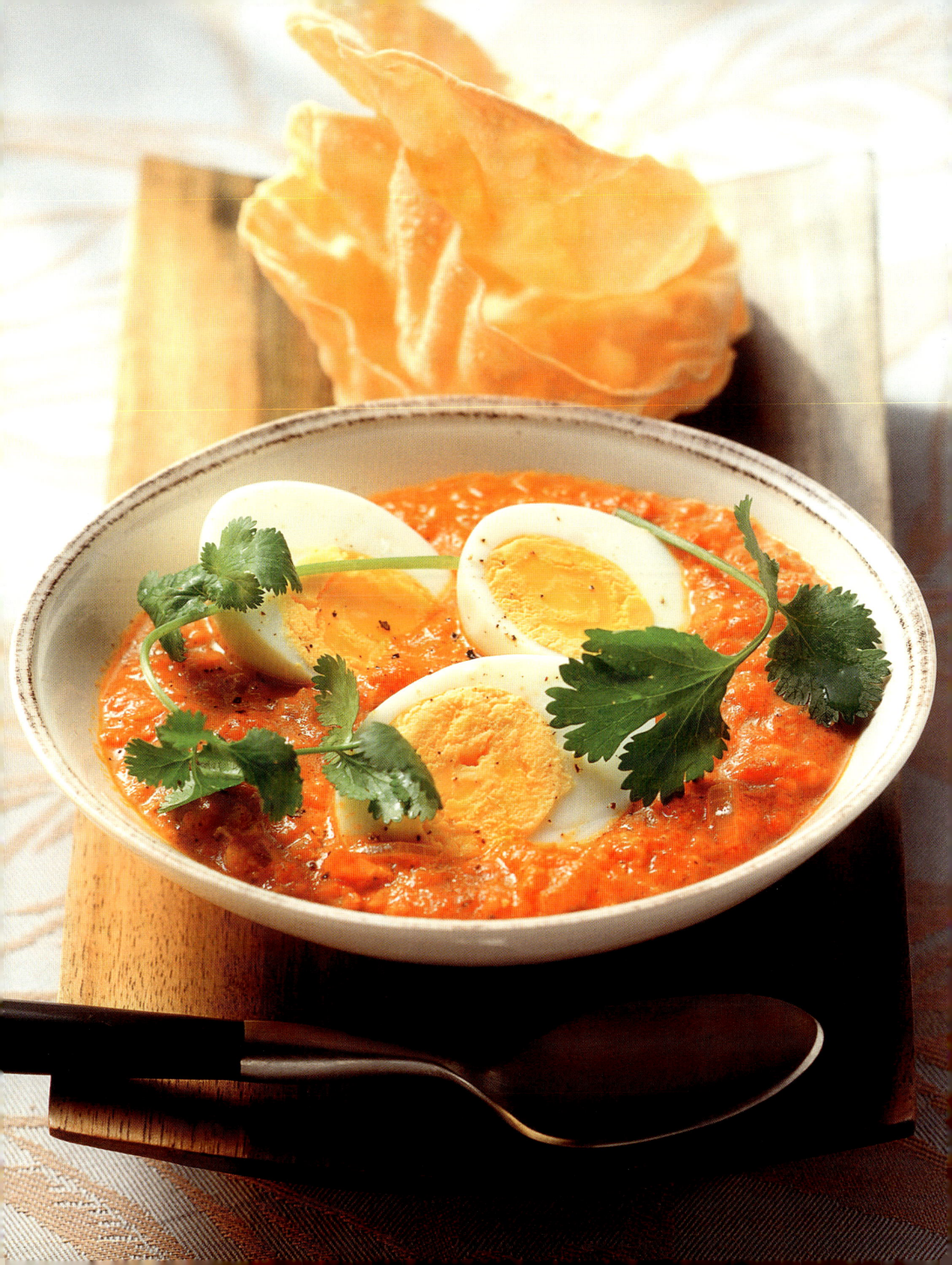

Roastbeef mit Radieschensauce

> REICH AN EISEN

Zutaten für 4 Personen

2 Bund Radieschen
(ca. 300 g)
1 Bund Dill
1 Kästchen Kresse
400 g Dickmilch (1,5 % Fett;
siehe Tipp)
2 EL Crème fraîche
3 EL geriebener Meerrettich
(frisch oder aus dem Glas)
Salz
weißer Pfeffer aus der Mühle
6 gleich große Möhren
2 EL Öl
200 g Roastbeef
(in dünnen Scheiben)

1 Die Radieschen putzen, waschen und auf der Gemüsereibe in feine Stifte raspeln. Den Dill waschen und trocken schütteln, die Spitzen von den Stielen zupfen und fein hacken. Die Kresseblättchen vom Beet schneiden, in einem Sieb abbrausen und abtropfen lassen.

2 Die Dickmilch mit der Crème fraîche und 2 TL Meerrettich in einer Schüssel mit einem Schneebesen cremig verrühren. Die Radieschenstifte, den Dill und die Kresse untermischen. Die Sauce mit Salz, Pfeffer und dem restlichen Meerrettich abschmecken.

3 Die Möhren putzen, schälen und mit dem Sparschäler längs in dünne Scheiben schneiden. Das Öl in einer beschichteten Pfanne erhitzen und die Möhrenscheiben darin bei schwacher Hitze 4 bis 5 Minuten bissfest braten. Mit Salz und Pfeffer würzen.

4 Die Roastbeefscheiben rosettenförmig dekorativ auf Tellern anrichten. Die gebratenen Möhrenscheiben danebenlegen und je 1 Klecks Radieschensauce auf jeden Teller geben. Die restliche Sauce separat in einer kleinen Schüssel dazuservieren.

Pro Portion: 235 kcal
Eiweiß: 21 g
Fett: 11 g
Kohlenhydrate: 13 g
Ballaststoffe: 6 g
Zubereitung: 20 Min.

Tipp > *Dickmilch ist ein wenig in Vergessenheit geraten, dabei eignet sich das Sauermilchprodukt mit seiner cremigen Konsistenz ähnlich wie Joghurt oder saure Sahne besonders gut für die leichte Küche. Falls Sie keine Dickmilch bekommen können, lässt sie sich in diesem Rezept am besten durch Naturjoghurt (1,5 % Fett) ersetzen.*

Hähnchenbrust mit Orangengemüse

> REICH AN BALLASTSTOFFEN

Zutaten für 4 Personen

(Abbildung siehe Seite 146)

4 Hähnchenbrustfilets

(ca. 500 g)

Salz

weißer Pfeffer aus der Mühle

4 Orangen

1/8 l trockener Weißwein

1/2 TL gemahlener Koriander

400 g Möhren

2 Stangen Staudensellerie

1 Zwiebel

3 EL Öl

1/8 l Hühnerbrühe

1 TL Zitronensaft

gemahlener Kreuzkümmel

Zimtpulver

Zucker

2 TL Ahornsirup oder flüssiger Honig

1 Die Hähnchenbrustfilets waschen, mit Küchenpapier trocken tupfen, salzen und pfeffern. 1 Orange auspressen und den Saft mit 2 EL Weißwein und dem Koriander zu einer Marinade verrühren. Das Fleisch in der Marinade wenden und zugedeckt 20 Minuten darin ziehen lassen.

2 Inzwischen die Möhren putzen, schälen und in kleine Würfel schneiden. Den Sellerie putzen, waschen und in dünne Scheiben schneiden. Die Zwiebel schälen und in feine Würfel schneiden.

3 In einem Topf 1 1/2 EL Öl erhitzen und die Zwiebelwürfel darin andünsten. Die Möhrenwürfel und die Selleriescheiben dazugeben und kurz mit andünsten. Die Brühe, den restlichen Wein und den Zitronensaft dazugeben und das Gemüse mit Kreuzkümmel, Zimt und Zucker abschmecken. Das Gemüse zugedeckt bei schwacher Hitze etwa 15 Minuten köcheln lassen.

4 In einer Pfanne das restliche Öl erhitzen und die Hähnchenbrustfilets bei mittlerer Hitze rundum anbraten. Mit Ahornsirup oder Honig bestreichen und unter Wenden 10 Minuten fertig braten.

5 Die restlichen Orangen so großzügig schälen, dass auch die weiße Haut mit entfernt wird. Dann die Fruchtfilets mit einem scharfen Messer zwischen den weißen Trennhäutchen herausschneiden, dabei den austretenden Saft auffangen (siehe Tipp).

6 Die Orangenfilets und den -saft zum Gemüse in den Topf geben, nur kurz erwärmen und alles nochmals mit Salz und Pfeffer abschmecken. Die Hähnchenbrustfilets schräg in Scheiben schneiden und zusammen mit dem Gemüse auf Tellern anrichten.

Tipp > *Für das Filetieren der Orangen benötigen Sie ein wirklich scharfes Messer. Damit lässt sich das Fruchtfleisch problemlos zwischen den weißen Trennhäutchen herausschneiden. Zum Auffangen des austretenden Saftes empfiehlt sich ein Schneidebrett mit einer »Saftrille«.*

Pro Portion: 330 kcal
Eiweiß: 35 g
Fett: 11 g
Kohlenhydrate: 23 g
Ballaststoffe: 8 g
Zubereitung: 40 Min.

Hähnchenspieße mit Gurken-Raita

> SCHNELL ZUBEREITET

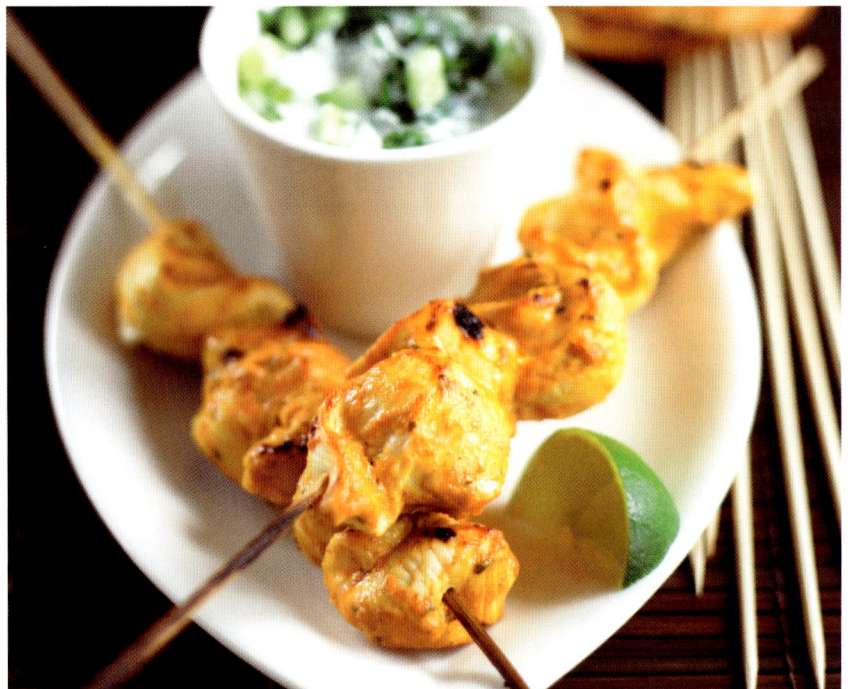

Zutaten für 4 Personen

4 Hähnchenbrustfilets
(à ca. 150 g)
3 EL helles Sesamöl
1 EL Limettensaft
1 EL Currypulver
je 1 Msp. gemahlener Kreuzkümmel und Kümmel · Salz
1 Salatgurke
1 Frühlingszwiebel
je 4 Stiele Petersilie
und Minze
375 g Naturjoghurt
(1,5 % Fett)
$^1/_2$ TL gemahlener Kümmel
$^1/_2$ TL gemahlener Koriander
Pfeffer aus der Mühle

Pro Portion: 310 kcal
Eiweiß: 40 g
Fett: 12 g
Kohlenhydrate: 7 g
Ballaststoffe: 0 g
Zubereitung: 25 Min.

1 Für die Spieße den Backofen auf 180 °C vorheizen. Die Hähnchenbrust-filets waschen, mit Küchenpapier trocken tupfen und in mundgerechte Stücke schneiden. Das Fleisch auf acht Holzspieße stecken.

2 Das Öl mit Limettensaft, Currypulver, Kreuzkümmel, Kümmel und etwas Salz mischen und das Fleisch damit bestreichen. Die Hähnchenspieße auf ein Backblech legen und im Ofen auf der mittleren Schiene etwa 12 Mi-nuten goldbraun braten.

3 Inzwischen für die Raita die Gurke schälen, längs halbieren und die Kerne mit einem Löffel entfernen. Die Gurkenhälften in kleine Würfel schneiden. Die Frühlingszwiebel putzen, waschen und in feine Ringe schneiden. Die Kräuter waschen, trocken schütteln und fein hacken.

4 Joghurt mit den Gurkenwürfeln, der Frühlingszwiebel und den Kräutern mischen. Mit Kümmel, Koriander, Salz und Pfeffer abschmecken.

5 Die Hähnchenspieße mit der Raita auf Tellern anrichten. Nach Belieben mit Limettenspalten garnieren.

Seebarsch mit Kräutern

> SCHÖN FÜR GÄSTE

Zutaten für 4 Personen

1 Bund Frühlingszwiebeln
$1/2$ Bund Petersilie
$1/2$ Bund Dill
2 Stiele Minze
2 TL Paprikapulver (edelsüß)
Salz · Pfeffer aus der Mühle
2 große Tomaten
2 kleine grüne Paprika-
schoten
1 unbehandelte Zitrone
4 Seebarschfilets (ca. 1 kg)
5 EL Olivenöl
4 Lorbeerblätter
4 EL Ouzo

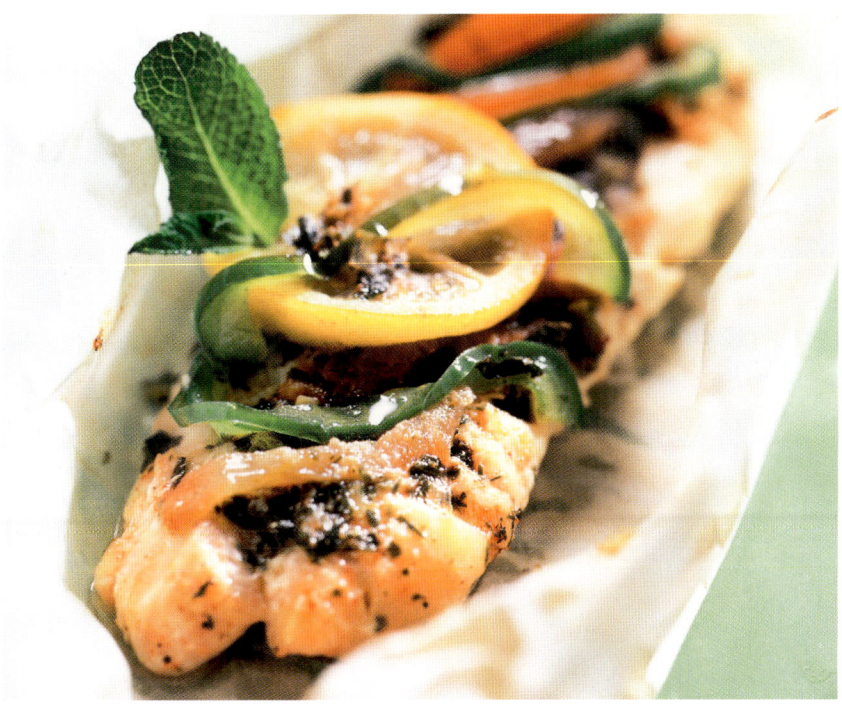

1   Backofen auf 200 °C vorheizen. Frühlingszwiebeln putzen und waschen, das Weiße in feine Würfel schneiden. Die Kräuter waschen, trocken schütteln und fein hacken. Frühlingszwiebeln und Kräuter mit Paprika-pulver, Salz und Pfeffer mischen. Tomaten überbrühen, häuten, entker-nen und in Streifen schneiden. Paprikaschoten längs halbieren, entker-nen, waschen und in Streifen schneiden. Zitrone heiß abwaschen, eine Hälfte auspressen, die andere in Scheiben schneiden.

2   Fischfilets waschen und trocken tupfen. Vier Stücke Pergamentpapier mit je 1 EL Öl bestreichen und je 1 Fischfilet in die Mitte legen. Die Lor-beerblätter und die Kräutermischung auf den Filets verteilen, dann mit Tomaten- sowie Paprikastreifen und je 1 Zitronenscheibe belegen.

3   In einer Schüssel je 4 EL Zitronensaft und Wasser mit dem Ouzo und dem restlichen Öl mischen. Die Mischung über die Filets träufeln und diese mit Salz und Pfeffer würzen. Die Papiere fest verschließen und die Oberseite gut mit Wasser befeuchten. Die Filets auf einem Backblech im Backofen etwa 25 Minuten backen. Zum Servieren die Papiere öffnen.

Pro Portion: 310 kcal
Eiweiß: 47 g
Fett: 10 g
Kohlenhydrate: 8 g
Ballaststoffe: 5 g
Zubereitung: 50 Min.

Sachregister

Rezeptregister

Bildnachweis